松本康弘の

極める！ 小児の
服薬指導

改訂版

松本康弘 著
日経ドラッグインフォメーション 編

はじめに

　はじめまして、松本康弘と申します。私は現在、大分県中津市の薬局に勤務しています。中津市は、大分県北部にある人口8万2000人ほどの地方都市で、黒田官兵衛が築城した中津城があるほか、「学問のすゝめ」の福澤諭吉、「解体新書」で有名な前野良沢を輩出した地として知られています。

　私はもともと、製薬会社の研究所で20年近く、薬の基礎研究をしていました。研究テーマは心疾患、高血圧、脳梗塞、糖尿病、高脂血症など、いずれも小児とは関係のない分野です。

　そんな私が45歳のころに薬局薬剤師に転職し、最初に配属された薬局で小児科の処方箋を経験しました。そのとき初めて、小児の調剤はなんと手間の掛かることかと、驚いた記憶があります。

　以来、主に小児科の処方箋を扱う薬局で毎日、散剤・水剤と格闘してきました。その結果を細々と学会などで発表していたところ、日経ドラッグインフォメーション編集部の担当者から「先生の小児の服薬指導のノウハウを本にしてみませんか？」とお声がけをいただき、2018年に本書の初版「極める！小児の服薬指導」を出版しました。既に6年が経過しますが、今でも手に取ってくださる方が絶えません。小児の服薬指導のノウハウに対するニーズはこんなにも大きいのかと、改めて実感いたします。

　しかし、新薬の登場、販売中止、適応の変更、制度改正などがあり、初版の情報も古くなってきました。そこで今回、新しい情報にアップデートした本書「極める！小児の服薬指導　改訂版」を発刊する機会をいただきました。

　改訂版では、以下のことを考慮して加筆修正しました。

① 掲載された薬剤を見直し、この6年間で登場した新薬や新しく小児への適応が拡大された薬剤を追記しました。

② 小児の在宅やフォローアップについて、私の経験も踏まえて加筆しました。

③ 患者指導用に動画を追加しました（QRコードでアクセス可能です）

④ 小児で特に注意が必要な「禁忌薬」を表にまとめました。

　その他にも随所で内容を見直し、さらに使いやすくなったと自負しています。本書が、小児の調剤に関わる方々のお役に立てば、大変うれしく思います。

2024年9月
ワタナベ薬局上宮永店
松本康弘

Contents

はじめに	3
目次	4
一般索引	400
薬剤名索引	404

1章 小児服薬指導の基礎知識

第1話	小児の服薬指導の特徴	10
第2話	服薬指導で収集すべき情報	12
第3話	小児で見られる疾患	15
第4話	小児の薬物動態の特徴	19
第5話	小児薬用量① 添付文書に記載がある場合	25
第6話	小児薬用量② 添付文書に記載がない場合	30
第7話	監査時に便利な小児薬用量の早見表	34
第8話	保護者への服薬指導① 「薬を飲んでくれない」悩みに応える	37
第9話	保護者への服薬指導② 患者指導箋を活用	39
	コラム 患者満足度への影響大きい待合の雰囲気	44
第10話	保護者への服薬指導③ 時には「頑張り過ぎないで」と伝えてあげよう	46
	コラム 保育園では与薬依頼票が必要	49
第11話	小児への服薬指導 プレパレーションで服薬アドヒアランス向上	50
	コラム 小児薬物療法認定薬剤師、認定取得のすすめ	56

2章 年齢に合った飲ませ方

第1話	「指示通り服用」はわずか55%	62
第2話	おすすめの飲ませ方は年齢に応じて変わる	64
第3話	新生児〜1歳前後はスポイトで飲ませる	67
第4話	乳幼児にはお薬団子もおすすめ	70
第5話	薬局で乳児に薬を飲ませてみる	75
第6話	1歳前後〜3歳は食品に混ぜる手も	77
	コラム 甘い抗菌薬が苦手な子ども	87
第7話	子どもの心をくすぐる粉薬の「おとなのみ」	89

3章 剤形ごとの使い方指導

第1話 経口薬 ·· 94
・粉薬では味、溶解性、保存方法を説明
・マクロライド系との混合で苦くなる薬に注意
・錠剤・カプセル剤は 口を湿らせて服用が基本

第2話 吸入薬 ·· 117
・吸入薬は年齢に合ったデバイスを選択

第3話 坐薬・浣腸 ·· 126
・乳幼児への坐薬はオムツを替える姿勢で使う
・イチジク浣腸は 1 歳未満には半量を使用

第4話 皮膚外用薬（塗り薬・貼付薬） ································ 132
・軟膏は塗布量や範囲、塗り方を具体的に説明
・保湿剤によるスキンケアでアトピーは防げる？
・ツロブテロールテープは皮膚のかぶれに注意

第5話 点眼薬 ·· 146
・目薬はあっかんべーのポーズで差す

第6話 注射薬 ·· 148
・エピペンは「迷ったら打つ」
・アトピーへのデュピルマブ処方、保管方法と副作用の確認を
・「食事 2 分前投与」が可能な超超速効型インスリン製剤

Q&Aでみる
4章 薬剤ごとの服薬指導

第1話 解熱鎮痛薬 ·· 158
・熱さましはどんなときに使えばいい？
・熱はないが、痛みに解熱薬を飲ませて大丈夫？
・熱性けいれんの予防に解熱薬は有効？
・解熱薬は粉薬より坐薬の方が早く効く？

`コラム` 川崎病で服用中のアスピリン、
　　　　インフルエンザ発症時は中止すべき？ ··············· 165

・解熱鎮痛薬や鎮咳薬、粉砕後の味は？

`コラム` いまだに悩ましい、量が少ない薬剤の賦形 ············ 171

第2話 抗菌薬 ·· 173
・かぜに抗菌薬を出してほしいのですが……
・前回と違う抗菌薬が出たのはなぜ？
・クラバモックスは食後に飲んでも大丈夫？
・はやりの溶連菌に使う抗菌薬は？
・セフジニル細粒に歯科の適応はある？
・アジスロマイシン 5 日間投与の意図は？

第3話　**抗ヒスタミン薬** ………………………………………………………… 189

　・抗ヒスタミン薬を飲ませると眠くなる？
　・抗ヒスタミン薬で熱性けいれんを起こしやすくなる？
　・ザイザルの後発品のシロップ、DS はどんな味？
　・てんかんの患児に適した抗ヒスタミン薬は？

第4話　**鎮咳薬・去痰薬・気管支喘息治療薬** …………………………… 200

　・咳止めは副作用が出やすいって本当ですか？
　・痰の薬を飲ませたら、かえってむせました
　・かぜの後の喘鳴にロイコトリエン受容体拮抗薬の効果は？

第5話　**ステロイド** ……………………………………………………………… 205

　・ステロイドは副作用が怖いので、使いたくないのですが……
　・ステロイドの服用を長期間続けると、身長が伸びなくなるのでしょうか
　・ステロイド服用中に、ワクチンを接種しても大丈夫ですか
　・デキサメタゾンが苦手で吐き出してしまいます

第6話　**消化器系薬** ……………………………………………………………… 214

　・整腸薬には色々な種類がありますが、違いは？
　・整腸薬は1日3回服用しないとだめですか？
　・耐性乳酸菌は適応外で使用しても効く？
　・モビコールの味が苦手で飲んでくれません
　・PFAPA 症候群でシメチジンが処方されました

　　コラム　牛乳アレルギーに禁忌の整腸薬がなくなった！ ………… 227

第7話　**抗てんかん薬** …………………………………………………………… 230

　・ダイアップ坐剤の2回目はいつ入れる？
　・抗てんかん薬はどんな味？
　・ベランバネルの単剤療法の最高用量は？

第8話　**発達障害とその関連の薬** …………………………………………… 238

　・コンサータ（またはビバンセ）が処方されました。
　　何に気を付ければいいですか

　　コラム　中枢神経刺激薬の「ADHD 適正流通管理システム」とは …… 243

　・ストラテラ（またはインチュニブ）が処方されました。
　　何に気を付ければいいですか
　・お薬はずっと飲み続けなければいけないのでしょうか
　・夜、なかなか眠れないため睡眠薬が出ました
　・チックに向精神薬が処方された？

第9話　**小児に処方されるその他の薬** …………………………………… 253

　・スミスリンシャンプーを使っても、
　　アタマジラミが完全に除去できませんでした
　・片頭痛予防になぜビタミン B_2 が効くの？
　・子どもが漢方薬を飲んでくれません

　　コラム　サプリメントで子どもの身長は伸びるか？ ………………… 260

5章 薬局で経験する小児の副作用

第1話	問い合わせの多い副作用は、眠気、便の異常、発疹	264
第2話	薬局でよく遭遇する抗菌薬による下痢	265
	コラム 抗菌薬による下痢の発症率は？	268
第3話	ピボキシル基による低血糖	271
第4話	セフジニル細粒で便が赤色に	275
第5話	ジアゼパム坐薬によるふらつきは筋弛緩作用が原因	277
第6話	抗てんかん薬での「イライラ」は意外と高頻度？	279
第7話	抗てんかん薬による発汗抑制と高熱に注意	282
第8話	β_2刺激薬による頻脈、振戦	285
第9話	モンテルカストの副作用にFDAが再警告	289
第10話	カルボシステインの薬疹は夜飲むと起こりやすい	293
第11話	アセトアミノフェンによる薬疹で顔に紫斑	297
第12話	抗インフルエンザ薬と異常行動との関連は？	299
第13話	抗ヒスタミン薬の中枢作用に注意	303
第14話	NSAIDs過敏喘息はCOX阻害作用が原因	310
第15話	トラニラストによる難治性の膀胱炎	315
第16話	バナナと鉄剤シロップで口の中が真っ黒に	317
第17話	薬物アレルギーは予測不可能で症状が多彩	321

6章 小児の禁忌薬

第1話	小児で禁忌の抗菌薬は？	324
	・11種のニューキノロン系抗菌薬、幼若動物で関節障害	
	・グレイ症候群や高ビリルビン血症を引き起こす抗菌薬	
第2話	小児で禁忌の抗ヒスタミン薬、麻薬は？	327
	・コデインやトラマドールは、海外で死亡例あり	
第3話	小児で禁忌の抗炎症薬は？	330
	・NSAIDsではインドメタシン関連薬に注意	

7章 小児のフォローアップ

第1話	SNSを用いたフォローアップ	338
	・患児の入院時もLINEでフォロー	
	・薬疹を疑う保護者から画像で相談も	
第2話	トレーシングレポートを活用したフォローアップ	342
	・遠方の医療機関は残薬調整から	
	・近隣医療機関とのコミュニケーションツールに	
	コラム 小児在宅を始めてみて	349

8章　お役立ち 患者指導箋

お薬の飲ませ方
① 乳児の服薬 ………………………… 358
② 粉薬の飲ませ方＜乳児編＞ ……… 359
③ お薬の飲ませ方＜小児編＞ ……… 360
④ お薬を水に溶かして飲む ………… 361
⑤ 小学生の服薬 ……………………… 362
⑥ 粉薬の飲ませ方① ………………… 363
⑦ 粉薬の飲ませ方② ………………… 364
⑧ 粉薬の飲ませ方③ ………………… 365
⑨ 粉薬の飲ませ方④ ………………… 366
⑩ お薬 Q&A ………………………… 367

苦い薬の飲ませ方
① クラリスの飲ませ方 ……………… 368
② ジスロマックの飲ませ方 ………… 369
③ エリスロシン W の飲ませ方 …… 370
④ メイアクト MS の飲ませ方 ……… 371
⑤ バナンの飲ませ方 ………………… 372
⑥ タミフルの飲ませ方 ……………… 373
⑦ 小青竜湯の飲ませ方 ……………… 374

お薬の使い方
① 坐薬の使い方 ……………………… 375
② 軟膏の塗り方 ……………………… 376
③ この軟膏、なめても大丈夫？
　　目に入っても大丈夫？ ………… 377
④ 目薬のさし方 ……………………… 378
⑤ イチジク浣腸の使い方
　　綿棒浣腸の方法 ………………… 379

ホームケア
① 嘔吐したら ………………………… 380
② 脱水症状 …………………………… 381
③ 下痢のときに出されるお薬 ……… 382
④ おしりのケア ……………………… 383
⑤ 嘔吐下痢症の予防 ………………… 384
⑥ インフルエンザ …………………… 385
⑦ 体調が悪いときの離乳食 ………… 386
⑧ 下痢のときの食事 ………………… 387
⑨ 肌の保湿はこまめに ……………… 388

子育てサポート
① 呼吸器感染症 ……………………… 389
② ジェネリック医薬品について …… 390
③ 市販薬の使い方 …………………… 391
④ 市販薬の注意点 …………………… 392
⑤ 病気を予防しましょう …………… 393
⑥ 赤ちゃんの元気度チェック ……… 394
⑦ 急な症状の変化で
　　医療機関を受診するとき ……… 395
⑧ 誤飲・誤食したとき ……………… 396
⑨ 被災時に必要な知識 ……………… 397
⑩ 災害時のミルクの対応 …………… 398

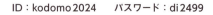

8章の患者指導箋は、ウェブサイトでPDFをダウンロードできます。https://nkbp.jp/kodomo2024 にアクセスし、患者指導箋をダウンロードする際に、以下のIDとパスワードを入力してください。

ID：kodomo2024　　パスワード：di2499

1章

小児服薬指導の
基礎知識

小児の調剤および服薬指導には、年齢や体重に応じて薬用量を調整する、薬物動態が成人と異なる、嗜好や嚥下機能により飲めない薬や剤形があるなどの特徴がある。小児の服薬指導の基礎知識を押さえておこう。

第1話

小児の服薬指導の特徴

> **！ ここがポイント**
>
> 小児の服薬指導には成人と異なる特徴がある。患児に適した薬用量、剤形、薬の飲ませ方を理解して保護者をサポートしたい。

　調剤業務を考えるとき、「小児」というのは1つの独立した分野になります。小児の調剤および服薬指導は、大人のそれとどう違うのでしょうか。思いつくまま並べてみると、①年齢や体重によって薬の量を調整する必要がある、②薬物動態が異なる、③生活リズムが異なる、④薬の使用経験が少ない、⑤嗜好や嚥下機能により飲めない剤形や薬がある、⑥患児自身が意思表示や判断ができない場合、保護者に対して服薬指導を行う必要がある──などが挙げられます（**表1**）。

　小児と成人で一番違うのは身体の大きさ、すなわち体重です。成人に比べて体重の変化が大きく、特に生後6カ月までに体重が急激に増加します。

　また、特に乳幼児では腎機能や肝機能が未熟なため、薬物動態も成人とは異なります。そのため、小児には体重や年齢などに応じた「小児薬用量」があります。1つひとつの薬で用量が異なるので、苦手意識を持つ薬剤師は少なくありません。

　生活リズムは、子どもの年齢や家庭ごとに様々です。乳幼児は昼寝もします。また、ほとんどの子どもは学校や幼稚園・保育園に通っていますので、場合によっては、子どもの生活リズムに応じて、服用回数や服用時点を調整できないか処方医に相談する必要があります。

　小児は、薬を初めて服用する場合や、薬の使用経験が少ない場合があることも特徴の1つです。また、成長に伴い服用に関連する能力が発達し、成長に応じて投与される薬の種類や剤形が変わ

表1 ● 服薬指導に関連した小児と成人の違い（筆者作成）

❶ 体重	成人に比べて体重変化が大きい
❷ 薬物動態	乳幼児では腎機能・肝機能が未熟
❸ 生活リズム	食事、睡眠などのパターンが成人と異なる
❹ 薬の使用経験	初めて服用する子どももいる
❺ 薬の種類、剤形	嗜好や嚥下機能により飲めないものがある
❻ 保護者を通じた間接的な服薬指導	患児は自己判断できず、保護者を通じた服薬指導が必要になることが多い

ります。また、薬への反応も、発育に伴って変化します。

　小児の服薬指導で一番難しいのは、患者である子どもと直接やり取りしにくいことです。投薬カウンターで対面するのは、多くの場合、父親や母親を中心とする保護者です。従って、症状を聞くのも、服薬状況を尋ねるのも、服薬指導も保護者を通して間接的に行う必要があります。

　保護者の中には、仕事帰りに薬局に寄り、早く帰宅して家事をしなくてはならず焦っている人もおり、症状の聞き取りや説明に十分に時間が取れないことがあります。また、子育てが初めての保護者や、父母の代わりに事情がよく分からない祖父母が来局することも少なくありません。このような保護者に対して時間をかけ、服薬指導を行っても、全てを理解してもらうのは難しいことがあります。小児に投薬する場合は、個々の小児とその保護者の状況に合った服薬指導が求められます。

第**2**話

服薬指導で収集すべき情報

> **❗ ここがポイント**
>
> アレルギーの情報を初回問診票で収集。体重や飲める
> 剤形、乳児では栄養摂取方法の情報も集めよう。

　小児の調剤で必ず確認すべき事項は何でしょうか。**図1**は、当
薬局に初めて来局した患児の保護者に記入してもらっている初回
問診票です。①アレルギーの有無・種類、② OTC 薬や健康食品
を含む現在服用している薬、③薬による副作用の経験の有無、④
薬の使用経験や飲むことができる剤形、⑤乳幼児の栄養摂取方法
（母乳かミルクか、あるいは混合栄養か）、⑥患児の体重──につ
いて把握しています。

　14ページ**表2**に、食物アレルギー患者が注意を要する食物抗
原を含む医薬品を示しました[1]。

　牛乳アレルギーがある小児では、タンニン酸アルブミン、カゼ
インといった乳成分が含まれる止瀉薬、整腸薬などに注意が必要
です。カゼインや脱脂粉乳が含まれる薬剤でも禁忌とされていな
い場合がありますが（幸健生彩、スコールトローチ S など）、禁忌
と同じ扱いで服用を避けましょう。また、市販の口腔ケア用品な
どにも、添加物として乳成分が含まれていることがあります。

　鶏卵アレルギーでは、以前には消炎酵素点眼薬や皮膚潰瘍治療
薬といったリゾチーム塩酸塩を含む薬剤に注意が必要でしたが、
現在これらの薬は販売中止され、医療用医薬品でリゾチーム塩酸
塩を含む薬剤は出回っていません。ただし、OTC 薬ではかぜ薬、
鎮咳去痰薬、鼻炎用内服薬、トローチ剤などにリゾチーム塩酸塩
が含まれていることがあるので注意しましょう。

　乳児であれば、飲ませやすいのはドライシロップか、あるいは
シロップ剤なのかを聞き取ります。また小児では錠剤は飲めるの

図1 ● ワタナベ薬局上宮永店（大分県中津市）の初回問診票

お薬を有効かつ安全に使用して頂くため、アンケートのご記入にご協力お願いいたします。

幼稚園/保育園/こども園
お子様の名前：＿＿＿＿＿＿＿＿＿＿　小学校/中学校の名前は？＿＿＿＿＿＿＿

〒
住所：
＿＿＿＿＿＿＿＿＿＿＿＿＿＿＿＿　電話番号＿＿＿＿＿＿＿＿＿＿＿＿

1. お子さんの体質に当てはまるものはありますか？
　・特になし　　・ぜんそく　　　・下痢しやすい　　・便秘しやすい
　・胃が弱い　　・花粉症/鼻炎　　・アトピー
　・その他　　[　　　　　　　　　　　　　　　　　　　　　　　]

2. 食べ物に対するアレルギーはありますか？
　・なし　　・あり　　┌　・牛乳　　・タマゴ　　・小麦　　・木の実（クルミ等）
　※「あり」の場合は食品名　│　・落花生　・魚卵　　・果実　・ソバ
　　を右から選んで下さい　└　・その他　[　　　　　　　　　　　]

3. 薬による副作用の経験は
　・ない　　・あり　　お薬の名前　[　　　　　　　　　　　　　]
　　　　　　　　　　　その時の症状　[　　　　　　　　　　　　]

4. 現在、他の病院にかかっていますか？または、市販薬や健康食品は利用されていますか？
　・なし　　・あり
　　　　病院名　　[　　　　　　　　　　　　　　　　　　　　]
　　　　薬の名前　[
　　　　　　　　　[　　　　　　　　　　　　　　　　　　　　]
　　　　市販薬・健康食品　[　　　　　　　　　　　　　　　　]

5. お薬は上手に飲めますか？飲めるお薬に〇をつけてください。

┌─────────────────────────────────┐
│　・粉薬　　　　　・水薬（シロップ）　　・苦い薬　　　│
│　・錠剤　　　　　・カプセル　　　　　　　　　　　　　│
└─────────────────────────────────┘

　・飲ませたことがない

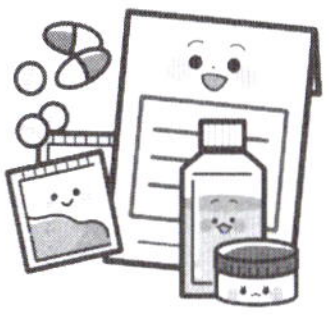

6. 体重は何Kgですか？　　　　[　　　　]Kg

7. 乳児の方だけです：母乳ですか？ミルクですか？
　・母乳　　　　・ミルク　　　・混合（母乳とミルク）

ご協力ありがとうございました。お薬についてお気軽にご相談ください：ワタナベ薬局　上宮永店

かなどを確認します。

　きょうだいの有無を把握するのも重要です。患児が第1子の場合は保護者は不安が強い傾向があるため、より丁寧な服薬指導が必要になります。また、きょうだいがいる場合、同時に来局したときに薬の取り違えが起きないように注意する必要があります。

表2 ● 食物アレルギー患者が注意を要する食物抗原を含む医薬品

【投与禁忌の医療用医薬品】

含有成分		主な商品名	薬効分類
牛乳	タンニン酸アルブミン	タンニン酸アルブミン	止瀉薬、整腸薬
	カゼイン	ミルマグ錠	制酸薬、下剤
		アミノレバンEN、イノラス、エネーボ、エンシュア・H、エンシュア・リキッド、ラコールNF	経腸または経口栄養剤
ゼラチン		エスクレ坐剤	催眠鎮静薬、抗不安薬

【投与禁忌の一般用医薬品など】

含有成分		主な商品名／品目数 （2024年7月時点）	薬効分類 （カッコ内は品目数）
鶏卵	リゾチーム塩酸塩	15品目	かぜ薬（5）、鼻炎用内服薬（4）、鎮咳去痰薬（2）、口腔咽喉薬（2）、一般点眼薬（2）
牛乳	タンニン酸アルブミン	6品目	止瀉薬
	乳酸菌製剤	アペテート整腸薬NA、イストロン整腸錠プラス、ファスコン整腸錠プラス、ラクティブプラスNA	整腸薬
	CPP-ACP （リカルデント）	ジーシーMIペースト	口腔ケア用塗布薬
		リカルデントガム	特定保健用食品
	添加物に乳成分	ヘルビタS、メコプロミン、ロスミンS、婦人華N、新ルルエーストローチ	ビタミンB1B6B12主薬製剤、婦人薬、口腔咽喉薬

【乳糖を含有する吸入治療薬】

	主な商品名	分類
喘息治療薬	アズマネックスツイストヘラー、アニュイティエリプタ、フルタイドディスカス、フルタイドロタディスク	ICS
	アテキュラ吸入用カプセル、アドエアディスカス、シムビコートタービュヘイラー、ブデホル吸入粉末剤「JG」／「MYL」／「ニプロ」、レルベアエリプタ	ICS/LABA
	エナジア吸入用カプセル、テリルジーエリプタ	ICS/LABA/LAMA
	セレベントディスカス	LABA
	メプチンスイングヘラー	SABA
インフルエンザ治療薬	イナビル、リレンザ	抗ウィルス薬

ICS：吸入ステロイド薬、LABA：長時間作用性β_2刺激薬、LAMA：長時間作用性抗コリン薬、SABA：短時間作用性β_2刺激薬

（文献1より引用、一部改変）

参考文献 ·····

1）日本小児アレルギー学会「食物アレルギー診療ガイドライン2021」（協和企画）

第3話

小児で見られる疾患

> **❗ ここがポイント**
>
> 小児では感染症による受診が多い。感染症には季節的な流行パターンがある。慢性疾患では気管支喘息やアトピー性皮膚炎などのアレルギー疾患が多い。

　小児はどのような疾患で受診するのでしょうか。**表3**に、小児診療の教科書や育児書などでよく紹介されている疾患を挙げてみました。感染症や先天性の疾患が多いのが特徴です。

　小児の場合は、ある程度の年齢に達しないと、自分の症状を適切に伝えることができません。そのため保護者は、「熱が出た」「咳や鼻水が出ている」などの第三者でも分かる症状で受診の必要性

表3 ● 小児で見られる疾患 (筆者作成)

呼吸器疾患	かぜ症候群、急性気管支炎、肺炎 など
消化器疾患	胃食道逆流症（GERD）、ウイルス性腸炎（ロタウイルス、ノロウイルス）、細菌性胃腸炎、乳糖不耐症、腸重積症、幽門狭窄症、自家中毒症（アセトン血性嘔吐症）、急性虫垂炎 など
皮膚疾患	伝染性膿痂疹（とびひ）、乳児湿疹・乳児脂漏性湿疹、あせも（汗疹）、虫刺され、カンジダ皮膚炎、水いぼ（伝染性軟属腫）、蕁麻疹 など
感染症	インフルエンザ、新型コロナウイルス感染症、麻疹（はしか）、風疹、水痘（水疱瘡）、流行性耳下腺炎（おたふくかぜ）、百日咳、溶連菌感染症、RSウイルス感染症、咽頭結膜熱、ヘルパンギーナ、手足口病、伝染性紅斑（りんご病）、突発性発疹、小児結核 など
眼疾患	結膜炎、斜視、近視 など
耳鼻咽喉科	急性中耳炎、滲出性中耳炎、難聴、扁桃炎、咽頭炎、副鼻腔炎 など
アレルギー疾患	気管支喘息、アレルギー性鼻炎、食物アレルギー、アトピー性皮膚炎 など
腎臓・泌尿器疾患	尿路感染症、IgA腎症、ネフローゼ症候群、急性糸球体腎炎、包茎、亀頭包皮炎、外陰部腟炎、肛門周囲膿瘍、夜尿症、鼠径ヘルニア、停留精巣（停留睾丸） など
脳・神経疾患	熱性けいれん、てんかん、髄膜炎、急性脳炎 など
整形外科疾患	先天性股関節脱臼、脱臼 など
循環器・心臓病	川崎病、先天性心疾患、心室中隔欠損症 など

図2 ● ポピュラーな感染症の季節的流行パターン（筆者作成）

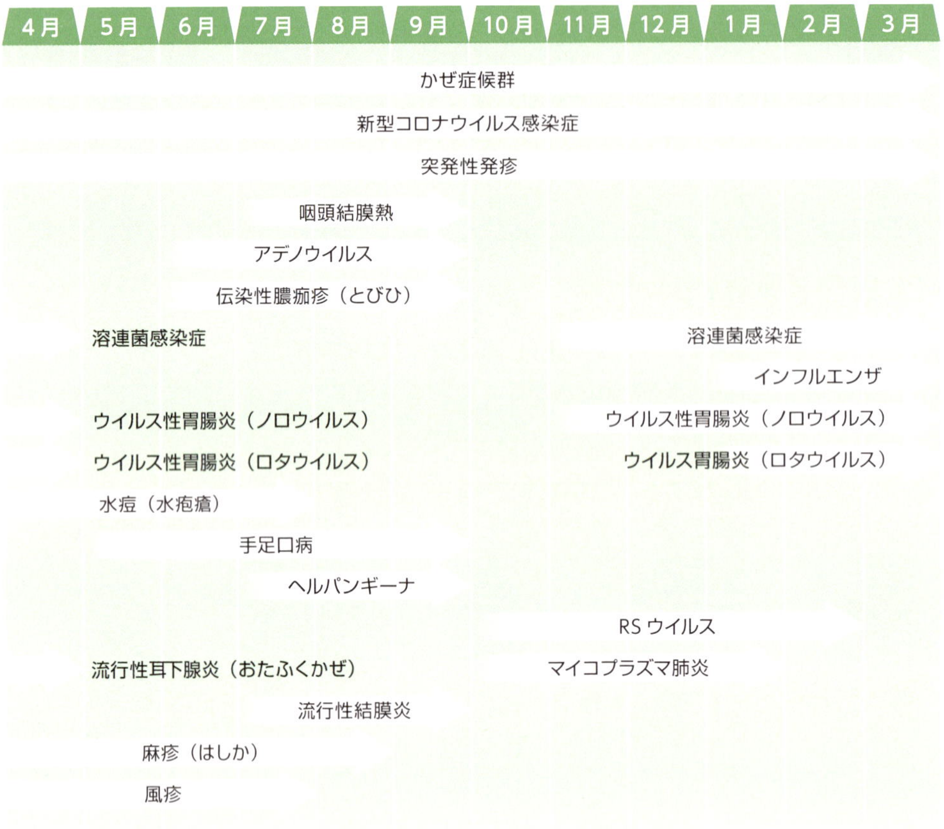

4月	5月	6月	7月	8月	9月	10月	11月	12月	1月	2月	3月

かぜ症候群

新型コロナウイルス感染症

突発性発疹

咽頭結膜熱

アデノウイルス

伝染性膿痂疹（とびひ）

溶連菌感染症 溶連菌感染症

インフルエンザ

ウイルス性胃腸炎（ノロウイルス） ウイルス性胃腸炎（ノロウイルス）

ウイルス性胃腸炎（ロタウイルス） ウイルス胃腸炎（ロタウイルス）

水痘（水疱瘡）

手足口病

ヘルパンギーナ

RSウイルス

流行性耳下腺炎（おたふくかぜ） マイコプラズマ肺炎

流行性結膜炎

麻疹（はしか）

風疹

を判断することが多くなります。2020年の厚生労働省の「患者調査」によれば、1〜4歳の小児の医療機関の受診は、呼吸器の疾患が最も多く、皮膚疾患、消化器の疾患と続いています。とりわけ、咳・鼻水を主訴とするいわゆる「かぜ」が一番多いと思われます。

　感染性病原体には好発シーズンがはっきりしているものがあります。**図2**は、ポピュラーな感染症の季節的な流行パターンです。例えば、インフルエンザは12月末から3月まで爆発的に流行します。また、ヘルパンギーナや咽頭結膜熱は、7月から9月に流行します。このように、ウイルスにはそれぞれ好発時期があり、例えば7月のかぜと12月のかぜでは病原体が異なり、臓器特異性や合併症も違ってきます。

　ただし、20年から国内で新型コロナウイルス感染症が流行し、マスク着用や手洗いが励行され、こうした感染症が激減しました。

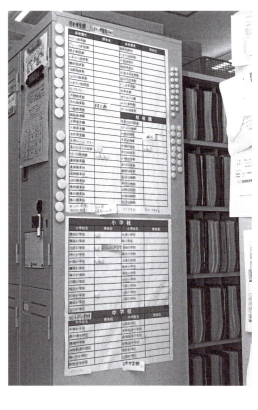

写真1 ● 地域での感染症の流行状況を調べるための自作ツール
（筆者撮影）

地域の幼稚園や保育園、学校などを記したボードを作成し、マグネットの数で、流行状況を把握している。保護者との会話などから、患児が通う幼稚園・保育園名や学校名を聞き取り、マグネットを置く。医薬品などの在庫管理に便利。

その間に日本の社会における集団免疫が低下し、その後新型コロナウイルス感染症に対する予防対策が緩和されると、他の感染症の流行時期が従来と関係なく再燃するケースが発生しました。

例えば、咽頭結膜熱は本来、夏に感染が拡大しますが、23年は秋から冬にかけて患者数が増加しました。このように、従来と異なる変則的な流行が今後も散発する可能性があります。

また、麻疹や風疹、水痘、流行性耳下腺炎については、予防接種が普及した影響で、近年とても少なくなっています。特に、麻疹や風疹はここ20年ほど大きく流行していませんし、水痘やおたふくかぜも、国立感染症研究所が発表する「感染症発生動向調査」における定点当たり報告数が1を下回っており、流行する時期も定まっていません。

とはいえ、何らかの要因でこうした感染症が突発的に流行する可能性もあるため、薬局ではその流行状況には注意しておきましょう。

小児は成人と異なり、免疫が未発達なので、ウイルスや細菌に

曝露されると、比較的容易に感染します。また、生活環境もあります。飛沫感染性のウイルスでは半径1.5〜2ｍ以内の距離にいる人は感染するといわれています。幼稚園・保育園または小学校では、感染者が1人いると、一気に感染が拡大します。冷房や暖房をしていて換気が悪い室内ではなおさら感染しやすくなります。薬局でも、処方箋の内容や保護者との会話などから、各学校や幼稚園・保育園での流行状況が分かります。当薬局では、17ページ**写真1**のような手作りのボードを使って、地域での感染症の流行状況を把握しています。

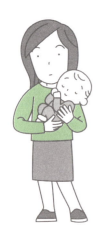

第**4**話

小児の薬物動態の特徴

> **❗ ここがポイント**
>
> 新生児期や乳児期の薬物代謝能や排泄能は成人と大きく異なるため、薬効や副作用の発現に影響する可能性がある。

　新生児期や乳児期ではそれぞれの臓器の発達が未熟で、単位重量当たりの薬物代謝や排泄能が、成人と大きく異なります。個人差も大きく、年齢、体重や体表面積で小児薬用量を算出しても、患児の状況によっては、至適な薬物濃度に達しなかったり、逆に過量になったりすることがあります。一方、学童期（6〜12歳）以降になると、肝臓の薬物代謝酵素と腎臓の薬物排泄機構に関する単位重量当たりの固有機能は、成人とほぼ同様となります。

　それでは、薬物動態の各過程において、小児の薬物動態は、成人とどう違うのかを、吸収・分布・代謝・排泄のステージごとに見ていきましょう（20ページ**表4**）[1]。

新生児・乳児の胃内pHは中性

　薬剤の消化管での吸収（Absorption）には、①消化管のpH、②通過速度、③小腸に発現する薬剤トランスポーター、④消化酵素および腸内細菌などが関与します。

　特に、胃内pHは、薬剤の安定性や溶解性に強く影響します。出生直後の新生児や乳児の胃内pHは中性に近く、徐々に低下し3歳までに成人の胃内pH（pH1〜2）に達します。乳児期は胃内pHが高いため、酸に不安定なペニシリン系抗菌薬やエリスロマイシンエチルコハク酸エステル（商品名エリスロシン）などの薬剤は安定化し吸収率は増加します[2]。

表4 ● 小児の薬物動態

ADME	新生児・乳児期の薬物動態		幼児・学童期の薬物動態
吸収 Absorption	胃酸の分泌が少なく胃内pHが中性	➡ 酸性薬剤の吸収は低下し、塩基性薬剤の吸収は上昇	胃内pHは3歳までにほぼ成人程度になる
	胃内排出速度が遅い	➡ Cmaxは低下し、Tmaxは延長するが、AUCは変わらない	胃内排出速度は成人とほぼ同じ
分布 Distribution	細胞外液比率が高い（体内水分含量の増加）	➡ 水溶性薬剤の濃度は低下	体重当たりの細胞外液量は成人とほぼ同じ〜やや多め
	脂肪量の比率が低い	➡ 脂溶性薬剤の濃度は上昇	体重当たりの脂肪量は成人より少ない
	血漿アルブミン濃度が低い	➡ 遊離型の薬剤濃度が増え、効果が増す	血漿アルブミン濃度は成人とほぼ同じ
代謝 Metabolism	薬物代謝酵素の発達が未熟	➡ 肝代謝型薬剤のクリアランス低下	肝重量当たりの代謝酵素活性は成人とほぼ同じ
	発達速度は代謝酵素によって異なる	➡ 薬剤によって体内への蓄積が異なる	体重当たりの肝重量は成人より大きい（体重当たりの代謝能は成人より高い）
排泄 Excretion	腎排泄機能の発達が未熟	➡ 腎排泄型薬剤のクリアランス低下	腎機能は成人とほぼ同等

（文献1を基に作成）

また、胃内pHが高いと、酸性薬剤はイオン型が多くなり、吸収が低下します。逆に、塩基性薬剤は非イオン型となり、吸収がよくなる傾向にあります。

さらに、消化管移動速度も乳幼児期と成人では異なります。新生児の胃内排出速度は成人より遅いため、薬物動態にも違いが出てきます。胃内停留時間が長いと、薬物の最高血中濃度（Cmax）が低くなり、最高血中濃度到達時間（Tmax）が遅くなります。一方、吸収量の指標である血中濃度時間曲線下面積（AUC）には大きな変動が見られません。

水溶性薬剤は濃度低下、脂溶性薬剤は濃度上昇

薬物分布（Distribution）における新生児・乳児期の特徴は、①体重当たりの体内水分含量が多い、②脂肪量の比率が低い、③アルブミンなどの血漿蛋白の血中濃度が低い——の3点です。体重当たりの総水分量は、成人は約60％であるのに対して、新生

児は約80％、生後３カ月の乳児は約70％とされています。

　水溶性の薬剤は水分の多い組織に分布するために新生児・乳児期では分布容積が大きくなり、血中濃度が低下する可能性があります[2]。例えば、水溶性のアミノ配糖体は、新生児・乳児期では約２倍以上組織に広がり、体重当たりに投与量を換算しても血中濃度が十分上昇しないことになります。一方、脂溶性薬剤は新生児・乳児期は血中濃度が高くなります。特に、脳は脂質の占める割合が大きいので、中枢作用が強く出る傾向にあります。

　新生児・乳児期はアルブミンなどの血漿蛋白の血中濃度が低いことも、薬物の組織分布に影響します。

　薬剤は血漿蛋白と結合しやすく、結合した状態では薬剤は組織に移行しにくいため、効果を発揮できません。しかし、新生児・乳児期のように血漿蛋白が少ないと遊離型薬物が増え、組織移行性が促進され、作用が強くなる可能性があります。

CYP3A4は1〜2年かけて徐々に増加

　薬剤はそれ自身が水溶性であれば、そのままの形で尿中などに排泄されます、一方、脂溶性の高い薬剤は、代謝により水溶性が高くなることで体外に排出されやすくなります。

　代謝（Metabolism）は、第１相代謝（酸化代謝酵素）と第２相代謝（抱合代謝酵素）の２つのステップに分けられます（22ページ**表5**）[2]。第１相代謝では、薬物代謝酵素チトクロームP450（CYP）などによって薬剤を直接酸化し、極性を持たせて水溶性にします。それでも不十分な場合は、第２相代謝で、グルクロン酸や硫酸のような、より極性の強い成分を付加して水溶性を増し、排泄を促します。

　薬物代謝酵素は出生直後から２カ月は極めて低い活性を示し、その後、急速に上昇し２〜３歳で肝重量当たりの活性は成人とほぼ同等となります。薬物代謝酵素の発達の速度は、それぞれの代謝酵素によって異なります。

　例えば、第１相代謝を担うCYPでは、CYP2C9は胎生期24週から発現し、出生後急速に増加し、生後５カ月ごろまでには成人と同じ発現量に達しますが、CYP2C19は増加スピードが比較的遅く、生後５カ月でも成人レベルに達せず、その後も徐々に増

表5 ● 主要な薬物代謝酵素の新生児・乳児期における発現

代謝酵素	分子種	基質	新生児・乳児期での発現
第1相代謝（酸化代謝酵素）	CYP1A2	カフェイン、テオフィリン	生後1〜3カ月から発現が始まる
	CYP2C9	フェニトイン、ジクロフェナクナトリウム、ワルファリンカリウム、ロサルタンカリウム	出生後急速に増加し、生後5カ月ごろまでに半数の乳児で成人と同程度になる
	CYP2C19	オメプラゾール、ランソプラゾール、ジアゼパム、アミトリプチリン塩酸塩	生後5カ月以上をかけて緩やかに発現量が増加する
	CYP2D6	デキストロメトルファン臭化水素酸塩水和物、コデインリン酸塩水和物、メトプロロール酒石酸塩、プロプラノロール塩酸塩	生後2週間までは低いが、3週目以降は遺伝子型に応じて活性が発達する
	CYP3A4	ニフェジピン、ミダゾラム、エリスロマイシンエチルコハク酸エステル、クラリスロマイシン、シクロスポリン、アミオダロン塩酸塩、カルバマゼピン	出生時には発現量はわずかだが、生後1〜2年かけて増加する
第2相代謝（抱合代謝酵素）	UGT1A4	アミトリプチリン塩酸塩、イミプラミン塩酸塩、クロザピン	出生時は成人の半分以下だが、1歳半ごろまでに成人と同程度になる
	UGT1A6	アセトアミノフェン	新生児期・乳児期を通じて活性は低い
	UGT2B7	モルヒネ硫酸塩水和物、ナロキソン塩酸塩、コデインリン酸塩水和物、ブプレノルフィン、エストラジオール	新生児での活性は小児の20％程度で、生後2〜6カ月で急速に増加する
	N-アセチル化酵素	イソニアジド	新生児での活性は低く、1年程度で成人値に近づく
	グルタチオン抱合酵素	ロイコトリエン、プロスタグランジン	新生児でも十分発現している
	硫酸抱合酵素	p-ニトロフェノール、ドパミン、内因性ステロイド類	新生児でも十分発現している

（文献2より引用）

えていきます[2]。

　一方、第1相代謝を担う酵素のうち、成人では薬物代謝に最も関与しているCYP3A4の発現はさらに遅く、生後1〜2年かけて徐々に増加していきます。

　また、第2相代謝のグルクロン酸抱合酵素であるグルクロン転移酵素（UDP-グルクロノシルトランスフェラーゼ：UGT）の出生時の発現量は、ごくわずかです。UGTの基質であるクロラムフェニコール（クロマイ、クロロマイセチン他）は、新生児に投与すると中毒症状である新生児グレイ症候群を起こすことが知られています。これは新生児期にUGTの発現が少ないことにより、

図3 ● テオフィリンのクリアランスと年齢の関係

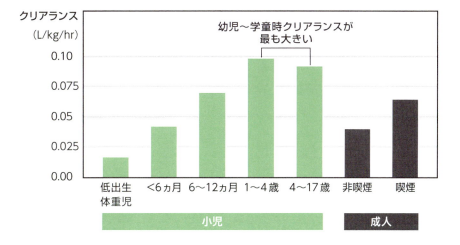

（テオロングのインタビューフォームを基に作成）

クロラムフェニコールが代謝されず中毒用量に達するのが原因です。また、UGTで代謝されるモルヒネが、母乳を介して新生児に曝露し中毒死を起こし問題となったこともありました。

一方、幼児期以降、学童期から思春期では代謝が逆に成人よりむしろ早くなります。体重当たりに換算した小児のテオフィリン（主な代謝酵素はCYP1A2）、カルバマゼピン（同、CYP3A4）、フェニトイン（同、CYP2C9）などの全身クリアランスは、成人値よりも2倍程度大きいと報告されています[2]。

テオフィリンのクリアランスと年齢の関係を図3に示しました。テオフィリンのクリアランスは新生児期こそ低いですが、小児期には上昇し、1〜4歳で最も高くなっています。この年齢の小児では、肝重量当たり固有薬物代謝クリアランスを比較しても成人と差がなく、体重当たりで換算した小児の肝重量が成人よりも大きいことが原因と考えられます。特に、添付文書に書かれた小児薬用量（mg/kg）をそのまま使用していると、小学校に上がったくらいで成人量を超すことがあるので注意が必要です。

また、薬物の輸送に関わる薬物トランスポーターについて、最もよく研究されているP糖蛋白（P-gp）の肝臓における発現量は、生後1カ月の新生児が成人の30％程度、生後1カ月〜1歳の乳児では40％程度、1〜12歳の小児では70％程度といった報告

があります[3]。

腎機能は生後8～12カ月で完成

　腎臓組織におけるネフロン形成は胎生の早期から始まり、胎生期36週でほぼ完成します。しかし、機能的には成人に比べて極めて未熟で、36週以降も経時的に発達し、生後8～12カ月で完成します。

　新生児の推定糸球体ろ過量（eGFR）は、成人の5分の1程度です。そのため、新生児期に、水溶性の腎排泄型の薬剤（例えば、ペニシリン系、セフェム系、アミノグリコシド系の抗菌薬など）を投与すると、排泄の遅延が起こることがあります。2歳前には成人（100mL/分/1.73m² 前後）とほぼ同等に達します。

参考文献
1）Credentials.2011;31:8-9.
2）日本薬剤師会雑誌 2011;63:1603-7.
3）Clin Pharmacol Ther.2016;100:362-70.

第5話

小児薬用量①

添付文書に記載がある場合

> **❗ ここがポイント**
>
> 小児薬用量は体重や年齢で決定。製剤量と成分量（力価）の間違いに注意。成人量を超えていないかのチェックも忘れずに。

　小児の薬を調剤するときに、薬剤師が最も注意を払うべきなのが、「小児薬用量」です。小児には、体重や年齢から計算した個々の患者に合った薬の量（小児薬用量）が処方されます。小児の処方箋では毎回体重を確認して、処方された用量が適切かどうかを確認する必要があります。

成分量か製剤量か判断できない場合に注意

　小児薬用量の計算・確認は煩雑です。さらに、処方箋の記載が不十分なために、成分量（力価）なのか製剤量なのか、判断できないことはよくあります。例えば、薬局で下のような処方箋を受

症例
6歳男児。てんかん。

［処方箋］　**イーケプラドライシロップ50％**　800mg
　　　　　　分2　28日分

＊体重20kg

け取った場合、どう考えたらいいでしょうか。この処方箋の記載
では、処方医がイーケプラ（一般名レベチラセタム）を成分量（力
価）として800mgを処方したいのか、あるいはドライシロップ
（製剤量）として800mgを処方したいのか、薬局では判断できま
せん。

　同薬の添付文書には、「4歳以上の小児にはレベチラセタムと
して1日20mg/kg（ドライシロップとして40mg/kg）を1日
2回に分けて用時溶解して経口投与する。なお、症状により1日
60mg/kg（ドライシロップとして120mg/kg）を超えない範囲
で適宜増減する」とあります。つまり、体重20kgの患児に対し
ては、成分量（力価）としては「400〜1200mg/日」、製剤量（ド
ライシロップ）としては「800〜2400mg/日」処方できるため、
どちらも添付文書の用量の範囲内です。従って、疑義照会で処方
医に成分量か製剤量かを確認する必要があります。手書きの処方
箋が主流だった時代に比べて頻度は減っていると思いますが、そ
れでも成分量（力価）と製剤量の誤認による調剤過誤はいまだに
報告されており、注意が必要です。

　小児薬用量の計算は、添付文書に小児薬用量が書かれている場
合と書かれていない場合に分けて考えます。まず、小児薬用量が
書かれている場合を見ていきましょう。添付文書の記載方法には、
①体重当たりの用量が書かれている、②体重当たりの用量と年齢
区分や体重区分での標準的な投与量が併記されている、③年齢区
分のみで用量の目安が記載されている──などがあります。

　①に該当し、体重当たりの成分量（力価）だけが書かれている
場合は、患児の体重に合わせて、必要な成分量（力価）を製剤量
に換算して、処方監査や調剤を行う必要があります。薬局ではま
ず、お子さんの体重を確認して、必要量を調べ、処方箋に書かれ
てある用量が適正かどうか確認します。

　例えば、メイアクトMS小児用細粒10％（セフジトレンピボ
キシル）が、乳児（体重10kg）の中耳炎に処方された場合に、1
回に服用する製剤量の目安を換算してみましょう。

　添付文書には、中耳炎の小児には、「セフジトレンピボキシル
として1回3mg（力価）/kgを1日3回食後に経口投与する」と
あります。「メイアクトMS小児用細粒10％」の「10％」という
割合は、製剤1g当たりに0.1g（100mg）の原薬（薬効成分）
が含まれているという意味なので、1回に服用する体重1kg当た

りの製剤量は、

1回3mg（力価）/kg ÷ 100mg/g ＝ 0.03g/kg

と換算します。体重10kgの乳児が1回に服用する製剤量は、

0.03g/kg × 10kg ＝ 0.3g

となります。

　一方、メプチンドライシロップ（プロカテロール塩酸塩水和物）は、年齢区分での用量の目安と、体重当たりの用量の両方が併記されており、前述の②に該当します（**表6**）。年齢区分は、「成人量」「6歳以上の小児」「6歳未満の乳幼児」の3つに分けられており、成人と6歳以上の小児は、1回の投与量が決められています。6歳未満は体重ごとに決められた量を服用します。

成人量を超えたら疑義照会を行う

　体重当たりの用量が書かれている薬では、患児の体重が重い場合に、単純に計算すると、成人量を超えてしまうことがあります。

　例えば、セフゾン細粒小児用（セフジニル）は、9〜18mg（力価）/kg/日を投与すると書かれていますが、最大用量の18mg（力価）/kg/日では、患児の体重が17kgを超えると成人量を超

表6 ● メプチンドライシロップ0.005％の添付文書上の用法・用量

　通常、成人にはプロカテロール塩酸塩水和物として1回50μg（ドライシロップとして1g）を1日1回就寝前ないしは1日2回、朝および就寝前に用時溶解して経口投与する。

　6歳以上の小児にはプロカテロール塩酸塩水和物として1回25μg（ドライシロップとして0.5g）を1日1回就寝前ないしは1日2回、朝および就寝前に用時溶解して経口投与する。

　6歳未満の乳幼児にはプロカテロール塩酸塩水和物として1回1.25μg/kg（ドライシロップとして0.025g/kg）を1日2回、朝および就寝前ないしは1日3回、朝、昼および就寝前に用時溶解して経口投与する。

　なお、年齢、症状により適宜増減する。

メプチンドライシロップ0.005％の6歳未満の乳幼児における1回投与量

体重	1回の投与量
4kg	0.1g
6kg	0.15g
8kg	0.2g
10kg	0.25g
12kg	0.3g
14kg	0.35g
16kg	0.4g
18kg	0.45g
20kg	0.5g

えます（セフジニルの成人量は300mg［力価］/日）。成人量を超えた場合は疑義照会して成人量を超えないように調整してもらう必要があります。

このほかにも様々な薬が、小学校高学年になると成人量を超えます。小児調剤では、体重当たりの用量を単純に計算するだけではなく、必ず成人量も確認してください。

年齢だけで用量を決める薬剤もある

年齢によって投与量を決める薬剤もあります。例えば、前述のプロカテロールは、6歳以上の小児では、1回の服用量が一律25μgとなります。

また、安全性が高い薬剤などは、体重で細かく規定せず、前述の③のように年齢だけで分けることがあります。例えば、モンテルカストナトリウム（商品名シングレア、キプレス他）は年齢だ

表7 ● 交付頻度の高い抗アレルギー薬の用量表（筆者作成）

一般名	主な商品名	年齢*	1日用量	投与法	1日製剤量および商品規格の単位	
モンテルカストナトリウム	シングレア/キプレス	1～6歳	4mg	分1	4mg（細粒）	
		6歳以上	5mg	分1	5mg（チュアブル錠）	
セチリジン塩酸塩	ジルテック	2～7歳	5mg	分2	0.4g	0.4g/包
		7～15歳	10mg	分2	0.8g	
フェキソフェナジン塩酸塩	アレグラ	6カ月～2歳	30mg	分2	0.6g	0.3g/包
		2～7歳	60mg	分2	1.2g	0.6g/包
		7～12歳	60mg	分2	30mg錠・OD錠×2	
		12歳以上	120mg	分2	60mg錠・OD錠×2	
オロパタジン塩酸塩	アレロック	2～7歳	5mg	分2	1g	0.5g/包
		7歳以上	10mg	分2	2g	
ロラタジン	クラリチン	3～7歳	5mg	分1	0.5g	0.5g/包
		7歳以上	10mg	分1	1g	
レボセチリジン塩酸塩	ザイザル	6カ月～1歳	1.25mg	分1	2.5mL/0.25g	0.25g/包 0.5g/包
		1～7歳	2.5mg	分2	5mL/0.5g	
		7～15歳	5mg	分2	10mL/1g	

＊「○～△歳」は「○歳以上△歳未満」を指す

けで使用できる薬の量が分けられており、1歳以上6歳未満の小児ではモンテルカスト細粒4mg/日（成分量［力価］）を、6歳以上にはモンテルカストチュアブル錠5mg/日（成分量［力価］）を服用させます。なお、モンテルカスト錠5mgは小児の適応がないので注意してください。

　交付頻度の高い抗アレルギー薬の用量を**表7**にまとめました。抗アレルギー薬のオロパタジン塩酸塩（アレロック他）も、年齢によって投与量が決まっており、2歳以上7歳未満には、オロパタジン塩酸塩として5.0mg/日（成分量［力価］、分2）を、7歳以上には10mg/日（成分量［力価］、分2）を投与します。

　なお、年齢で用量が決まる薬剤の場合、通常より体重が重いからといって年齢以上の投与量を処方すると、突合点検で査定される可能性があります。実際に、大きめの11カ月のお子さんにレボセチリジン塩酸塩（ザイザル他）が1回1.25mg、1日2回で処方されましたが、1日1回に請求額が査定されました。レボセチリジンは6カ月以上1歳未満の場合、1.25mgを1日1回となっています。このように医師が体重を考慮したと思われる処方は少なくありませんので、ご注意ください。

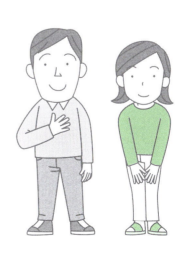

第 **6** 話

小児薬用量②
添付文書に記載がない場合

> **❗ ここがポイント**
>
> 添付文書に小児薬用量が記載されていない場合は、換算式を使って成人量から算出する。薬局では、小児薬用量をまとめた実用書を参考にするとよい。

　前述の力価計算に加えて、小児調剤を難しくさせている原因の1つが、添付文書に小児薬用量が記載されていない薬剤が数多く存在することです。小児に処方される医薬品のうち、添付文書に小児薬用量が記載されている薬は、2割程度にとどまるとの調査結果もあります[1]。

　小児薬用量が添付文書に書かれていない場合は、成人の用量（成人量）を基準に算出します。年齢や体重のような一般的なパラメータを用いて、成人量から小児薬用量を算出する換算式が数多く考案されています（**表8**）[2]。

　最も単純な計算式として、成人を20歳として小児との年齢比で小児薬用量を求める Dilling 式や、成人の体重を68kg として小児との体重比から小児薬用量を算出する Clark 式があります。

　さて、第4話でも書きましたが、成人との体重比では、肝臓や腎臓などによる代謝・排泄機能は一部相関しません。一方、「体表面積」は体重や年齢よりも体液量、腎機能、肝重量などとの相関が高いため、小児薬用量は「体表面積」を基準とした換算式で計算すると、実際の必要量によく一致すると考えられています。そのため、小児と成人の体表面積比を年齢から簡単に算出できるようにした Augsberger-Ⅱ式と、それを基に整数値とした von Harnack 換算表が臨床の現場でよく利用されています[2]。

表8 ● 小児薬用量の換算式

換算の基準となるパラメータ			換算式	
体重	体表面積	年齢	名称	換算式
○			Clark式[1,2]	（体重 [kg] /68）×成人量
○	○		Augsberger-Ⅰ式	（[体重 [kg] ×1.5＋10] /100）×成人量
	○		Crawford式[3]	（体表面積 [m²] /1.73）×成人量
	○	○	Augsberger-Ⅱ式[4]	（[年齢×4＋20] /100）×成人量
	○	○	von Harnack換算表	下表
		○	Young式[1]	（年齢/ [年齢＋12]）×成人量
		○	Dilling式	（年齢/20）×成人量
○	○	○	Lenart式	（[年齢×2＋体重 [kg] ＋12] /100）×成人量

● von Harnack 換算表

年齢	未熟児	新生児	3カ月	6カ月	1歳	3歳	7.5歳	12歳	成人
換算	1/10	1/8	1/6	1/5	1/4	1/3	1/2	2/3	1

1）2歳以上に適用　　2）原案の150ポンドを68kgに換算
3）体表面積（m²）＝ 身長（cm）$^{0.725}$×体重（kg）$^{0.425}$×0.007184 [Du Bois式]
4）1歳以上に適用

（文献2より引用、一部改変）

Augsberger-Ⅱ式は年齢から計算

　Augsberger-Ⅱ式は年齢を4倍して20を足し100で割ると、成人量に対する割合が出るという、覚えやすい式です。電卓があれば誰でも計算できます。例えば3歳なら、

　（3歳×4＋20）/100＝0.32

となります。成人量に0.32をかけると、3歳の小児の量になります。年齢のみで細かく計算できる利点があります。しかし、簡単な半面、1歳未満は全て成人量の20％となるため、1歳未満には適用できないという欠点があります。

1歳未満にはvon Harnack換算表を使用

　Augsberger-Ⅱ式の1歳未満での欠点を克服したのが、von Harnack換算表です。von Harnack換算表では1歳未満も6カ月、3カ月、新生児、未熟児と分けて成人量との用量比が書かれており、乳児に対しても細かい用量設定が可能です。覚えるのは年齢区分と、3歳を3分の1として、低年齢は4分の1、5分の1、6分の1と減り、高年齢では2分の1、3分の2と増えると覚えれば簡単です。しかし、逆に、1歳以上では3歳、7.5歳、12歳とAugsberger-Ⅱ式に比べると大雑把に分類されています。Augsberger-Ⅱ式とvon Harnack換算表はそれぞれの場面や患児によって使い分けることをお勧めします。

薬局では実用書や早見表を活用

　このように、添付文書に小児薬用量の記載がない場合は、Augsberger-Ⅱ式やvon Harnack換算表などを用いて、成人量

写真2 ● 小児薬用量をまとめた実用書

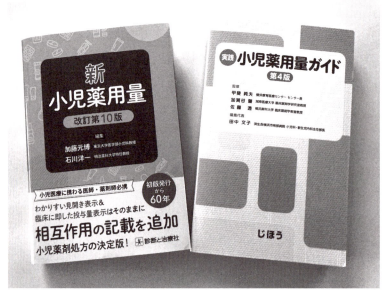

添付文書に小児薬用量の記載がない場合は、小児薬用量の目安をまとめた実用書が便利

から小児薬用量を換算する必要がありますが、忙しい調剤現場で、患児ごとに毎回計算するのは、現実的ではありません。当薬局では、**写真2**のような、小児薬用量をまとめた実用書である、「新小児薬用量 改訂第10版」（診断と治療社、2024）や「実践 小児薬用量ガイド 第4版」（じほう、2024）のほか、各学会のガイドラインを活用しています。また、特によく処方される薬については、薬剤ごとに、10kg当たり投与する最大量と最小量の早見表を作成して、壁に貼って参照しています（35ページ参照）。

参考文献

1）薬局 2015;66:231-6.
2）Credentials 2015;79:32-3.

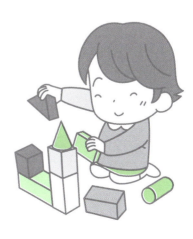

第 **7** 話

監査時に便利な
小児薬用量の早見表

❗ ここがポイント

薬局でよく交付する薬剤の小児薬用量確認には、早見表を活用する。体重10kg当たりに投与する製剤量を記載しておくと、投与量の目安が把握しやすい。

　当薬局では、特によく処方される薬については、前述のように、体重10kg当たりに投与する製剤量の最大量と最小量の早見表を作成して、壁に貼って参照しています（**表9**）。これを見ると、「抗菌薬」の最小量はおおむね体重10kg当たり1gになっているのが分かります（薄い緑色の部分）。

　古い抗菌薬のペニシリン系（アモキシシリン水和物［商品名サワシリン細粒10%他]）、第1世代のセフェム系（セファレキシン［ケフレックスシロップ用細粒100他]、セファクロル［ケフラール細粒小児用100mg他]）や14員環マクロライド系（エリスロマイシンエチルコハク酸エステル［エリスロシンドライシロップ10%]）は、最小量が体重10kg当たり2〜2.5gと多くなります。その場合も、含有量が多い製剤（20%製剤）では、体重10kg当たりの製剤量は1g程度になります。

　抗アレルギー薬、鎮咳・去痰薬は体重10kg当たり0.2〜0.8gの間にあります。これはある程度暗記します。その場合、割合で覚えます。よく処方箋を応需するL-カルボシステイン（ムコダイン他）やアンブロキソール塩酸塩（ムコソルバン他）は製剤量では10kg当たり同じ0.6gです。筆者はこの2剤を基準にして、その上か下かで暗記しています。

　整腸薬はほとんどが体重10kg当たり0.5〜1gです。酪酸菌（ミヤBM）だけは0.5g/10kgとなっています。量が多くても

表9 ● よく使用する薬剤の小児薬用量（筆者作成）

分類	一般名	代表的な商品名	用量（1日量、成分量【力価】）	含量	10kgに投与する製剤量（g）最小量	10kgに投与する製剤量（g）最大量
抗菌薬	アモキシシリン水和物	サワシリン細粒10%	20〜40mg/kg	10%	2.0	4.0
抗菌薬	アモキシシリン水和物	ワイドシリン細粒20%	20〜40mg/kg	20%	1.0	2.0
抗菌薬	セファレキシン	ケフレックスシロップ用細粒100	25〜50mg/kg	10%	2.5	5.0
抗菌薬	セファレキシン	ケフレックスシロップ用細粒200	25〜50mg/kg	20%	1.25	2.5
抗菌薬	セファクロル	ケフラール細粒小児用100mg	20〜40mg/kg	10%	2.0	4.0
抗菌薬	セファクロル	セファクロル細粒20%「日医工」	20〜40mg/kg	20%	1.0	2.0
抗菌薬	セフジニル	セフゾン細粒小児用10%	9〜18mg/kg	10%	0.9	1.8
抗菌薬	セフテラムピボキシル	トミロン細粒小児用20%	9〜18mg/kg	20%	0.45	0.9
抗菌薬	セフポドキシムプロキセチル	バナンDS5%	6〜9mg/kg	5%	1.2	1.8
抗菌薬	セフジトレンピボキシル	メイアクトMS小児用細粒10%	9〜18mg/kg	10%	0.9	1.8
抗菌薬	セフカペンピボキシル塩酸塩水和物	フロモックス小児用細粒100mg	9mg/kg	10%	0.9	-
抗菌薬	エリスロマイシンエチルコハク酸エステル	エリスロシンDS10%	25〜50mg/kg	10%	2.5	5.0
抗菌薬	エリスロマイシンエチルコハク酸エステル	エリスロシンDSW20%	25〜50mg/kg	20%	1.25	2.5
抗菌薬	アジスロマイシン水和物	ジスロマック細粒小児用10%	10mg/kg	10%	1.0	-
抗菌薬	トスフロキサシントシル酸塩水和物	オゼックス細粒小児用15%	12mg/kg	15%	0.8	-
抗菌薬	ファロペネムナトリウム水和物	ファロムDS小児用10%	15mg/kg	10%	1.5	-
抗菌薬	テビペネムピボキシル	オラペネム小児用細粒10%	8〜12mg/kg	10%	0.8	1.2
抗菌薬	ホスホマイシンカルシウム水和物	ホスミシンDS200	40〜120mg/kg	20%	2.0	6.0
抗菌薬	ホスホマイシンカルシウム水和物	ホスミシンDS400	40〜120mg/kg	40%	1.0	3.0
抗アレルギー薬	クレマスチンフマル酸塩	クレマスチンDS0.1%「タカタ」	0.05mg/kg	0.1%	0.5	-
抗アレルギー薬	d-クロルフェニラミンマレイン酸塩	ポララミンDS0.2%	0.15mg/kg	0.2%	0.75	-
抗アレルギー薬	シプロヘプタジン塩酸塩水和物	ペリアクチン散1%	0.25mg/kg	1%	0.25	-
抗アレルギー薬	ペミロラストカリウム	アレギサールDS0.5%／ペミラストンDS0.5%	0.2mg/kg[1]	0.5%	0.4	-
抗アレルギー薬	ペミロラストカリウム	アレギサールDS0.5%／ペミラストンDS0.5%	0.4mg/kg[1]	0.5%	0.8	-
抗アレルギー薬	ケトチフェンフマル酸塩	ザジテンDS0.1%	0.06mg/kg	0.1%	0.6	-
抗アレルギー薬	メキタジン	ゼスラン小児用細粒0.6%／ニポラジン小児用細粒0.6%	0.12mg/kg[2]	0.6%	0.2	-
抗アレルギー薬	メキタジン	ゼスラン小児用細粒0.6%／ニポラジン小児用細粒0.6%	0.24mg/kg[2]	0.6%	0.4	-
抗アレルギー薬	プランルカスト水和物	オノンDS10%	7mg/kg	10%	0.7	-
去痰薬・鎮咳	L-カルボシステイン	ムコダインDS50%	30mg/kg	50%	0.6	-
去痰薬・鎮咳	アンブロキソール塩酸塩	小児用ムコソルバンDS1.5%	0.9mg/kg	1.5%	0.6	-
去痰薬・鎮咳	チペピジンヒベンズ酸塩	アスベリンDS2%	1〜2mg/kg	2%	0.5	1.0
整腸薬	ビフィズス菌	ラックビー微粒N	0.05〜0.1g/kg	-	0.5	1.0
整腸薬	酪酸菌	ミヤBM細粒	0.05g/kg	-	0.5	-
整腸薬	耐性乳酸菌	ビオフェルミンR散	0.05〜0.1g/kg	-	0.5	1.0
鎮痛薬・解熱	アセトアミノフェン	カロナール細粒20%	10〜15mg/kg[3]	20%	0.5	0.75
鎮痛薬・解熱	アセトアミノフェン	カロナール細粒50%	10〜15mg/kg[3]	50%	0.2	0.3

小児薬用量は添付文書を基に記載。DSはドライシロップ。
1）気管支喘息の1日用量が0.4mg/kg、アレルギー性鼻炎の1日用量が0.2mg/kg
2）蕁麻疹、皮膚疾患に伴うそう痒（湿疹・皮膚炎、皮膚瘙痒症）、アレルギー性鼻炎の用量が0.12mg/kg。気管支喘息の用量が0.24mg/kg
3）1回量

それほど問題はないはずですが、注意が必要です。ちなみに、整腸薬は処方箋には原薬量でなく、製剤量で書かれます。解熱鎮痛薬のアセトアミノフェン（カロナール細粒20％）の1回用量は10mg/kgで計算すると体重10kg当たり0.5gとなり、計算も容易です。

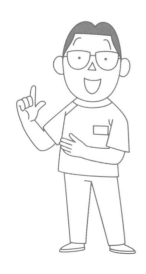

第8話

保護者への服薬指導 ①

「薬を飲んでくれない」悩みに応える

> **❗ ここがポイント**
>
> 薬局への電話での問い合わせで最も多いのは、「薬が飲めない・子どもが薬を吐き出した」。苦い薬を交付する際は、飲ませ方を一緒に伝える。

　当薬局は2003年に開局し、近隣の小児科の処方箋を多く応需してきました。開局から2年たった時点で、電話による問い合わせの内容を薬歴から抽出して解析してみました[1]。

　その結果、2年間で315件の問い合わせがあり、その内訳は、多いものから、①薬が飲めない・子どもが吐き出した、②併用薬について、③服用方法について、④頓用薬の使用法について、⑤副作用について、⑥処方内容に関して——の順となりました（**図4**）。

図4 ● 電話による「問い合わせ」の内訳

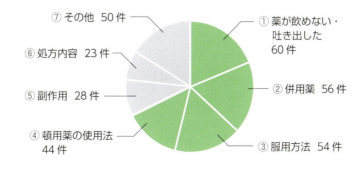

（文献1より引用）

表10 ● 「薬が飲めない・薬を吐き出した」という問い合わせの内訳

薬が飲めない （33件）	苦くて飲めない（クラリスドライシロップ小児用13件、バナンドライシロップ5件、リカマイシンドライシロップ［販売中止］2件、タミフルドライシロップ［販売中止］2件、［重複あり］）	21件
	飲み物や食品と混ぜてもよいか（ジュース3件、ミルク3件、その他［イチゴジャム、水、他の薬］）	10件
	錠剤が飲めない	2件
薬を吐き出した （27件）	内服薬を吐き出した	22件
	坐薬が出た	5件

（文献1より引用）

これら上位6項目で、全体の8割以上を占めました。

①〜④については、服薬指導の際に注意すれば解決できるものもあります。特に、「薬が飲めない・子どもが吐き出した」という問い合わせを詳細に見ると、苦い薬をお子さんに服用させるのに保護者が苦労していることが伝わってきます（**表10**）。

味覚は比較的早い時期に発達し、子どもは大人よりも味に敏感です。そのため、子どもは苦い薬を嫌がることが多々あります。また、混ぜる食品によって逆に苦味が増すこともあり、そうした経験をした子どもが、薬を飲まなくなるケースもあります。

当薬局ではこの電話による問い合わせの後、薬と様々な食品の相性を示した表を作成し、患者指導箋として保護者に渡すようにしました（368〜373ページ）。そうすれば保護者は家に帰ってからゆっくり読むことができます。また、患者指導箋で様々な食品との組み合わせを一覧にすることで、飲ませ方の選択肢を増やしてもらうこともできました。

参考文献

1）日本薬剤師会雑誌 2008;60:601-11.

第 **9** 話

保護者への服薬指導 ②

患者指導箋を活用

> **❗ ここがポイント**
>
> 忙しい保護者には薬局の説明が記憶に残らないことがある。帰宅後に参照できるひと口メモ（患者指導箋）があれば、確実に情報が伝わりやすい。

　小児科の処方箋を多く応需する当薬局では、夕方17〜18時は1日で最も患者さんが多い時間帯です。特にインフルエンザが流行する冬場は、薬局の待合はいつも患者さんと保護者でごった返しています。医療機関で長時間待ち、薬局に来て処方箋を出してから薬を受け取るまでにまた時間がかかるので、保護者は説明をゆっくり聞く余裕がないことが少なくありません。

　短い時間で、要点を押さえて説明しても、保護者は、気もそぞろなので頭に入らず、帰宅して子どもに薬を飲ませる時間になって「どうやって飲ませればいいの？」と初めて疑問に思い、薬局に電話をかけてくることがあります。

　第8話で紹介したように、保護者からの電話による問い合わせの3分の2は服薬指導できちんと理解してもらえれば、問題ない内容です。しかし、保護者にゆとりがなければどんなに要領よく説明しても十分理解できないことがあると思われます。

　さて、ちょっと古い論文ですが、2009年の英国の医学雑誌BMJ誌に「診察時のブックレット（小冊子）活用で、小児呼吸器感染症の受診および抗菌薬処方を抑制できる」という論文が掲載されました[1]。小冊子を使って診療を行うと、抗菌薬の処方件数が有意に減少するという内容です。

小冊子で「抗菌薬なし」でも満足度下がらず

　小児期のウイルス性の呼吸器感染症（かぜ）は、抗菌薬を服用してもほとんど効果がないにもかかわらず、抗菌薬が頻繁に処方されています。この問題は、我が国だけでなく、英国でも同様で、公的医療保険であるNHSでは、小児の急性の咳だけで5140万ドル以上の医療費が費やされていると報告されています。

　そこで、英国の小児科医は「かぜについて抗菌薬は必要なく、自然治癒を待つのが一番」と説明した8ページの小冊子を作成しました。これを用いて、かぜには抗菌薬は必要ないことを説明し、小冊子を持って帰ってもらいました。その後、2週間にわたり追跡調査を行い、抗菌薬の処方数、患者の保護者の満足度および再診率を調べました。

　抗菌薬の処方率は、介入群では19.5％、対照群では40.8％で、21.3％もの有意な差がありました。一方、保護者の満足度・安心度・理解度スコアについては、両群間で有意差は見られませんでした。

　この結果から論文では、「小冊子を使うことによって、プライマリ・ケアでの小児呼吸器感染症（かぜ）への抗菌薬処方の低下という重要な結果につながり、保護者のケアに対する満足度も低下しない」と結論付けています。

写真3 ● 患者指導箋を使った服薬指導の様子と患者指導箋

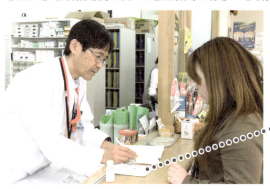 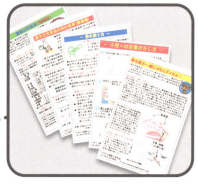

ワタナベ薬局上宮永店では、疾患の説明や薬の飲ませ方をまとめた患者指導箋をカウンターの下に常備しており、それを使って服薬指導を行う。指導箋は後で見直してもらえるように、処方した薬とともに保護者に手渡す。

患者指導箋は、縦14cm×横9cmほどのサイズで、お薬手帳に貼ることができる。これまで60種類ほど作成した。

このように指導の内容を書いた患者指導箋は、帰ってから見返すことができ、時間に余裕がない保護者に渡すことによって服薬指導時の説明不足や理解できなかったことを補足してくれるのではと考えました。

　そこで目を付けたのが、お薬手帳です。小児ではお薬手帳の持参率が高いので、必ず紛失せず持ち帰ってくれるはずです。筆者は「お薬手帳サポートシール（患者指導箋）」として、これまでに60種類近く作成しました（**写真3**、**写真4**、42ページ**写真5**）。

写真4 ● お薬手帳に貼れる「お薬手帳サポートシール（患者指導箋）」

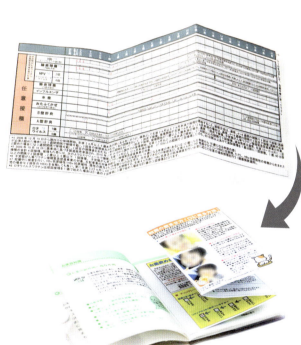
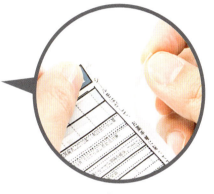

工夫1 すぐ貼れる
患者指導箋の端には、両面テープが付けてあり、その場でお薬手帳に貼れる。

工夫2 お薬手帳サイズに
患者指導箋には、2つ折り、3つ折りタイプのものもあり、折り畳んで貼ることで、多くの情報を携帯できる。

工夫3 必要な情報を選べる
カラフルなウオールポケットの1つひとつに様々なテーマの患者指導箋が入っており、保護者が自由に持ち帰れる。

写真5 ● 粉薬の飲ませ方を説明した患者指導箋

初めて粉薬が出た乳児の服薬指導に必ず使用する。6ページ綴りで、写真4「工夫2」のように3つに折り畳んで手帳に貼れるようになっている。下の写真は1ページ目と4ページ目。

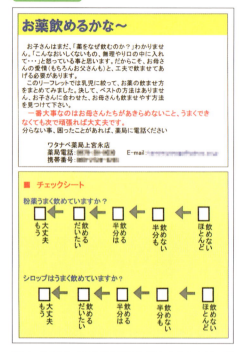

「うまくできなくても次で頑張れば大丈夫です」と、保護者を励ますメッセージを赤文字で記載。チェックシートで現在の服薬状況が分かるようにしている。

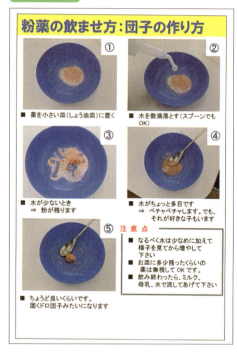

粉薬を団子状にする方法を説明したこのページは特に好評。1つずつの手順やコツを写真で具体的に紹介している。

　患者指導箋はカウンターの下に置いて投薬時にいつでも使えるようにし（写真3）、同時に、待合の壁にウオールポケットをつるして、その中に患者指導箋を入れて保護者が自由に取れるようにしました（写真4）。保護者の関心が高く人気があったのは、乳児・幼児への粉薬の飲ませ方（写真5）、ジスロマックなど苦い薬の飲ませ方、誤飲・誤食したときの対応、予防接種のスケジュール、下痢のときの食事などでした。

　外用薬などに関しては、一連の流れを薬局の投薬台だけで説明すると時間を要します。もちろん、塗り方のリーフレットを渡すのですが、文字と写真だけでは分かりづらいこともあるようです。実際に塗るシーンを見せてあげた方が、よく理解してもらえる気がします。

　そこで最近、外用薬の塗る量や塗り方について動画を撮影して

写真6 ● 動画の QR コードを載せた「お薬手帳サポートシール」

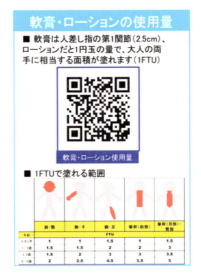

YouTube にアップし、その QR コードを入れた「お薬手帳サポートシール」を作成しています（**写真6**）。外用薬が処方された場合に、薬と一緒に渡すと帰宅後に改めて患者さんに確認してもらうことができます。

参考文献
1）BMJ.2009;339:b2885.

COLUMN
コラム

患者満足度への影響大きい待合の雰囲気

　調剤の待ち時間にはどの薬局も苦労していると思います。患者さんにアンケートを取ると、苦情のトップに、待ち時間の長さが挙がります。一方、患者満足度では、「待合の雰囲気」の影響が最も大きく、次いで、「薬の説明」「職員の対応」という結果でした[1]。

　そこで当薬局では、キッズスペースを作っています。なかなか短縮できない待ち時間、せめて待っている間、快適に過ごしてもらえればと思い、10年ほど前に大幅にリニューアルし、プレイマットや子ども用の椅子、本棚などを設置し、スペースも広くしました。ビニールコーティングされたマットを敷いて、靴を脱いで上がってもらいます。定期的におもちゃの消毒を行うのが大変ですが、保護者やお子さんからの評判は上々です。

　小児では感染症で受診するお子さんが多いので、待合に本やおもちゃを置くことには否定的な意見もあります。感染症の患児を隔離して感染を防ぐのは実際には難しいため、おもちゃはある程度、感染性があると考えて扱う必要があります。手を触れなくて

● ワタナベ薬局上宮永店のキッズスペース

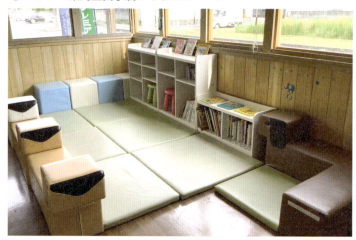

● ワタナベ薬局上宮永店の待合

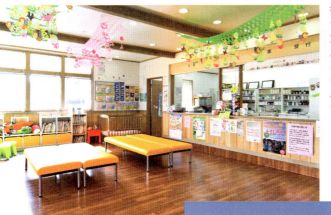

待合の壁にウオールポケットをつるして、その中に、薬の飲ませ方などを説明した患者指導箋を入れ、保護者が自由に手に取れるようにしている。また経口補水液や葉酸のサプリメント、消毒液、小児用の歯ブラシなども販売している。

も時間が過ごせるテレビやビデオを設置する方法もあります。

　キッズスペースで、患児が嘔吐した場合やおもらしをした場合は、スタッフが手袋をしてキッチンペーパーなどで汚物を取り除いた後で、消毒用のアルコールや次亜塩素酸系の消毒薬で拭いています。通常は消毒用のアルコールを使用し、ノロウイルスやロタウイルスの患児が嘔吐した場合は、次亜塩素酸系の消毒薬を使用しています。

参考文献
1) 日本薬剤師会雑誌 2009;61:1131-3.

第10話

保護者への服薬指導 ③

時には「頑張り過ぎないで」 と伝えてあげよう

> **❶ ここがポイント**
>
> 子育ての大変さは、想像以上。日々、頑張る保護者を
> いたわる気持ちを忘れずに。

　薬を子どもに飲ませる苦労というのは、子育てを経験したこと
がない薬剤師にはなかなか想像できないと思います。かく言う私
も、薬局に勤務するまで、自分の子どもに薬を飲ませたことはあ
りませんでした。しかし、子育て中の同僚の薬剤師に聞くと、保
育園に連れて行く前に薬を飲ませるのはひと苦労だそうです。

　「子どもは機嫌が悪いとそっぽ向くし、ほかのことをしていれ
ば嫌がって泣き出すし……。仕事が始まる時間を気にしながら、
化粧もしなくてはなどと毎日焦っています」。これは仕事をして
いるお母さん方にはよくある光景だと思います。

　そうした中、「熱が出たので迎えに来てください」と仕事中に保
育園から電話が入り、仕事を中断して保育園に駆け付け、その後、
小児科診療所を受診するわけです。そこで散々待って診察を受け、
処方箋をもらって薬局に来ます。

　その薬局で、「お薬、必ず飲ませてくださいね」と言われ、家に
帰って子どもに薬を飲ませようと頑張るものの、嫌がって泣かれ
る。そんなことをしていたら夕食の準備もできない……。

　小児科の処方箋を受け取る薬剤師は、何とか薬を飲んでもらい
たいと思い、「ゼリーに混ぜて」とか、「ジュースに混ぜて」とか、
「少量に分けて」とか毎回必死で説明します。でもある時ふと、「こ

ういう指導は保護者を逆に追い詰めているのではないか」と感じたのです。

　そう考えたときに、結婚式でよく聞く吉野弘氏の「祝婚歌」の一節を思い出しました。

「正しいことを言うときは
少しひかえめにするほうがいい
正しいことを言うときは
相手を傷つけやすいものだと
気付いているほうがいい」

（「祝婚歌」より、一部を引用）

　真面目な保護者の方々は、ジュースに溶かしたときの残渣も気にします。そんな方に対して服薬指導という正論を振りかざして、追い詰めてしまっていないか──。

　そう悩んでいたときに参考になったのが、患児の服薬アドヒアランスとその後の症状の変化を調べた研究です。予想通り、「服薬できた」子と「あまり服薬できなかった」子では、症状悪化や不変を訴えた割合が有意に後者の方が多くなっていましたが、興味深いのは、「服薬できた」子と「だいたい服薬できた」子の差には有意差がなかった点です（統計学的だけでなく、見た目でも明らかな差がありません）。つまり、服薬はパーフェクトでなくても、だいたい飲めれば効果は得られるのです。

　このことから私は、「お薬飲めていますか？」と聞いて、困った顔をする保護者の方々には「だいたい飲めていれば大丈夫ですよ」と言っています。そして、「むしろ一度失敗しても諦めないことの方が大事ですよ」と伝えています。

　ただ、この論文をじっくり読むと、服薬時のアドヒアランスと再診時の症状変化がより詳しく表になって載っていました。表ではちょっと分かりにくいのでグラフにしてみました（48ページ図5）。すると、確かに症状不変と悪化の割合には大きな差はありませんが、「改善」を見ると「だいたい服薬できた」が「服薬できた」より、劣っていました。

図5 ● 服薬アドヒアランス別の症状の変化

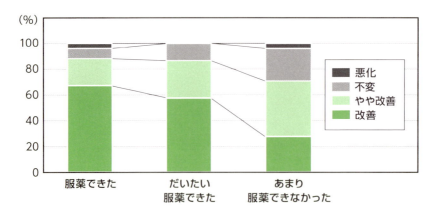

（文献1を基に筆者作成）

　これを見ると、安易に「だいたい飲めればいい」と言うのはやや言い過ぎなような気もします。個人的には、「だいたい飲めれば良くなりますよ。でも、しっかり飲ませてあげた方が早く保育園に行けますよ」と言うのが一番かなと思っています。

参考文献
1）小児科 2001;42:72-8.

COLUMN
コラム

保育園では
与薬依頼票が必要

昨今、結婚・出産後も仕事を続ける女性が増えています。就業時間中は保育園や幼稚園でお子さんをケアしてもらうことが多いと思いますが、その際に、薬局で問題となるのが、保育園や幼稚園での与薬です。

2018年に厚生労働省が公表した「保育所保育指針解説」では、保育所で薬を与える場合は、医師の診断・指示に基づいた薬に限定すること、その際には、医師の氏名、薬の種類、内服方法などを具体的に記載した与薬依頼票を保護者が持参するという方針が示されています。また、保育園によっては薬局が発行する「薬剤情報提供書」の提出を求められる場合もあります。

保育園で飲ませることができるのは、医療用医薬品のみです。薬は1回分ずつ持参し、連絡票も1回ごとに提出する必要があります。一方、幼稚園での対応は園により異なります。慢性疾患に限定していたり、与薬を受け付けていない園もあるようです。

服用時点の工夫や処方内容の変更も考慮

もっとも、保育園や幼稚園での与薬は、園の看護師や保育士の負担になるため、なるべく保育時間に服薬せずに済むように主治医に処方してもらう必要があります。

当薬局では、①主治医に相談して、朝夕2回（分2）の処方にしてもらう、②1日3回（分3）の服薬が必要な場合は、朝・帰宅後・寝る前の3回服用にする——などの方法を勧めています。

分3にして、帰宅後すぐ飲ませる場合は、寝る前の服薬は、前の服薬から少なくとも4時間以上空けて飲むよう患児や保護者に伝えています。例えば、子どもが保育園や幼稚園から帰宅する時間が16時過ぎだった場合は、帰宅後すぐ服用して、4時間後の20〜21時ごろ、あるいは就寝前に服用してもらっています。

1章 小児服薬指導の基礎知識

2章 年齢に合った飲ませ方

3章 剤形ごとの使い方指導

4章 薬剤ごとの服薬指導

5章 薬局で経験する小児の副作用

6章 小児の禁忌薬

7章 小児のフォローアップ

8章 お役立ち患者指導箋

第**11**話

小児への服薬指導

プレパレーションで
服薬アドヒアランス向上

> **❗ ここがポイント**
>
> これから行われる治療を子どもに分かりやすく説明
> し、不安や恐怖を軽減し、前向きに治療に取り組める
> ようにするためのケアも必要。

　病気や治療について患者自身が納得し、治療への前向きな気持ちを引き出す環境をつくることは大切です。これは大人に限らず、小児においても同様です。しかし、小児の場合は説明しても十分理解できないことがあり、つい強制的になってしまいます。例えば、薬の内服に関し、説明しても分からなければ無理やり飲ませることも、実際にはよく行われているのではないでしょうか。

　欧米では、これから行われる医療処置を子どもに分かりやすく説明し、不安・緊張・恐怖などを軽減し、前向きに治療に取り組めるようにするためのケアである「プレパレーション」が昔から行われており、近年、日本でも、看護師や保育士を中心に普及してきました。

　これから手術を受ける子、検査を受ける子、注射をする子。事前に何の説明もなく、突然処置を受ければ、パニックになってしまいます。毎日吸入薬の使用が必要な子も、治療の必要性を理解していないと、アドヒアランスは維持できません。なぜこの治療が必要なのかを理解していれば、多少の痛みがあっても、恐怖心が薄れ、頑張って治療を続けようという気持ちになれるかもしれません。これがプレパレーションの目的です。

　このプレパレーションがうまく行えるように考案されたのが、

写真7 ● 喘息患児へのプレパレーションに用いる絵本
（写真提供：大分こども病院［大分市］薬剤部木下博子氏）

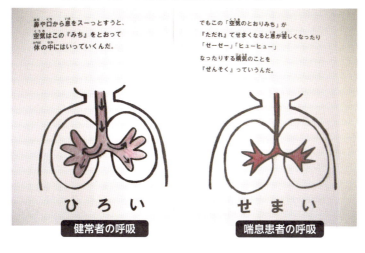

写真8 ● 喘息患児へのプレパレーションに用いる気管支の模型
（写真提供：木下氏）

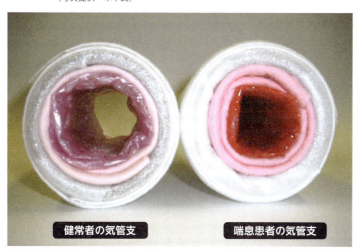

左が健常者の気管支、右が喘息患者の気管支を模した模型。フェルトの生地の色で気道の炎症を表している。喘息患者の気管支は、炎症を起こして、気管支が狭くなっていることが表現されている

プレパレーション・ツールです。

　写真7の絵本は、大分こども病院（大分市）薬剤部の木下博子先生が、子どもに気管支喘息の病態を説明するときに用いるプレパレーション・ツールです。

　喘息の治療には吸入ステロイドの使用が必須ですが、毎日吸入して、そのたびにうがいをするのは大変です。症状が軽くなれば、つい、さぼってしまいます。しかし、「なぜ吸入が必要なのか」「な

ぜ、うがいをしなければならないのか」を子どもに理解してもらえれば、アドヒアランスは向上するはずです。このツールでは、「喘息とは気管支が狭くなる病気」ということをイラストで示しています。

木下先生は、この絵本を子どもに見てもらった後で、模型を使って、喘息の気管支で起こっている炎症について説明します（51ページ**写真8**）。写真左は健常者の気管支、写真右は喘息患者の気管支を示しています。喘息患者の気管支は、赤く炎症を起こして、気管支が狭くなっていることが分かります。この気道の模型は、フェルトの生地に梱包材を巻きつけて作った簡単なものです。

プレパレーションは、子どもが痛みを伴う処置や手術を対象にしたもので多く行われていて、苦痛が少ないと捉えられがちな薬の内服ではほとんど行われていません。しかし、薬局では薬の内服を嫌がる子どもの姿をよく見ます。特に、物心がつき始める3～4歳前後になると、小手先のごまかしは利かなくなってきます。薬を飲む理由を子どもに理解してもらう必要があります。

そこで、筆者は2014年に、日本外来小児科学会の学術年会で「多種職で取り組むプレパレーション」というワークショップを立ち上げました[1]。プレパレーションは多職種の協力が重要です。このワークショップには医師、看護師、保育士、医療事務の方々が参加してくれました。

事前アンケートから、対象年齢は、簡単な内容が理解できる3歳～就学前、ツールは絵本、内容は「服薬の必要性を伝え、服薬困難な子どもが薬を飲めるようにする」というように設定。ワークショップで、多職種で議論しながら絵本のストーリーを考えました。その結果、完成したのが、「たけしくんとおくすりマン」という絵本です（**写真9**）。内容は、たけしくんという子どもが、熱を出して、苦いお薬が出された。最初は飲めなかったが、そのために病気が悪化。薬剤師のお姉さんに、ばい菌とおくすりマンの話を聞き、頑張って薬を飲んだら、体の中でおくすりマンが勝利して、元気になった――というお話です。山口県宇部市の鈴木小児科の看護師、福隅美鈴さんが、ワークショップで作成した原図から描き直して、きれいな絵本を作ってくれました。当薬局では、子どもが薬を飲むのを嫌がると悩む保護者に手に取ってもらえるよう、絵本のコピーを薬局の待合に置いています。

写真9 ● プレパレーションに使用する絵本「たけしくんとおくすりマン」
（絵本イラスト：福隅美鈴氏）

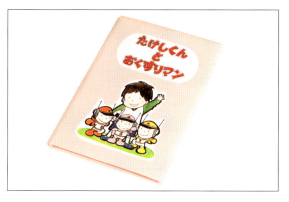

本の表紙

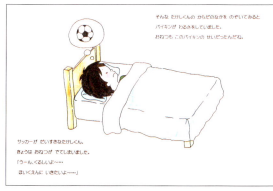

サッカーが好きなたけしくんが熱を出す。

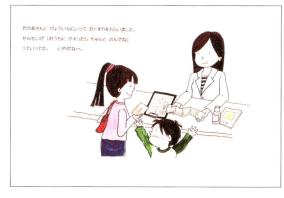

お母さんと一緒に処方箋を持って薬局に行く。

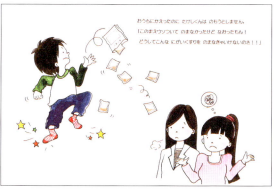

たけしくんは苦い薬をどうしても飲んでくれない。

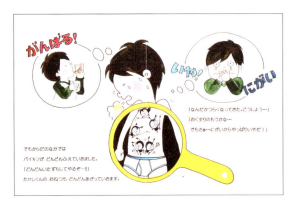

苦くて飲めないと病気が悪化していく。

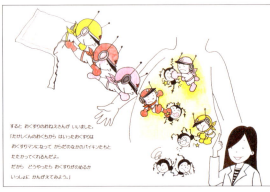

薬剤師のお姉さんが「お口に入ったお薬は、おくすりマンになって体の中のばい菌たちと戦ってくれるんだよ」と説明。

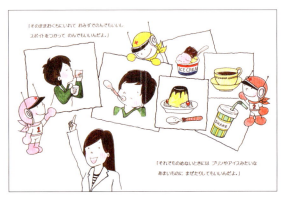

さらに、お姉さんが「お薬はお水で飲めない場合は、プリンやアイスに混ぜて飲んでも大丈夫」とアドバイス。

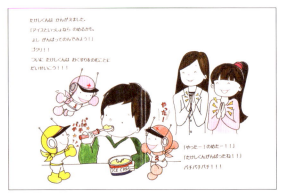

たけしくんは考え直し薬を飲んでみたら、うまく飲めた。

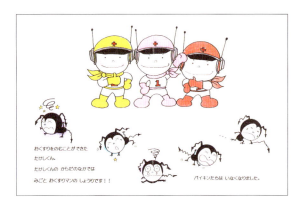

たけしくんの体の中ではおくすりマンが勝利し、ばい菌はいなくなった。

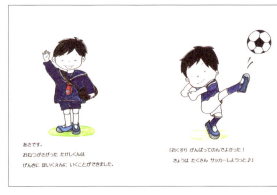

たけしくんはすっかり元気になって、またサッカーができるようになった。

参考文献

1) 外来小児科 2014;17:504-5.

COLUMN コラム

小児薬物療法認定薬剤師、認定取得のすすめ

　小児薬物療法認定薬剤師は、日本小児臨床薬理学会と日本薬剤師研修センターが新しい認定薬剤師制度として、「小児科領域において医薬品に関わる専門的立場から医療チームの一員として小児薬物療法に参画するための能力と適性を備え、患児とその保護者などにも適切な助言や行動ができる薬剤師を養成する」ことを目的に2012年に創設しました。

　保険薬局または病院・診療所で3年以上の実務経験を持つ薬剤師が対象で、小児薬物療法研修会の講義を受講後、試験を受け、さらに日本小児臨床薬理学会学術集会に参加してレポートを提出すると認定される仕組みです（**図A**）。

　講義は全36コマで、e-ラーニングで受講します。薬剤師研修・認定電子システム（PECS）の登録は必須で、毎年4月上旬に申し込み受付が開始されて早い者勝ちなので、すぐに応募しないと定員オーバーとなってしまいます。筆者が受験した初年度の2012年度は大変な人気で、受付が始まってわずか数日で定員に達しました。私は幸い、薬剤師仲間から事前に情報を得ていたので申し

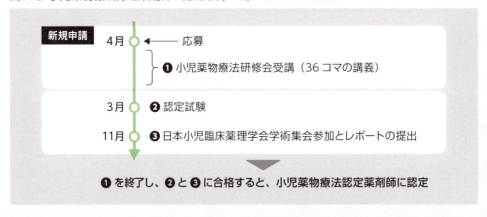

図A ● 小児薬物療法認定薬剤師の認定取得の流れ （2024年5月時点）

込むことができました。

　講義は、「概論」「小児の特性」「疾患と薬剤」「栄養」「薬剤管理指導」「地域医療」「医薬品開発」「薬剤基礎知識」の8分野36講義から成り、5〜12月に配信されました。原則1コマ60分で、月に4〜5コマ配信されるペースでしたが、配信期限が設定してあり、少なくとも週1回は講義を聞く必要がありました。現在もこの配信スケジュールに大きな変化はなく、忙しい時期などには結構つらいスケジュールです。おまけに、受講後にテストがあって、それに合格しないと修了とはなりません。答えはスライドの中にキーワードとして示されているので、きちんとスライドを見ていないと見逃しそうでした。

　全36講義を期限内に修了すると、認定試験の受験資格が得られます。試験に合格後は、その年の末日までに日本小児臨床薬理学会学術集会に参加し、聴講したセッションなどに関するレポートを提出することとなっています。

　実は、認定が開始した当初は、この学会参加とレポートは要件になく、病院での実務研修が必要でした。私も福岡大学病院で研修を受けました。新生児集中治療室（NICU）など普段は見ることができない小児の医療現場を見ることができ、非常に貴重な経験となりました。しかし、2022年度の実施要領改正でこの実務研修は廃止され、学会参加によるレポート提出に変更されたようです。

3年ごとの認定更新、ハードルは症例報告

　さて、このようにして無事認定を取得しても、ぼんやりできません。3年ごとの更新手続きが待っているからです。1回目の更新では必須単位を含む30単位以上（1年間に5単位は必須）、2回目以降の更新では20単位以上（1年間に3単位は必須）が必要です。必須単位には、（1）日本小児臨床薬理学会学術集会の参加による単位、（2）業務実績報告による単位——が含まれます。

　特に大変なのが初回の更新時の（2）業務実績報告です。これは、異なる種類の小児薬物療法に関する薬学的ケアを認定期間内に実践し、報告すると単位が付与されるものです。認定制度開始当初は3年間で9報以上が要件でしたが、9割の方が更新できず、ドロップアウトしていました。その後の改正で現在は3報以上となっていますが、それでも症例報告の経験がないと、保険薬局で

は大変です。私自身は、気になる症例に遭遇したら、忘れないように、その都度エクセルファイルに登録しています。後日、薬歴を再度見返して、症例報告として提出します。

　なお、私の経験からポイントを1つ。薬学的ケアの症例報告は基本的に、「薬学的見地」からの介入に限られます。単に薬を飲めないときの服薬指導では却下されます。また副作用に関しては、主治医との連携も必須です。これらのことを注意しながら作成してください。

　それ以外の単位は、研修センターが管理している集合研修や研修認定薬剤師制度に基づく実施機関として登録されたプロバイダーが提供するe-ラーニングなどの受講で取得できます。

　なお、小児薬物療法研修会の詳細や最新情報については、日本薬剤師研修センターのウェブサイトの小児薬物療法研修会のページ（https://www.jpec.or.jp/kenshu/jyukou/shouni_kenshukai.html）をご覧ください。

　私が認定を取得したのは2013年で、そこから11年が経過し、資格の更新も3回経験しました（**写真**）。よく、認定薬剤師で何か良いことはあるのかと聞かれますが、その時に答えるのが、他の薬剤師との差別化です。

　私は、他の人と同じでは面白くないと思い、自分のアイデンティティーを確立するためにも資格を取りました。保険薬局に就職して3年ほどで仕事のことはほとんど分かるようになり、5年もたつと管理薬剤師にもなれます。そうすると、残りの約30年間、

何を目標に過ごそうか悩む薬剤師も多いのではないでしょうか。そこで、次のステップとして、資格を取得して専門性をより極めてみることをお勧めします。

　ちなみに、小児薬物療法認定薬剤師は2024年6月30日時点で全国でも936人、私がいる大分では5人しかいません！とても希少価値の高い資格なのです。

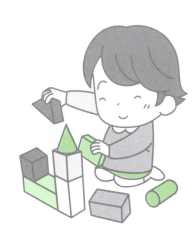

2 章

年齢に合った
飲ませ方

子どもの薬への反応や服薬に関する能力は発育に伴って変化する。患児
の年齢や成長に合った薬の飲ませ方を把握し、保護者の助けとなる服薬
指導を行いたい。

第1話

「指示通り服用」はわずか55％

> **❗ ここがポイント**
> 小児では、服薬アドヒアランスが悪い原因として、「飲み忘れ」と同じくらい「服薬を嫌がった」が多い。

　小児の服薬指導で最も重要なことは、患児に「薬を飲んでもらう」ことです。急性上気道炎および喘息様の気管支炎で受診した7歳未満の患児の服薬状況と症状の改善を調査した研究で、「服薬できた」お子さんと「服薬できなかった」お子さんで比較すると、「服薬できた」お子さんの方が、症状が改善しなかったり悪化した割合が、有意に少ないことが明らかとなりました（図1）[1]。このことは薬を飲んでもらえないと、どんなに優れた薬が処方されても期待通りの効果は得られないということを示しています。

　小児の服薬アドヒアランスは成人に比べ高くありません。外来

図1 ● 服薬アドヒアランス別の症状の変化

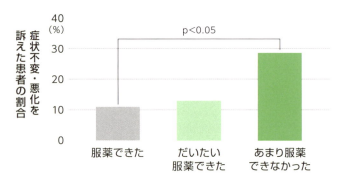

試験方法：急性上気道炎および喘息様の気管支炎で受診した7歳未満の523人（平均年齢2歳3カ月）に服用状況を調査（調査期間：1999〜2000年）

（文献1より引用）

の待合で患児の服薬状況について保護者に聞き取りした調査によると、医師の指示通り服用している患児は55%しかいませんでした（図2）[2)]。服薬アドヒアランスが悪かった理由として、「単に忘れた（飲み忘れ）」（35%）と同じくらい多かったのが、「服薬を嫌がった」（34%）です（図3）。

「服薬を嫌がった」というのは小児特有の理由ですが、これを改善するのは至難の業です。薬を嫌がる理由は多岐にわたり、また一人ひとりの患児の性格も異なります。薬局では服薬アドヒアランスを向上させるために様々な手法を用いて服薬指導を行っていますが、「この方法であれば必ず服薬ができる」というマニュアルはありません。保護者から情報を集めながら、患児の特性に合わせて服薬指導する必要があります。

図2 ● 外来患者の服薬アドヒアランスの現状

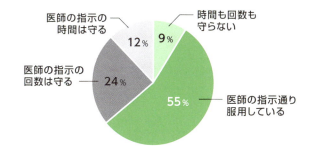

（文献2より引用）

図3 ● 服薬アドヒアランスが悪かった理由

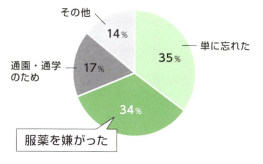

（文献2より引用）

参考文献

1）小児科 2001;42:72-8.
2）日本薬学会第125年会（2005）ポスター29-1063.

第2話

おすすめの飲ませ方は年齢に応じて変わる

> ⚠ ここがポイント
>
> 小児への薬の飲ませ方は、「新生児～乳児」「1歳前後～3歳」「4歳以上」に分けて考えると対応しやすい。

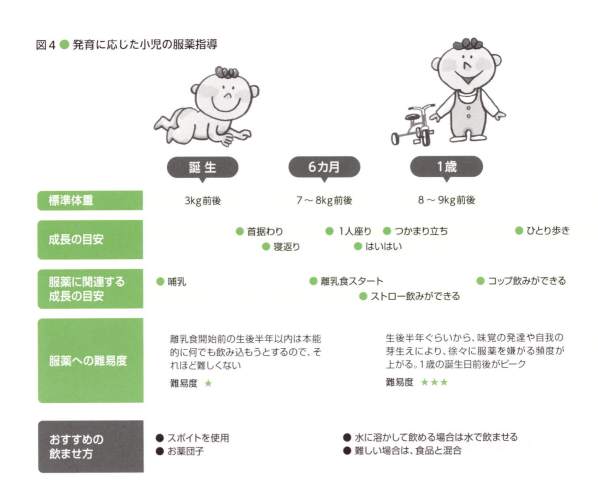

図4 ● 発育に応じた小児の服薬指導

	誕生	6カ月	1歳
標準体重	3kg前後	7～8kg前後	8～9kg前後
成長の目安		● 首据わり　● 寝返り	● 1人座り　● はいはい　● つかまり立ち　　● ひとり歩き
服薬に関連する成長の目安	● 哺乳	● 離乳食スタート　● ストロー飲みができる	● コップ飲みができる
服薬への難易度	離乳食開始前の生後半年以内は本能的に何でも飲み込もうとするので、それほど難しくない　難易度 ★		生後半年ぐらいから、味覚の発達や自我の芽生えにより、徐々に服薬を嫌がる頻度が上がる。1歳の誕生日前後がピーク　難易度 ★★★
おすすめの飲ませ方	● スポイトを使用　● お薬団子		● 水に溶かして飲める場合は水で飲ませる　● 難しい場合は、食品と混合

小児の服薬指導の特徴は、投与量や服薬方法、子どもの薬への反応が、発育に伴って変化すること。
服薬の難易度が最も高いのは、1歳前後の時期。

小児の服薬指導の特徴は、投与量や服薬方法、子どもの薬への反応が、発育に伴って変化することです（**図4**）[1]。ヒトは生後数年間、急激なスピードで成長します。出生時に3kg前後の体重は、1歳時には約3倍になります。個人差も大きいです。小児処方箋で毎回の体重確認が必須なのはこのためです。

　成長に伴い服薬に関連する能力も発達します。生後すぐに哺乳を始め、6カ月ごろに離乳食がスタートし、食品との混合による服薬が可能になります。やがてストローやコップが使えるようになり、5歳ごろから錠剤が飲めるようになります。

　小児患者は、①比較的素直に薬を飲んでくれる「新生児〜乳児」、②薬をひどく嫌がることが多い「1歳前後〜3歳」、③納得すれば我慢して飲める「4歳以上」——の3つの時期に分けて考えるとよいでしょう。

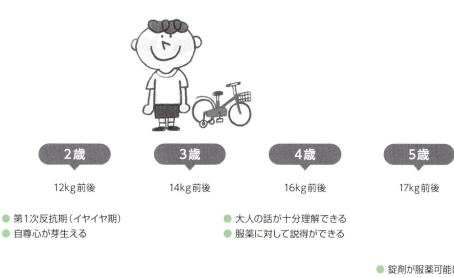

2歳	3歳	4歳	5歳
12kg前後	14kg前後	16kg前後	17kg前後

● 第1次反抗期（イヤイヤ期）
● 自尊心が芽生える

● 大人の話が十分理解できる
● 服薬に対して説得ができる

● 錠剤が服薬可能に

大人の話が理解できるようになり、なぜ薬を飲まなければならないのか説得ができる
難易度 ★★

● おとなのみ

（文献1より引用）

保護者の希望により500人以上の子どもに薬を飲ませた経験がある三浦薬局（山口市）管理薬剤師の三浦哲也先生は、「生後6カ月までは薬を飲ませるのにあまり苦労しないが、その後、服薬を嫌がる子どもの割合は徐々に増え、1歳の誕生日前後が服薬を嫌がる子どもが最も多い時期」と話しています。

　これは、生後6カ月までは、本能的に何でも飲み込もうとする傾向があるが、成長に伴い味覚が発達し、自我が芽生えるためだと考えられます。薬を嫌がる傾向は、3歳ごろまで続きます。2〜4歳ごろにみられる第1次反抗期（いわゆるイヤイヤ期）が重なり、この傾向が長引くことも少なくありません。

　一方、4〜5歳になると、大人の話が十分に理解でき、自尊心も育っているため、指導方法は大きく変わります。この時期の子どもには、服薬の必要性を理解させ、自ら飲もうとする気持ちを引き出すような指導が必要になります。

　服用のタイミングも、乳児にうまく飲ませるための工夫の1つです。患者さんにお話しすると驚かれることが多いのですが、実は、食後と指示されている薬でも、必ずしも食後に服用する必要がない薬は多いのです。乳幼児はおなかがいっぱいになると、薬が飲めなくなるため、私は食後など特別な指示がなく、朝夕などの指示の場合は、お薬は食前に服用するよう伝えています。
▶ リーフレット P.358

　乳児は睡眠や食事の時間が一定しないことが多いので、「1日3回朝昼夕食後」などの指示があってもその通りに飲ませることができないと、保護者から相談されることもしばしばあります。そういう場合は、例えば、分2なら12時間ごと、分3なら8時間ごとというように、時間で区切って服用するよう勧めるといいと思います。加えて、「服薬の時間間隔が均等にできなくても、分2なら前回の服薬から6時間、分3なら4時間経過していれば、飲ませても大丈夫」と伝えるようにしています。 ▶ リーフレット P.358

参考文献
1）日経ドラッグインフォメーション 2016;224:PE1-12.

第3話

新生児〜１歳前後はスポイトで飲ませる

⚠ ここがポイント

乳児にはスポイトを使って横抱きで飲ませるのがおすすめ。重要なのは、少しずつ飲ませること。

　私が、初めて散剤を飲む乳児の保護者に勧めるのは、散剤を水に溶かして、スポイトや哺乳瓶の乳首（瓶の上に接続するシリコーンゴム製の吸い口）で飲ませる方法です。水の量が多いと飲み切れないことがあるので、小さじ２分の１杯（2.5mL）程度の少量の水に溶かします。▶ リーフレット P.363　▶ リーフレット P.366

　飲ませるコツは次の４つです。

1. 横抱きで飲ませる

　２歳までの子どもは、動いて薬がこぼれるのを防ぐために、基本的には横抱きで飲ませています。育児書などに薬を服用させる写真がよく載っていますが、だいたい縦抱きです。薬を喜んで飲んでくれる子ならば、縦抱きでもうまく飲んでくれますが、服薬を嫌がる子では、縦抱きにすると、口の中に入れた後、口を開けて薬を出してしまいます。

　実際、縦抱きにすると、口を開いただけで、薬がこぼれます（68ページ**写真1**）。また、器用な子なら、うまく口に入れても出してしまいます。一方、横抱きにすると口がポケット状になって、なかなか出すことができません（68ページ**写真2**）。

67

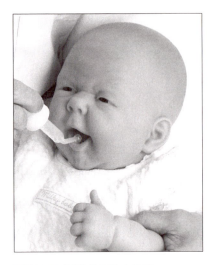

写真1 ● 縦抱きで飲ませる
縦抱きにすると、口を開いただけで、薬がこぼれる。また、器用な子は、うまく口に入れても出してしまう。

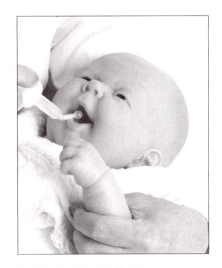

写真2 ● 横抱きで飲ませる
横抱きにすれば口がポケット状になって、なかなか出すことができない。

2. 手を固定する

　当然ですが、私のような知らないおじさんに抱っこされ、スポイトを口に入れられようものなら、子どもは嫌がります。すると、スポイトがはじかれたり、薬がこぼれたりするので、抱っこするときの赤ちゃんの右手と脇の間に、投薬者（私）の体を入れて、赤ちゃんの右手を固定します。さらに、投薬者の右腕で赤ちゃんの左手を押さえて動けなくします（**写真3**）。こうすれば、赤ちゃんが多少動いても大丈夫です。

3. 薬は少しずつ飲ませる

　また、薬をスポイトで一気に入れると、量が多いため吐き出す子がいます。スポイトの目盛で0.5mLずつ飲ませると、唾液をためない限り吐き出すことは困難です。「スポイトで薬を0.5mL口に入れて、一度スポイトを口から出す」「10秒間待って再度スポイトを口の中に入れて0.5mL入れる」——という動作を繰り返します。

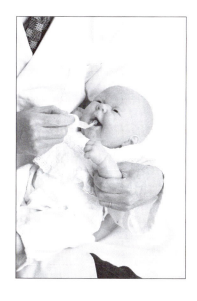

写真3 ● 投薬時の乳児の抱き方
乳児の右手と脇の間に、投薬者の体を入れて、乳児の右手を固定する。さらに、投薬者の左手で乳児の左手を押さえて動けなくすれば、赤ちゃんが多少動いても投薬できる。

4. 泣かせた方が飲ませやすい？

　横抱きにすると1歳くらいのお子さんはよく泣き出します。オロオロするお母さんがいますが、逆にこの時がチャンスです。泣いているお子さんの口は大きく開いているので、スポイトを入れやすいですし、大声を出しているので、薬を少しずつ入れると自然と薬液が喉に入っていきます。大泣きをするお子さんも、服薬後、お母さんに抱っこしてもらうとすぐに泣きやみます。

　重要なのは、少しずつ飲ませることです。横抱きにして少量ずつ飲ませると子どもは薬を吐き出せません。この方法は1歳半くらいまで有効です。

　これについて、ある産婦人科の医師から、「横抱きで飲ませるときに誤嚥したりむせたりしませんか？」と質問がありました。育児書などでもそれを考慮してか、縦抱き図が多いのだそうです。

　実は私も最初は縦抱きで飲ませていたのですが、そうすると乳児でも舌を上手に使って口の横から飲ませた薬を出すことがありました。横抱きで飲ませてみると、意外とこぼさなかったため、今は横抱きで飲ませています。

　ただし、むせる心配があるので、少しずつ飲ませる必要があります。大泣きして気管に薬が入らないか心配な場合などは、一度、縦抱きにして、落ち着いてから再度チャレンジするように伝えています。この横抱きにしてスポイトで飲ませる方法が通用するのは1歳半くらいまでで、2歳以降になると通用しなくなります。

第 **4** 話

乳幼児には
お薬団子もおすすめ

> **❗ ここがポイント**
>
> 乳幼児にはお薬団子を頰の内側に塗る方法もおすすめ。団子を作るコツは「1滴ずつ」水を加えること。

　もう1つお勧めしたいのが、散剤に水を加えてお薬団子あるいはペースト状にして、頰の内側や上顎に塗る方法です（図5）。
　この方法は、散剤を水に溶いてスポイトなどで飲ませるより、散剤が直接舌に触れることが少ないので味を感じにくいというメリットがあります。初めて赤ちゃんに薬を飲ませる保護者には、この方法も紹介するといいと思います。　▶リーフレット P.359

動画

▶リーフレット P.364　　▶動画

図5 ● お薬団子の飲ませ方

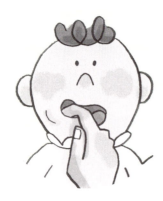
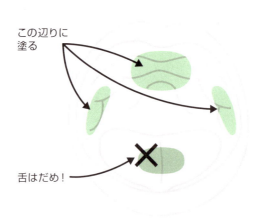

この辺りに塗る

舌はだめ！

お薬団子は頰の内側や、上顎に塗る。舌は味が分かるので避ける。
口の中に薬が残らないように、最後に水を飲ませる。

お薬団子という言葉はよく知られていますが、実際に作ってみると意外と難しいのです。コツは、加える水の量を「1滴ずつ」にすることです。1滴垂らしては混ぜることを繰り返して、しっとりとした泥団子のようになったら完成です（**図6中央**）。

▶リーフレット P.365

　お薬団子の作り方を説明する際に知っておきたいのが、団子状にするために必要な水の量が散剤の種類により異なることです。例として、ミヤBM細粒（一般名酪酸菌）1gにスポイトで水を加えてみます。1滴、2滴……なかなかペースト状になりません（**図7**）。ダマが少しできるのですが、全体に広がりません。最初

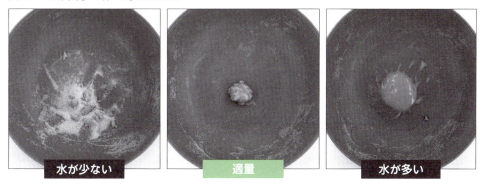

図6 ● お薬団子の作り方 （筆者作成）

薬を小さい皿に入れ、スポイトやスプーンを使って、水を1滴垂らしては混ぜるを繰り返す。水が少ないと粉が残る。反対に水が多いとべちゃべちゃして皿から取りにくい。水の量が適量なら、泥団子のようになる。

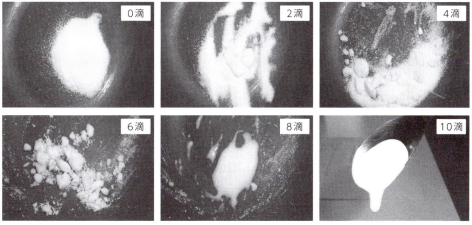

図7 ● ミヤBM細粒（1g）に水を加えたときの性状の変化 （筆者作成）

スポイトで水を加えても、なかなかペースト状にならない。7〜8滴で急に液状になった。

71

は1滴ずつ混ぜていたのですが、つい2、3滴まとめて入れてしまうとあっという間に液状になってしまいました。ミヤBM細粒をペースト状にするのは難しいことが分かりました。

団子・ペースト状にするための水の量は？

散剤を団子状やペースト状にするには、ちょうどよい水の量があります。私が薬剤師になりたての頃に、散剤と加える水の量の割合を研究した論文を読んで、目からうろこが落ちました[1,2]。実験方法はシンプルです。散剤を1g分取し、1mLのシリンジを使って水を0.1mLずつ加えていきます。その時の散剤の状態を肉眼で観察し、A～Fの6段階に分けます（**表1**）。「A」や「B」ではまだペースト状になっておらず、「E」や「F」では粘り気がなくなり液状になっています。「C」または「D」は患児の口内に塗るのに適した粘り気のペースト状としてありました。

論文では35種類の散剤を調べていました（**表2**に一部を抜粋）。おおむね、散剤1gに対して水の至適な量は0.2～0.4mLでした。しかし、前述のミヤBMなどの整腸薬やホスミシンドライシロップ400（ホスホマイシンカルシウム水和物）などは多めの水を要します。例えばエリスロシンドライシロップW20%（エリスロマイシンエチルコハク酸エステル）は0.2～0.3mLですが、ホスミシンドライシロップ400は0.6～0.8mLと2～3倍も差があります。

表1 ● 散剤の状態を6段階評価

散剤の含水状態

A	水分が足りない
B	一部が団子状になり、スパーテルに付着する
C	水分がほぼ全体に行き渡って団子・ペースト状になる
D	Cの状態より水分が増えているが、ペースト状を保っている
E	さらに水分が増し、粘り気がなくなる
F	ほぼ液状になる

（文献1より引用、一部改変）

表2 ● 各種の散剤に水を加えた後の変化

分類	薬剤名	加えた水の量（mL）										
		0.1	0.2	0.3	0.4	0.5	0.6	0.7	0.8	0.9	1.0	1.1
抗菌薬	エリスロシンドライシロップ10%	A	C	D	E	F	F					
	エリスロシンドライシロップ W20%	A	C	D	E	F	F					
	クラリスドライシロップ10%小児用	A	B	C	D	E	F					
	ケフラール細粒小児用100mg	A	C	D	E	F						
	サワシリン細粒10%	B	E	F	F							
	ジスロマック細粒小児用10%	A	C	D	E	F						
	セフゾン細粒小児用10%	B	C	E	F	F						
	バナンドライシロップ5%	A	B	C	E	F	F					
	フロモックス小児用細粒100mg	A	A	B	C	E	F	F				
	ホスミシンドライシロップ400	A	A	B	B	B	C	C	D	E	F	
	ミノマイシン顆粒2%	B	C	E	F							
	メイアクトMS小児用細粒10%	A	B	B	C	D	E	E	F			
	ワイドシリン細粒20%	A	A	B	C	D	E	F				
抗アレルギー薬	アイピーディドライシロップ5%	C	D	E	F							
	アレギサールドライシロップ0.5%	B	D	E	F							
	オノンドライシロップ10%	A	B	C	E	F						
	ザジテンドライシロップ0.1%	B	C	D	E	F						
	ゼスラン小児用細粒0.6%	A	B	C	D	E	E	F				
	タベジール散0.1%	B	B	C	D	E	F					
	ペリアクチン散1%	B	B	C	D	E	F					
その他	アスベリン散10%	B	C	D	E	F						
	カロナール細粒20%	B	C	D	E	F						
	ミヤBM細粒	A	B	B	B	C	F	F				
	ムコダインDS50%	B	B	B	B	C	C	D	E	E	E	F
	メプチン顆粒0.01%	B	C	C	D	E	E	F				
	メプチンドライシロップ0.005%	B	C	E	F							

（文献1より引用、一部改変）

図8 ● サワシリン細粒（1g）に水をスポイトで加えた様子（筆者作成）

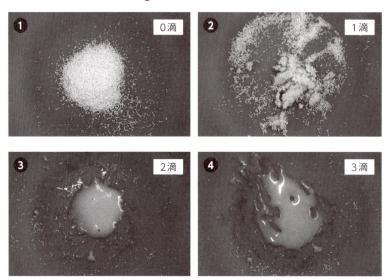

サワシリン細粒は2滴で液状になった。

　気を付けたいのは、水を加えてもペースト状にならない散剤があることです。サワシリン細粒10％（アモキシシリン水和物）には「C」と「D」が存在しません。つまり、至適な水分量がないのです。そこで、実際に、サワシリン細粒1gにスポイトで水を少しずつ加えてみました。すると、1滴でダマができて、2滴目ですぐに粘り気がなくなり液状になりました（図8）。サワシリン細粒はペースト状にするのがとても難しい散剤なのです。論文でも、サワシリン細粒は0.1mLずつ添加したら至適水分量を算出できなかったので、製剤を1.0gから1.5gに増量して検討しています。しかし、同じアモキシシリン製剤のワイドシリン細粒20％では1g当たり水0.4〜0.5mLを加えるとペースト状になります。ちなみに、スポイトだと1滴は約50μL（0.05mL）になります。

　たかが散剤の練り団子ですが、意外と奥が深いことに気付きます。来局した保護者に、「散剤に水を加えて団子にして、頬の内側に塗ってください」と説明するときに、「水を加えるときは一度に何滴も入れずに、1滴加えては混ぜることを繰り返してください」と付け加えると、喜ばれると思います。

参考文献
1）医療薬学 2005;31:625-31.
2）薬局 2006;57:2025-30.

第5話

薬局で乳児に薬を飲ませてみる

> **❗ ここがポイント**
>
> 患児が薬を飲んでくれないと相談があった場合は、薬局で飲ませてみると原因が分かることがある。

　薬局で、薬の飲ませ方を長時間説明しても、心配そうな顔をして帰る保護者が結構います。そんなときは、自分の服薬指導がどれくらい役に立っているのか心配になります。

　本来、口頭で説明するよりも、保護者の前で実際に子どもに飲ませてあげることが、最も効果的な服薬指導のはずです。しかし、実際に薬局で薬を飲ませた経験がある薬剤師は極めてまれです。

　そこで、時間に余裕があるときに、自宅で子どもにうまく薬を飲ませられないと話す保護者を対象に、薬剤師による服薬支援を試みました（76ページ**写真4**）。

保護者から好評

　最初の投薬は、初めて内服薬が処方された6カ月の男の子でした。お母さんに飲ませ方を説明したのですが、いま一つ、表情がさえません。そこで、思い切って「薬局で飲ませましょうか？」と切り出すと、「お願いします」と即答でした。

　お母さんに待合のソファに座ってもらい、スポイトと小皿とコップに水を入れて持っていきました。散剤に水を加えて、スポイトで吸って準備万端。赤ちゃんを預かり、抱っこして、スポイトで少しずつ飲ませました。すると、嫌がることなく、吸うよう

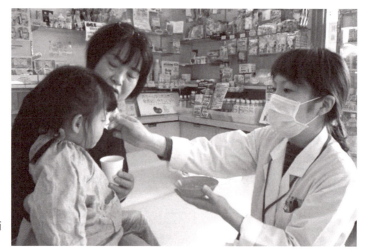

写真4
当薬局における薬剤師による服薬支援の様子

にして飲んでくれました。

　一度成功すると自信がつき、その後同じように多数の小児に飲ませてみました。調べてみると、2010年10月から2016年5月までに飲ませた350人の患児（男児180人、女児170人、平均年齢0.8±0.6歳［平均値±標準偏差］）のうち、薬局で服用させた理由で最も多かったのは「内服が初めて」（46％）で、次に「薬を嫌がる」（40％）が多くいました。また、普段、薬を飲ませることがない祖父母や父親に依頼されたケースも7％ありました。

　実際に飲ませてみて、患児がうまく服用できたかを調べたところ、86％が処方された薬を全部服用できました。スプーンでは飲めなかった患児がスポイトでは飲めたり、スポイトを嫌がる患児にお薬団子を飲ませたらうまく飲めた例などがありました。実際に飲ませてみると色々な情報が入ってきます。

　しかし、時には失敗もします。口に薬を入れても吐き出す子や、手でスポイトを払いのける子など反応は様々です。全く飲めなかったり、服用後嘔吐した例もそれぞれ1例ありました。

　また、一番心配なのは保護者の反応ですが、失敗しても責められることはありません。逆に「薬剤師さんでも難しいんだ」とほっとされるようです。実際に飲ませてみて、苦労する保護者に共感し、飲めない理由や解決策を一緒に考えることもできます。

参考文献

1）第49回日本薬剤師会学術大会 2016 O-09-15-17.

第6話

1歳前後〜3歳は
食品に混ぜる手も

> **❗ ここがポイント**
>
> 嫌がってどうしても飲めない場合は、食品との混合
> を検討する。混合で苦味が強くなる薬剤に注意。

　成長に伴い味覚が発達し、自我が芽生える1歳前後〜3歳は、子どもが薬を嫌がる傾向が最も強い時期です。粉薬は以前に比べてだいぶ飲みやすくなりましたが、原末自体が苦いものが多いので、そのままでは嫌がってどうしても飲ませられないことがあります。服薬時に苦味が問題になりやすい薬として、マクロライド系抗菌薬のクラリスドライシロップ（一般名クラリスロマイシン）やタミフルドライシロップ（オセルタミビルリン酸塩）などが挙げられます。

　薬は本来、水と一緒に服用すべきものですが、1歳前後〜3歳

表3 ● 多くの薬剤との混合に適する飲食物（筆者作成）

単シロップ	飲食物ではないが、処方箋で出せるメリットがある。単シロップの成分は白糖であり、食物アレルギーの有無に関係なく使用できる。乳幼児では、食物やミルクに混ぜるとその物を食べなくなるので、まずは単シロップを薦める。
アイスクリーム	甘いだけでなく、マスキング効果が高い乳脂肪が多いので、比較的どの薬剤でも合う。「アイスミルク」や「ラクトアイス」は乳脂肪が少ないので、できるだけ「アイスクリーム」と表示されているものを選ぶ。
練乳	練乳の乳脂肪量はアイスクリームと同じで、かつショ糖が40%以上とアイスクリームより多く含まれているため、甘いのを好む患児には適している。

表4 ● 苦味や味などで飲みにくい薬を飲ませる工夫

- ▶ 少しでも飲めたら必ず褒める（大げさなくらいがよい）
- ▶ おなかがすいている食前（あるいはミルク・哺乳の前）に飲ませる
- ▶ 飲めないときは、一度に全部飲ませず、少しずつ飲ませる
- ▶ 口に残った薬を流すために、薬を飲ませた後に水をさらに飲ませる（あるいは薬を混ぜた残りの食品を食べさせる）

の患児では薬をひどく嫌ってどうしても飲ませることができないこともあります。複数の薬剤が処方されている場合はまず、相性が悪い薬剤がない、単シロップやアイスクリームなどに混ぜて服用してみることを紹介しています（77ページ**表3**）。

　食品と混ぜて飲ませる場合は、量が多いと飲み切れなくなるので、少量の食品と混ぜるようにします。また、食品との混合でかえって苦味が強くなる薬や、薬効が減弱する薬に注意が必要です。

　苦くて飲みにくい薬を飲ませる際に最も重要なのは、少しでも飲めたら必ず褒めるよう保護者に伝えることです（**表4**）。大げさなくらいがいいと思います。最終的には自ら進んで薬を飲んでもらえるようにうまく導くような服薬指導が理想です。

　そのほかに飲ませやすくする工夫として、おなかがすいている食前（あるいはミルク・哺乳の前）に飲ませる、食事中に薬を飲ませ、その後に残りの食品をさらに食べさせて口に残った薬を流す、少しずつ飲ませるといった工夫もありますので、保護者からお子さんの状況を聞き取り、アドバイスするとよいでしょう。様々な手を使って散剤を飲ませようとしても飲めないこともあります。この場合、処方薬の変更を提案しています。例えば、粉っぽさが嫌で散剤が飲めない場合は、シロップ剤に変更すると飲めるようになることもあります。

　当薬局でよく投薬する苦いお薬について、実際に薬局で試して飲み合わせがよい食品、悪い食品を調べました。次ページから、それぞれの薬について、20種類近くの組み合わせを試して5段階（とてもよい、よい、まあまあ、まずい、とてもまずい）で評価した結果をまとめています。最もおいしい（とてもよい）と評価した「お薦めの食品」は、筆者も自信を持ってお薦めできます。

クラリスドライシロップ ▶リーフレット P.368

　クラリスドライシロップ10％小児用（クラリスロマイシン）は当薬局でも飲ませにくいという訴えが多い薬の1つです。剤形が改善されて甘いイチゴ味になって前より多少飲みやすくなりましたが、原薬の苦さは相変わらずです。

　口の中に長くとどめておいたり、溶かしてから放置すると苦味が増すので、すぐに飲み込ませることがコツです。ジュース類と一緒に飲むと大人でも吐きそうになります。薬を飲む理由が十分理解できない子どもにとっては、この味の薬を飲むのは大変だと思います。

　同薬は、チョコレートや乳脂肪分の高いアイスクリームとの相性がよく、混ぜると飲ませやすくなります（**表5**）。一方、絶対に混ぜてはいけないのが、酸性のポカリスエットなどのイオン飲料

表5 ● クラリスと食品の飲み合わせ（筆者作成）

評価	食品名	筆者コメント
とてもよい	チョコレート	全く口の中に苦味が残らない
	アイスクリーム＊：チョコレート味	チョコの苦味がクラリスの苦味を消してくれる
	アイスクリーム＊：バニラ味	味がラクトアイスより　濃いので苦味が残らない
	コーヒー牛乳	普通のコーヒー牛乳と変わらない
	シロップ：メープル	シロップの甘味で苦味が消える
	お薬ゼリー：チョコレート味	苦味は消えるが、少し粉っぽさが残る。すぐ水で流すといい
まあまあ	ラクトアイス＊	若干、苦味が後まで残る
	プリン	後から苦味が出てくる。早めに水で流すといい
	練乳	
とてもまずい	イオン飲料	混ぜるとすぐ苦くなり、口に入れた瞬間苦味が広がる
	ジュース	
	お薬ゼリー：イチゴ味	
	お薬ゼリー：ピーチ味	
	お薬ゼリー：ブドウ味	
	ヨーグルト	
	ヤクルト	

＊アイスクリームは乳脂肪8％以上、乳脂肪3％以下の場合はラクトアイス

やオレンジジュース、ヨーグルトなどです。混ぜるとコーティングが溶けてすぐに苦くなります。口に入れた瞬間に強烈な苦味を感じ、大人でも飲むことができません。

ジスロマック ▶リーフレット P.369

マクロライド系抗菌薬には「苦くて、まずい」という共通する難点があります。その中でもジスロマック細粒小児用10％（アジスロマイシン水和物）は飛び抜けてまずいです。他の抗菌薬が1日3回服用するものが多いのに対し、ジスロマックは1日1回の服用で済むのですが、そんなメリットを吹き飛ばすくらいまずいお薬です。

そんなジスロマックの飲み方で知っておきたいのが、イオン飲料やオレンジジュース、飲むヨーグルトなど酸性の飲料とは絶対に混ぜてはいけないことです。ドライシロップは薬の苦味をマスクするために製剤的な工夫が施されていますが、酸性の食品と混合するとコーティングが溶けて薬本来の苦味が出てしまうからです。脂肪分が多くて酸味がないアイスクリームや練乳（コンデンスミルク）、メープルシロップと混ぜると、薬が入っているのが分からないくらいおいしく飲んでもらえると思います（**表6**）。

エリスロシンドライシロップ W20％
▶リーフレット P.370

エリスロシン（エリスロマイシンエチルコハク酸エステル）は14員環マクロライド系抗菌薬で、苦い薬として知られるクラリスと構造が非常に似ています。

味だけで比較すると、クラリスほどは苦くないので飲みやすいです。問題は酸への不安定性です。しかし、食前に投与すると、この問題はある程度解決します[1]。むしろ、苦くなく飲める方が子どもの場合はより効果的と考えます。当薬局では、クラリスが飲めない子はエリスロシンに変えてもらうようにしたところ、エ

表6 ● ジスロマックと食品の飲み合わせ (筆者作成)

評価	食品名	筆者コメント
よい	アイスクリーム＊：バニラ味	一番おすすめ！
	アイスクリーム＊：チョコレート味	
	コーヒー牛乳	若干苦いという意見あり
まあまあ	ヨーグルト	後から少し苦い
	お薬ゼリー：チョコレート味	やや苦味がある
	服薬補助ゼリー：イチゴ味	
	プリン	
	シロップ：チョコレート味	後から少し苦い
	シロップ：メープル	
	練乳	
	イオン飲料	
	ヤクルト	後から苦味が出る
まずい	リンゴジュース	苦いが、オレンジジュースよりはまし
	オレンジジュース	一番苦い！

＊アイスクリームは乳脂肪8％以上の「アイスクリーム」に分類されているものを選ぶ。冷蔵庫から出してすぐの硬い状態ではなく、少し溶けて軟らかくなったものに混ぜるのがよい

表7 ● エリスロシンと食品の飲み合わせ (筆者作成)

評価	食品名	筆者コメント
とてもよい	練乳	薬の味がしなくなる
	シロップ：メープル	
	シロップ：チョコレート味	
	アイスクリーム：チョコレート味	
	プリン	
	アイスクリーム：バニラ味	
	お薬ゼリー：チョコレート味	
	コーヒー牛乳	おいしい
まあまあ	ヨーグルト	後から少し苦い
	ヤクルト	ちょっと苦味を感じる
	お薬ゼリー：イチゴ味	苦味を感じる
まずい	リンゴジュース	ちょっと苦味が強くなる
	オレンジジュース	オレンジと苦味が混ざってまずい
	イオン飲料	すぐに苦味が分かる

リスロシンの処方の方が多くなりました。

飲み合わせは、メープルシロップやチョコシロップまたは練乳のような、味が濃く・粘稠なものによく合いました（**表7**）。それ以

外でも、クラリスに比べると相性が良いものが多いようです。ただし、イオン飲料やジュースに混ぜると非常に苦くなります。

メイアクト MS ▶リーフレット P.371

メイアクト MS 小児用細粒10％（セフジトレンピボキシル）は、口に入れた直後はそれほど苦くありません。しかし、後から徐々に苦味が広がってくるので、「飲めなかった」という保護者の声を意外と聞きます。食品との飲み合わせは、アイスクリームとチョコレートの相性がよく、その2つが備わったチョコレート味のアイスクリームが一番評価が高いという結果になりました（**表8**）。逆に、お薬ゼリー（服薬補助ゼリー）では苦味がマスクできず、「まずい」という結果になりました。

また、メイアクト MS を水に入れるとすぐに溶けず「ダマ」になります。溶かすためにはよくかき混ぜなくてはいけないので、これが苦味を増す原因となり、清涼飲料水などとの相性がいま一つなのかもしれません。

バナン ▶リーフレット P.372

バナンドライシロップ5％（セフポドキシムプロキセチル）は、セフェム系抗菌薬の中では珍しく苦い薬です。当薬局で様々な食品と混ぜて試食してみたところ、食品と混ぜて逆に苦くなる飲み合わせはありませんでした（**表9**）。

薬がオレンジ味なので、オレンジジュースが特によく合いました。リンゴジュースも相性がいいです。また、昔ながらに砂糖などを混ぜてあげてもいいです。意外とシンプルに砂糖だけの方が好きなお子さんもいます。苦味が強い分、食品を少し多めに混ぜるか、味の濃い食品を選ぶ方がよいと思いました。

表8 ● メイアクト MS と食品の飲み合わせ（筆者作成）

評価	食品名	筆者コメント
良い	アイスクリーム：チョコレート味	チョコレートの苦味で後味がマスクされた
	アイスクリーム：バニラ味	アイスクリームの甘味とミルクで苦味がマスクされた
	ヤクルト	後味がちょっと苦かったが、プリンやヨーグルトよりよかった
まあまあ	練乳	最初は甘いが、後から苦味を感じる
	シロップ	
	ラクトアイス：バニラ味	
	プリン	
	ヨーグルト	
	リンゴジュース	
	オレンジジュース	
	イオン飲料	
	コーヒー牛乳	
まずい	お薬ゼリー：ブドウ味	全て苦味を感じ、まずかった
	お薬ゼリー：イチゴ味	
	お薬ゼリー：メロン味	

表9 ● バナンと食品の飲み合わせ（筆者作成）

評価	食品名	筆者コメント
とてもよい	オレンジジュース	苦味がオレンジでマスクされる
	リンゴジュース	相性はいい
	イオン飲料	結構合う
	ヨーグルト	酸味が合う
	ヤクルト	
まあまあ	アイスクリーム	悪くはないが、「とてもよい」ほどではない
	シロップ	
	プリン	
	お薬ゼリー：イチゴ味	悪くはないが、少し多めに混ぜた方がいい
	お薬ゼリー：ピーチ味	
	コーヒー牛乳	混ぜてもいいが、ジュース系の方がいい
	白湯	普通の水でも悪くない

タミフル ▶リーフレット P.373

タミフルドライシロップ3%（オセルタミビルリン酸塩）は、体重当たりに服用する量が多く、味も少し苦いので、少々飲みにくい薬です。当薬局で様々な食品と混ぜて試食してみたところ、練乳はとてもおいしいと全員意見が一致しました（**表10**）。そのほか、アイスクリームやココアなどと混ぜてもよさそうです。一方、お薬用のゼリーやチョコシロップ、プリンとの相性はよくありませんでした。

小青竜湯 ▶リーフレット P.374

かぜの鼻症状やアレルギー性鼻炎などに処方される漢方薬の小青竜湯には、独特な臭いと味があります。また、溶けにくいので、

表10 ● タミフルと食品の飲み合わせ (筆者作成)

評価	食品名	筆者コメント
とてもよい	練乳	全員一致でとてもおいしい
	イオン飲料	薬を混ぜてもイオン飲料の味が変わらずおいしく飲める
	アイスクリーム：イチゴ味	少しの酸味と甘さがマッチしておいしい
	アイスクリーム：チョコレート味	チョコレートの甘味の強さでかき消されるような感じ
	リンゴジュース	ちょっとの酸味がいい
	ココア	ココアのまろやかな甘味が包んでくれる感じ
	ヤクルト	ちょっとの酸味とよくマッチ
	コーヒー牛乳	コーヒー牛乳がフルーツ牛乳っぽくなる
	アイスクリーム：バニラ味	まあまあだが、チョコレート味やイチゴ味ほどではない
まあまあ	ヨーグルト	甘いヨーグルトはよいが、酸味のあるヨーグルトでは評価が低い
	ホットケーキシロップ	練乳のように万人向けではない
	オレンジジュース	「まずい！」「おいしい」と、意見が分かれました
とてもまずい	シロップ：チョコレート味	いま一つという感じ
	お薬ゼリー：ピーチ味	4人中3人が「まずい」と評価
	お薬ゼリー：チョコレート味	
	プリン	全員一致でまずい！と評価

表11 ● 小青竜湯と食品の飲み合わせ（筆者作成）

評価	食品名	筆者コメント
よい	ヨーグルト	満場一致で、一番相性がよかった
	アイスクリーム	この組み合わせも結構よかった
	練乳	ドロドロしているので、溶けなくても飲めた
まあまあ	シロップ：メープル	
	プリン	まずくはなかった
	服薬補助ゼリー：ピーチ味	チョコレート味より少し高得点
	服薬補助ゼリー：チョコレート味	ドロッとしているので、溶けなくてもそれほど苦にならず
まずい	オレンジジュース	
	コーヒー牛乳	溶けないので、とても飲みにくい
	イオン飲料	
	白湯	

水やジュース、コーヒー牛乳に溶いても、溶けきらずにツブツブが残ります。こうした特徴が子どもが服用する際の大きな妨げになります。

　そのため、同薬はドロッとしたものに混ぜ合わせると、飲みやすい子どもが多いようです（**表11**）。当薬局では、スタッフ全員一致でヨーグルトとの相性が最も良いという結果になりました。そのほか、練乳やアイスクリームと混ぜてもかなり飲みやすくなります。一方、オレンジジュースやコーヒー牛乳、イオン飲料などと混ぜると、溶けないためとても飲みにくかったです。

　小青竜湯を完全に溶かすのは難しいですが、当薬局では次のような方法を紹介しています。

　[方法1]　熱湯に溶いて、冷ましてから好きなものと混ぜる

　[方法2]　スプーンの背を使って、漢方薬のツブツブを潰す（これは、結構大変かもしれません）

　[方法3]　小皿に入れて、水を少し入れ、電子レンジで温めてみる（これは意外と溶けます）

　＊　ただし、どの方法でも完全には溶けないので、溶け残った薬も全部かき混ぜながら飲ませてください

なお、日経ドラッグインフォメーションの連載でおなじみの漢

85

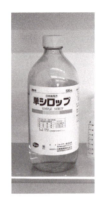
写真5 ● 単シロップ

方薬局、薬石花房幸福薬局（東京都千代田区）代表の幸井俊高氏によると、一部の漢方薬（揮発性のある薬など）では、加熱すると薬効が落ちるものがあるそうですが、小青竜湯エキスは加熱しても問題ないそうです。

単シロップもおすすめ

　また、当薬局では、苦い薬が処方された場合に、医師に単シロップ（**写真5**）を追加で処方してもらうこともあります。単シロップは、粉薬に足して服用すると、シロップが薬の苦味をマスクして飲みやすくなります。中性のため混ぜても苦くなる薬がなく、アレルギーの子どもにも使いやすいので試してみてください。

参考文献
1）医薬ジャーナル 2011;47:1691-700.

COLUMN
コラム

甘い抗菌薬が苦手な子ども

　ご存じの方も多いと思いますが、セフジニル細粒10％小児用（商品名セフゾン他）はとても甘い抗菌薬です。子どもが喜んで飲んでくれるため、医師にとっても処方しやすい抗菌薬の１つです。

　先日、急な発熱で受診された２歳の女の子Ａちゃんに、同薬が処方されました。薬歴をみると、２カ月前に熱発した時にも同薬が処方されていたので、お母さんに「以前に飲んだことがある、甘い抗菌薬ですよ。帰ったらすぐ朝の分を飲ませてください」と説明しました。

　するとお母さんが困った顔をして、「前回、甘いと説明を受けた抗菌薬ですね。実はその薬、飲めなかったんです……。うちの子は甘いものが苦手なんです」と話されました。

　一般に、「子どもは甘いものが好き」と思われがちですが、実は甘いものが苦手な子も一定数います。実際に、子どもの食習慣と健康の調査を行った研究で、全国の小中学生9828人を対象に、甘い食べ物の好き嫌いを尋ねると、「やや嫌い」あるいは「嫌い」と答える子が約１割いることが報告されています（**図A**）[1]。

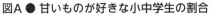
図A ● 甘いものが好きな小中学生の割合

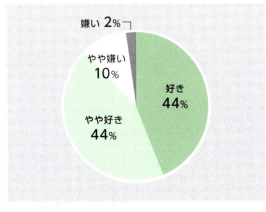

（文献1より引用）

では、甘い味が苦手なお子さんに、甘い薬を飲ませるにはどうしたらいいのでしょうか。
　いながき薬局（東京都立川市）の稲垣美知代先生（現在は退職）によると、「甘いものが苦手なお子さんは、お味噌汁が好きなことが多い」そうです。
　お母さんに、「Aちゃんはお味噌汁は好きですか」と聞いたところ、やはり「とても好きです」とのことでした。またAちゃんは、カレーもコーンスープも大好きでした。そこでお母さんに、「甘いのが苦手なお子さんでしたら、お薬を味噌汁やコーンスープやカレーと一緒に飲んでもいいですよ」とアドバイスしました。
　その後、そのお母さんに、セフジニルが飲めたか尋ねたところ、「コーンスープで飲めた」そうです。先生はその他に、トマトジュースや野菜ジュースと混ぜるよう指導する場合もあったようです。
　人の好みは様々です。一概に「甘いものに混ぜて」ではなく、一人ひとりに合った指導が必要ですね。

参考文献
1）日本健康科学学会誌 2002;18:127-38.

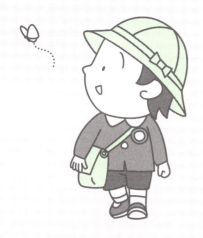

第**7**話

子どもの心をくすぐる
粉薬の「おとなのみ」

！ここがポイント

薬は水で飲むのが基本。ある程度の年齢に達したら、
自ら進んで飲んでもらうための指導が必要。

　雑誌などで、小児の服薬指導が取り上げられると、苦い粉薬の
飲ませ方として、食品との混合がよく紹介されています。私も薬
剤師になりたての頃は、学会や雑誌で「薬の飲み合わせ」が書か
れていると、必死になって書き写していました。それらの情報を
利用して、「この苦い○○という粉薬、飲めないときには△△に
混ぜてね」と何の疑いもなく保護者に伝えていました。

　しかし、私が子どもの頃、親は甘いものと混ぜたりせず、頑張っ
て飲むようにと言っていました。粉薬を食べ物と混ぜて飲ませる
という指導は、薬を飲む基本である「薬は水で飲む」ということ
からは外れています。

　ある程度の年齢に達したら、本人に理解してもらい、自ら進ん
で飲んでもらうための指導が必要です。そのためにはどうしたら
いいだろうと悩んでいたときに出会ったのが、「おとなのみ」です。

　「おとなのみ」では、アイスもお薬ゼリーもチョコレートも使い
ません。使うのは、同じくらいの年齢の子どもが上手に飲んで、
得意そうにしている写真だけです。それを見て自尊心をくすぐら
れて、頑張って飲む気にさせるというものです。

　この「おとなのみ」はいながき薬局に勤務されていた稲垣美知
代先生（現在は退職）が考案し、10年ほど前から同薬局で実施さ
れている服薬指導です。今回は、第24回日本外来小児科学会の
「熱血リレー」で発表された内容[1] から紹介します。

写真6 ●
「おとなのみ」の方法を紹介した患者指導用ツールを用いた服薬指導の様子

(写真提供:稲垣美知代氏)

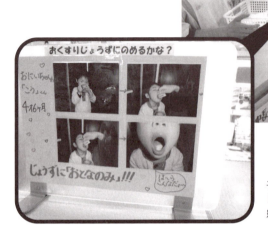

子どもが薬をそのまま水で飲む方法を紹介したポスター。薬局のカウンターに置いて、患児と保護者への服薬指導に使用する。

　「おとなのみ」の基本は、「水」で服用することです。保護者に頼み、子どもが水で粉薬を飲む一連の行為を写真にして、患者指導用ツールを作りました(**写真6左**)。患者指導用ツールには大きな文字で「じょうずに『おとなのみ』!!!」と書いて、子どもの目の届きやすいところに常時置いておきます。

　指導の対象は女児なら3歳半以上、男児なら4歳以上です(女児の方が少し精神の成長が早いからでしょうか)。まず保護者に、「現在の粉薬は味が改良されており、子どもが飲みやすくなっている」ことを説明します。これによって保護者の薬に対する苦手意識を取り除きます。次に患児に目線を合わせて、患者指導用ツールを示しながら直接話し掛けます(**写真6右**)。

　例えば、「この子は4歳のお兄ちゃんなのよ。粉薬をこんなに上手に『おとなのみ』できるの。こうすると薬の味もしないしお水と一緒にスーッと飲めてとても楽なのよ。どう、〇〇くんもやってみる?」などです。

　多くのお子さんはOKしてくれます。話が決まったら保護者に以下を説明します。

図9 ●「おとなのみ」リーフレット（写真提供：稲垣美知代氏）

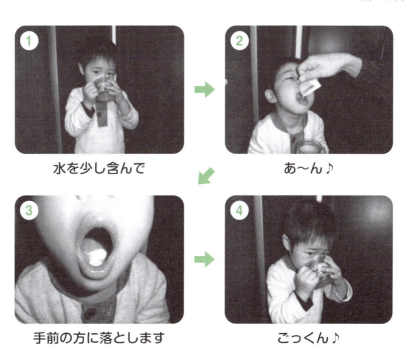

いながき薬局では、服薬指導で「おとなのみ」を紹介し、患児がやる気になったら、お薬手帳に「おとなのみ」のリーフレットを挟んで渡している。

> ① 水が入ったコップを子どもに持たせて、口に少し含んでもらう（稲垣先生は、「お口に大きなお池を作ってね！」と話します）
>
> ② 粉薬を口に投入するときには、喉の奥に入れるとむせてしまうので、下顎の前歯の裏側に入れる

　この2つがポイントです。最後に保護者と患児が「おとなのみ」することを受け入れてくれたら、お薬手帳に「おとなのみ」のリーフレット（図9）を挟み、「飲むときにもう一回見てね」「おとなのみができたら次回教えてね」と言葉を添えています。

たったこれだけの服薬指導ですが、再度、薬局に来た保護者から「この方法で飲めました」「今まで嫌がっていたのに、うまく飲めた」とうれしい報告を多数聞きます。一度うまくいくと、次からは薬を飲ませるのが楽になります。今まで、色々なものに混ぜてやっとのこと飲んでいたお子さんが、水だけで飲めるようになることもあります（成功することで自信がつくようです）。

稲垣先生は、この方法が受け入れられる理由を以下のように分析しています。

① 「おとなのみ」というネーミングが子どもの自尊心をくすぐる

② 飲み方の手順を写真を使って説明する

③ 子どもにも分かりやすい

④ 粉薬を水だけで飲めると達成感が得られる

もちろん「おとなのみ」は万能ではなく、4歳以上の子ども全員にこの方法で飲ませることができるわけではありません。ただ、最初に書いたように、薬は本来、水で服薬すべきものです。「おとなのみ」は子どもの成長に沿った服薬指導方法です。皆さんの薬局でもぜひ試してみてください。

5歳になったら錠剤にチャレンジ！

粉薬から錠剤やカプセル剤への移行は、子どもにとって1つのハードルです。錠剤は一般には5歳ごろから飲める子が多くなってくるといわれていますので、子どもの希望があればチャレンジしていいと思います。ただし、錠剤やカプセル剤を飲めるようになる年齢には個人差があるので、焦らず子どもの様子を見ながら考えていくよう保護者や患児にアドバイスしましょう。

飲めないときは、食べ物と一緒に飲み込む、プリンやゼリーなど半固形状の食品を用いる、製剤的に可能であれば、割ったり、つぶしたりして飲ませるなどの方法があります（106ページ参照）。飲めなかった場合には、次の受診の際に医師に伝えるよう保護者に話しておきましょう。 ▶リーフレット P.360

参考文献
1）第24回日本外来小児科学会抄録 2014;106.

3章

剤形ごとの
使い方指導

粉薬、錠剤、吸入薬、坐薬、塗り薬、貼付薬、点眼薬、注射薬──。小児に処方される様々な薬について、剤形ごとの使い方指導のコツを紹介する。

第1話

経口薬

粉薬では味、溶解性、保存方法を説明

> **! ここがポイント**
> 溶解性の低い粉薬が処方されたら、飲ませ方のコツを説明する。保管方法のアドバイスも忘れずに行う。

　粉薬の基本の飲み方は、粉を口に含み、水（白湯）で飲み下す方法です。▶リーフレット P. 360　飲み方は、①少量の水で口の中を潤す、②口に粉薬を含み水で流す──の手順です。つまり2章「年齢に合った飲ませ方」で紹介した"おとなのみ"の方法ですね。

　苦味があったりしてどうしても飲めない場合は、味のある飲料と一緒に飲むことも可能ですが、イオン飲料やジュースなどの酸性の飲料で飲むと苦くなる場合があるので、飲み合わせを確認します。また、粉薬を口に含む際に、喉の奥に入れるとむせてしまうので、粉薬は、口の手前（舌の先から中ほど辺り）に入れるように指導しましょう。

動画

　また、粉薬が飲みにくい場合は、オブラートで包んで飲ませるのも1つの方法です（**写真1**）▶動画。オブラートを4つ折りにして、袋の部分に粉薬を入れ、ねじって薬を閉じ込めます。茶碗などに水を入れておき、薬を包んだオブラートを水に浸して、飲みます。水に濡らすことで、オブラートが口に貼り付かずに飲むことができます。スプーンを使ってもいいでしょう。オブラートは水に浸すと、破れやすくなるため、乾いた手で扱い、水に浸した後はすぐに口に入れることがポイントです。

写真1 ● オブラートでの飲ませ方（筆者作成）

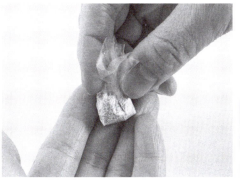
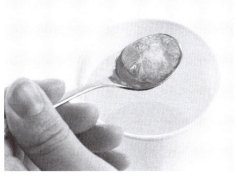

① オブラートを4つ折りにして、袋の部分に粉薬を入れ、ねじって薬を閉じ込める。

② 茶碗などに水を入れ、薬を包んだオブラートを水に浸してから、患児の口に入れる。

溶けにくい粉薬を把握しておこう

　粉薬を口に入れるとむせてしまう場合は、水に懸濁・分散させて飲む方法もあります。その際、注意が必要なのが、粉薬には、溶けやすいものと、溶けにくいものがあることです。

　それでは、薬剤ごとの溶けやすさは、どれくらい違うのでしょうか。試しに当薬局で、薬剤ごとの溶けやすさを調べてみました（96ページ**表1**）。方法は、薬（0.5g）と水（10cc）をマドラーで混ぜて、溶けなかった薬の量を調べるというものです。

　その結果、ムコダインドライシロップ（一般名L-カルボシステイン）やミヤBM細粒（酪酸菌）、ビオフェルミンR散（耐性乳酸菌）、レベニン散（耐性乳酸菌）、ホスミシンドライシロップ（ホスホマイシンカルシウム水和物）、アシクロビルDS80％「NK」などは溶解性が低いことが分かりました。また、ザジテンドライシロップ（ケトチフェンフマル酸塩）では、小麦粉などを水で溶いたときに溶けずにできるような粒状の塊（いわゆるダマ）が確認されました。

　溶けにくいものを水に混ぜて飲むときはよくかき混ぜて飲まないと、コップの底に溶けなかった薬が残ってしまいます。この場合は、コップの底に残った薬剤ごとストローで吸わせるのも1つの手です。また例えば、前述のような"ダマ"ができやすい薬剤は、最初に少量の水で溶いてから水を足すと混ざりやすいです。

　溶解性の低い薬剤が患者さんに処方されたら、その薬が水に溶

表1 ● 薬の溶けやすさ（筆者作成）

商品名（一般名）	薬の種類	溶解性*	注意点
セフスパン細粒50mg（セフィキシム水和物）	抗菌薬	◎	
バナンドライシロップ5％（セフポドキシムプロキセチル）	抗菌薬	◎	
セフゾン細粒小児用10％（セフジニル）	抗菌薬	◎	
ホスミシンドライシロップ200/400（ホスホマイシンカルシウム水和物）	抗菌薬	×	
アシクロビルDS80％「NK」	抗ウイルス薬	×	
タミフルドライシロップ3％（オセルタミビルリン酸塩）	抗インフルエンザ薬	○	
カロナール細粒20％/50％（アセトアミノフェン）	解熱鎮痛薬	◎	
アタラックス-P散10％（ヒドロキシジンパモ酸塩）	痒み止めなど	◎	
ムコサールドライシロップ1.5％（アンブロキソール塩酸塩）	気道潤滑去痰薬	◎	
ベラチンドライシロップ小児用0.1％（ツロブテロール塩酸塩）	咳・喘息の薬	◎	
ムコダインDS50％（L-カルボシステイン）	痰・鼻水の薬	×	
ペリアクチン散1％（シプロヘプタジン塩酸塩水和物）	鼻水・痒み止め	◎	
ザジテンドライシロップ0.1％（ケトチフェンフマル酸塩）	咳・鼻水・痒みの薬	◎	ダマを作る
オノンドライシロップ10％（プランルカスト水和物）	咳・鼻水・喘息の薬	○	
ロペミン小児用細粒0.05％（ロペラミド塩酸塩）	下痢止め	○	
ミヤBM細粒（酪酸菌）	整腸薬	×	
ビオフェルミンR散（耐性乳酸菌）	整腸薬	×	
レベニン散（耐性乳酸菌）	整腸薬	×	

薬には溶けやすいものと、溶けにくいものがある。以下の方法で薬の溶けやすさ（溶解性）を調べたところ、上表のような結果になった。

方法： 薬（0.5g）と水（10cc）をマドラーで混ぜて、コーヒーフィルターでこして溶けなかった薬の量を量り、溶けやすさ（溶解性）を調べた。

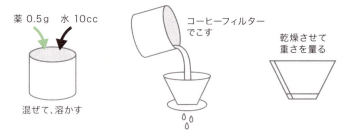

*溶解性の欄における記号の意味　◎：よく溶ける　○：溶ける　△：やや溶けにくい　×：溶けにくい

けにくいことを保護者に伝え、飲ませ方や溶かし方のコツを一言伝えてあげられるといいと思います。 ▶リーフレット P. 361

粉薬は懸濁して放置すると苦くなる

　ドライシロップは、原薬の苦味をマスクするために表面がコーティングされています。水やジュースに溶かした後、時間がたつと、表面のコーティングが取れて、原薬の味が直接感じられて、飲みにくくなることがあります。薬の懸濁性には差があり、必ずしも完全に溶かしきる必要はありません。重要なのは、混ぜたらすぐに飲むことです。

　実際、ジスロマック細粒小児用10％（アジスロマイシン水和物）、エリスロシンドライシロップ10％/W20％（エリスロマイシンエチルコハク酸エステル）、メイアクト MS 小児用細粒10％（セフジトレンピボキシル）、フロモックス小児用細粒100mg（セフカペンピボキシル塩酸塩水和物）を水に溶かして放置すると、苦味が増します（**図1**）[1]。特に、フロモックス小児用細粒は撹拌

図1 ● 薬剤懸濁後の苦味強度の推移

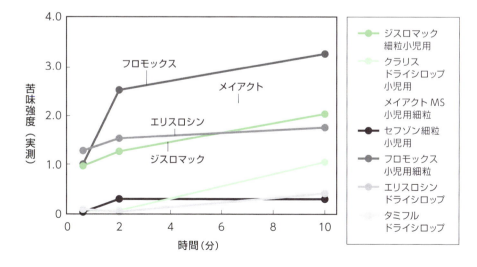

方法：各薬剤1.0gを水25mLに懸濁・分散させ、30秒、2分、10分経過後のろ過液の苦味の変化を調べた。
結果：ジスロマック、メイアクト、エリスロシンのろ過液はすぐに苦くなった。フロモックスは2分後の時点で大幅に苦くなった。

（文献1より引用）

（かくはん）2分後に急激に苦味が増すことが分かっています。

炎天下での放置で固まる薬剤も

　その昔、夏場に患者さんから「スーパーで買い物している間、薬局でもらったクラリシッドのドライシロップを車内に放置していたら、薬が固まっていた。もったいないのでそのまま飲ませたら、子どもが『苦い！』と薬を吐き出した」という話を聞きました。

　ここで言われていたのは、クラリシッドドライシロップ（DS）10％小児用（クラリスロマイシン）です。確かに、炎天下の車内に放置すると熱で固まり、苦味も増しました（**写真2**）。同薬は既に販売が中止されていますが、当時私は、このドライシロップは何℃で固まるのか、固まってしまったとき溶解性はどうなるのか——などが気になり、研究者魂に火が付きました。

　そこでインキュベータを使って実際に確認してみたところ、クラリシッドDSは、60℃の加熱で固まることが分かりました。さらに、このような剤型変化で薬が溶けにくくなっていないか調べるために、検査センターで溶出試験を行いました。すると、70℃で加熱したクラリシッドDSの90分攪拌した時点での溶出率は60％まで低下し、日本薬局方の溶出規格から外れてしまうことが分かりました（**図2**）[2]。

　夏場の乗用車の車内温度は70℃近くに上昇し、ダッシュボー

写真2 ● 炎天下で車のダッシュボードに放置したクラリシッドドライシロップ（筆者撮影）

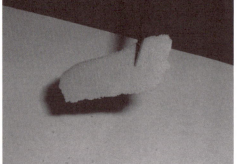

クラリシッドDSを炎天下で車のダッシュボードに放置すると、完全に固まり（左）、ピンセットで持ち上がった（右）。

図2 ● クラリシッドドライシロップの溶出試験（筆者作成）

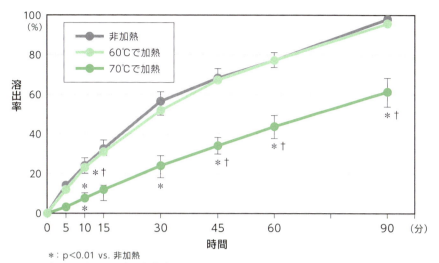

＊：p<0.01 vs. 非加熱
†：p<0.01 vs. 60℃で加熱（Kruskal-Wallis test で群間比較後、個々の時間は Dunnett's test で検定）

60℃および70℃で加熱したクラリシッドドライシロップの溶出試験。60℃加熱では非加熱と比べて差はなかったが、70℃で加熱すると溶出は有意に抑制され、90分後の溶出率は約60％だった。

（文献2より引用）

ド上だと80℃以上になることもあります。実験の結果から、夏場に車内に放置したクラリシッドDSは服用しない方がよいことが判明しました。

　さらに上記研究を行った2009年当時、クラリスロマイシンDSの後発品12種類についても、加熱時にどうなるか試してみました。70℃と80℃で、それぞれ7時間加熱してみた結果、大半は変性しませんでしたが、2種類の後発品で変性が確認されました。1つは、70℃に加熱すると凝集塊が認められ、80℃まで上げるとその塊はさらに大きくなりました。もう1つの後発品は、80℃に加熱すると一部白色から透明へ変色しました。

　この2剤については溶出試験も実施しました。1つは80℃で加熱しても非加熱の場合の溶出率と比べて有意差はありませんでした。もう1剤は70℃で加熱した場合は10分後、80℃に加熱した場合は10分後と15分後の溶出率が非加熱群と比べて有意に低下しましたが、加熱開始から60分後以降の溶出率にはほとんど差がなく、90分後には非加熱の場合と同様に100％溶解しました。実際、熱によって生じた凝集塊はもろく、触るとすぐに壊れました。70℃で加熱するとピンセットで持ち上がるくらい固く

なったクラリシッド DS とは明らかに異なりました。

これらの結果から、「クラリスロマイシンドライシロップの後発品は車内に置き忘れても、先発品のクラリシッド DS のような心配はそこまでないと思われる」と結論付けました。

しかし、2022年4月、大正製薬（東京都豊島区）からクラリスロマイシンのオーソライズド・ジェネリック（AG）として発売されたクラリスロマイシンドライシロップ10％小児用「大正」については、事情が少し異なります。

現在、クラリスロマイシンの先発品であるクラリスを製造販売している大正製薬は、かつて先発品のクラリシッドも製造し、アボットジャパン（東京都港区）が販売していました。これらの先発品と全く同じ工場、同じ製法で上記の AG は製造されています。大正製薬に問い合わせたところ、「クラリスロマイシンドライシロップ10％小児用『大正』は、先発品と同じ製造ラインで作られているので、熱変性については先発品と同様の注意が必要」とのことでした。

このような事情を踏まえると、「後発品だったら何でも大丈夫」というわけではなさそうです。薬を車の中などに放置しないように、交付時に伝えることが重要です

湿気やすい漢方薬は冷蔵庫に保管

蒸し暑い時期、小児科で困ることの1つが散剤の分包です。散剤には吸湿性があります。中でも特に心配なのが、漢方薬です。

通常、漢方のエキス製剤はアルミパックなどに分包されているので、吸湿性を心配することはありません。しかし、小児科の処方では用量が少ないので、アルミパックを開封し、分包し直す必要があります。その際、グラシン紙で分包すると、水分が通過し、製剤が湿気を帯びることがあります。当薬局でも、実際に患者さんから漢方薬が変性したといった苦情を受けたことがあります。

そこで、漢方薬の吸湿性を調べてみました。実験方法は簡単です。漢方薬を分包してからそのまま調剤室に放置し、電子てんびんで毎日重さを量りました。春先に実験をしたので、調剤室の湿度はそれほど高くなかったのですが、それでも漢方薬の重量は日ごとに増えて、吸湿性があることが確認されました（**図3左**）[3]。

グラシン紙に包まず薬をそのまま置くと、重量はさらに急速に増加しました（**図3右**）。

重量の増え方や見た目の変化は漢方薬の種類によって異なりました。当薬局で調剤する漢方薬の中では、葛根湯加川芎辛夷と桂枝加芍薬大黄湯が、色が変わり固まり合う、いわゆるケーキングの状態になりました。

なお、図3の背景はそれぞれ、「微生物が繁殖する可能性がある水分含量」（薄い灰色）と「高い割合で微生物が繁殖する水分含量」（濃い灰色）を示しています。一般的に、水分活性が0.5以下では微生物は生育しにくいとされており、これはツムラ漢方エキス製剤での水分含量7％に匹敵します。ツムラ漢方エキス製剤は、開封前は3〜5％の水分含量なので、このもともとの水分含量を加味して、重量が2％増えた場合を色の薄い領域、4％重量が増加した場合を色の濃い領域で示しました。漢方薬の防湿を考えた場合、重量増加は2％以内に抑える必要があります。

では、こうした状況を防ぐにはどうしたらいいでしょうか。筆者は保存方法による吸湿性の違いも調べてみました。

薬袋を、①常温保存、②ジッパー付きポリ袋に入れて常温保存、

図3 ● 漢方薬の吸湿性

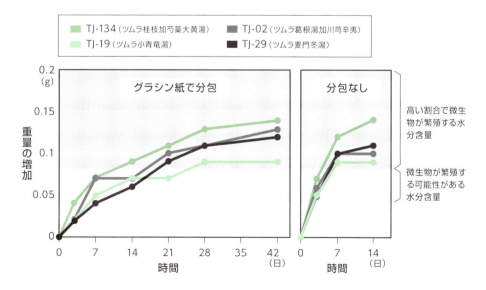

グラシン紙で分包した漢方薬を調剤室に放置し、42日間毎日重さを計量したところ、漢方薬の重量は日ごとに増え、吸湿性があることが確認された。

（文献3より引用、図4、図5も）

③プラスチック容器に入れて常温保存、④冷蔵庫で保存——の4つの条件で42日間置き、実際の服薬状況と同じように、1日2回、薬を出し入れしたところ、冷蔵庫に入れた場合が最も湿気にくいという結果が得られました（**図4**）[3]。これは、冷蔵庫の中は温度が低く、飽和水蒸気量（空気中の水分量）が少ない状態にあるためと考えられます。

さらに、冷蔵庫で保存する場合の、容器別の重量の変化も調べました。すると、不思議なことに、分包された薬を容器なしでそのまま冷蔵庫に入れた場合や薬袋を直接冷蔵庫に入れた場合が最もよく保存されていました（**図5**）[3]。

ジッパー付きポリ袋やプラスチック容器を冷蔵庫から出し入れすると、袋や容器の表面が結露しますよね。これに薬袋を入れて再び封をして冷蔵庫に戻すことで、薬が水分を吸うのかもしれません。

実験ではさらに、我が家の冷蔵庫を使って、冷蔵庫のどこに薬を置くべきかを調べました。冷蔵庫の上段、中段、チルド室、扉のポケット、野菜室、冷凍庫に漢方薬を入れて吸湿性の違いを調べたところ、野菜室に保存した場合にやや重量の増加が多かったものの、どこに入れてもほとんど差はありませんでした。

こんなことから、現在、当薬局では、漢方薬が初めて処方され

図4 ● 保存方法別に見た漢方薬の吸湿性の違い（42日間）

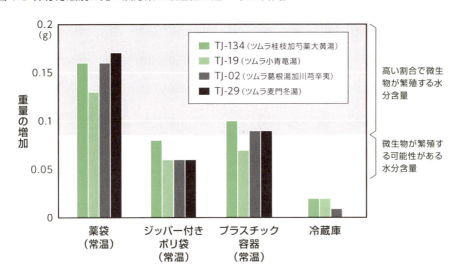

漢方薬を入れた薬袋を4つの条件で42日間置いて、1日2回薬を出し入れしたところ、冷蔵庫に入れた場合が最も湿気にくいという結果が得られた。

図5 ● 漢方薬を冷蔵庫で保存した場合の容器別の吸湿性の違い

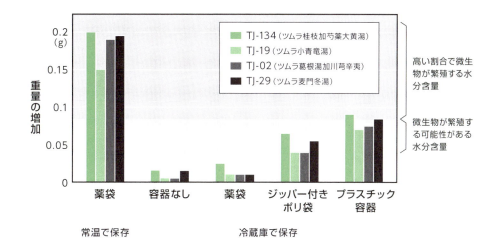

冷蔵庫で保存した場合の容器別の重量の変化を調べると、分包された薬をそのまま冷蔵庫に入れた場合や薬袋を直接冷蔵に入れた場合がよく保存されていた。

た児の保護者には、必ず、「冷蔵庫に入れてくださいね」とお伝えしています。

マクロライド系との混合で苦くなる薬に注意

> **❗ ここがポイント**
> 特に酸性度が強いカルボシステインやアスベリンをマクロライド系抗菌薬と混合した際は、苦味が増強。

　マクロライド系抗菌薬は小児でよく用いられる抗菌薬ですが、その苦さからアドヒアランスが低下することが知られています。特に、酸性薬剤と混合すると溶解性が亢進し、苦みが強くなります。
　では、具体的にどのような薬剤と混合すると苦くなるのでしょうか。それを調べるために、まずは散剤を水に溶解したときのpHをインタビューフォームで確認しようと思ったものの、水に

溶解後の pH が書かれている薬剤はあまり多くありません。そこ
で、小児でよく使われる薬剤をそれぞれ 1 g 分取し、25 mL の水
道水を加えて約 1 分間攪拌し、水溶液中に pH メータを入れて、1
～ 2 分で安定したときの値を調べました（**表 2**）。その結果、pH6
を切った薬剤は 9 検体あり、カルボシステイン DS50％「タカタ」
が酸性度が最も強いことが分かりました。

　次に、マクロライド系抗菌薬であるエリスロシンドライシロッ
プ W20％（以下、エリスロシン）とジスロマック細粒小児用
10％（以下、ジスロマック）それぞれに、前述の実験で酸性度が
高かったカルボシステイン DS50％「タカタ」（以下、カルボシ
ステイン）およびアスベリンドライシロップ 2％（以下、アスベ
リン）を混合し、pH と苦味を調べました。

　エリスロシン単独の pH が 7.8 で、アスベリンと混合すると

表 2 ● 小児科でよく使う散剤を水に溶解したときの pH

商品名	pH	商品名	pH
カルボシステイン DS50％「タカタ」	3.5	ザジテンドライシロップ 0.1％	7
セフスパン細粒 50 mg	3.8	アスベリン散 10％	7
ツムラ小青竜湯エキス顆粒（医療用）	4.1	ムコダインシロップ 5％※	7.1
オゼックス細粒小児用 15％	4.1	カロナール細粒 20％	7.1
アスベリンドライシロップ 2％	4.2	プランルカスト DS10％「タカタ」	7.2
メプチンドライシロップ 0.005％	4.5	ツロブテロール塩酸塩 DS 小児用 0.1％「トーワ」	7.2
フェキソフェナジン塩酸塩 DS5％「トーワ」	4.5	メラトベル顆粒小児用 0.2％	7.2
ムコサールドライシロップ 1.5％	4.6	マイスタン細粒 1％	7.2
バナンドライシロップ 5％	5.2	ペミラストンドライシロップ 0.5％	7.4
ケフラール細粒小児用 100 mg	6.1	クラリチンドライシロップ 1％	7.5
ツムラ小建中湯エキス顆粒（医療用）	6.2	レボセチリジン塩酸塩 DS0.5％「タカタ」	7.7
タミフルドライシロップ 3％	6.2	エリスロシンドライシロップ W20％	7.7
ワイドシリン細粒 20％	6.3	モンテルカスト細粒 4 mg「明治」	8.7
メイアクト MS 小児用細粒 10％	6.3	ホスミシンドライシロップ 400	8.9
アシクロビル DS80％「NK」	6.6	ジスロマック細粒小児用 10％	10
ポララミンドライシロップ 0.2％	6.8	クラリスロマイシン DS 小児用 10％「タカタ」	10.2
ツムラ大建中湯エキス顆粒（医療用）	6.8		
イーケプラドライシロップ 50％	6.9		

※液剤のため、そのまま pH を測定した。　　　　　　　　　　　　　　　　（筆者まとめ）

図6 ● マクロライド系抗菌薬との混合によるpHの変化（筆者作成、表3も）

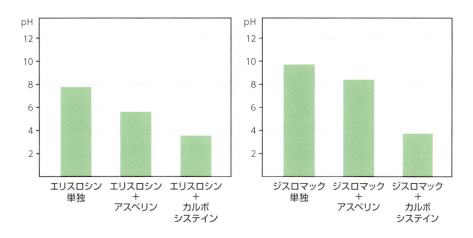

＊エリスロシン：エリスロシンドライシロップW 20％、アスベリン：アスベリンドライシロップ2％、カルボシステイン：カルボシステインDS 50％「タカタ」、ジスロマック：ジスロマック細粒小児用10％

表3 ● マクロライド系抗菌薬と混合した時の苦味の評価（5段階）

	アスベリン	カルボシステイン
エリスロシン	2	3
ジスロマック	2	3

pH5.5で、弱酸性になりました（図6）。カルボシステインと混合してもpHは3.5と低値を示しました。

ジスロマックでも、カルボシステインと混合するとpHは3.8まで低下しました。一方、ジスロマックとアスベリンを混合すると、pHは8.4と塩基性のままでした。

また、エリスロシン、ジスロマック単独の苦味を1として、アスベリンとカルボシステインを混合したものを5（＝最も苦い）として評価すると、それぞれの混合時の苦味は表3のような結果でした。

エリスロシンもジスロマックも酸性度に比例して溶解性が亢進します。カルボシステインの方がアスベリンより混合すると苦くなったのは単に溶解速度が早かったためです。どのような薬剤も溶解して時間がたてば苦くなるので、溶いた後は早く飲むように指導してください。

錠剤・カプセル剤は 口を湿らせて服用が基本

> **❗ ここがポイント**
>
> 錠剤・カプセル剤がうまく飲めないときの対処法も指導しましょう。OD錠で練習してもらうのも一法。後発品は錠剤の大きさの考慮も。

　粉薬から錠剤やカプセル剤への移行は、小児にとって1つのハードルです。本人の希望があればチャレンジしていいと思いますが、錠剤やカプセル剤を飲めるようになる年齢には個人差がありますので、焦らずゆっくりチャレンジするよう保護者や患児に勧めましょう。チャレンジする際は、飲めなかったときの対応をアドバイスすることが重要です。

　錠剤・カプセル剤の飲ませ方の基本は、薬を口の中に入れて、コップ1杯の水とともに飲み込む方法です（**表4**）。上体を起こして、白湯や水をひと口飲んで口を湿らせてから薬を口に含むと、薬が頬の内側や喉に貼り付くなどのトラブルが防げます。

　水だけでは飲めない場合は、①食べ物と一緒に飲み込む、②プリンやゼリーなど半固形状の食品を用いる、③割る、潰す、カプセルを外す——などの方法を考慮します。

　食べ物と一緒に飲み込む場合は、少々お行儀は悪いですが、食べ物をよく噛んだ後に、食べ物が口に入った状態で口を開けても

表4 ● 飲ませ方の基本と患児が飲めないときの工夫（筆者作成）

飲ませ方の基本
① 立ったままでひと口水を飲む
② 錠剤・カプセル剤を口の中に入れて、コップ1杯の水とともに飲み込む

水だけでは飲めないときの工夫
① 食べ物と一緒に飲み込む：食べ物をよく噛んだ後、錠剤を入れる
② プリンやゼリーなど半固形状の食品を用いる。食品と薬を一緒に吸い込んで飲む
③ 割ったり、潰したり、カプセルを外したりして飲ませる（ただし、薬効などの観点から可能なものに限る）

らい、その中に錠剤・カプセル剤を入れます。プリンやゼリーなど半固形状の食品を用いる場合は、食品と薬を一緒に吸い込んで飲み込みます。

割線が付いている錠剤は、割っても問題ないので、半分に割って飲ませてみましょう。薬によっては潰しても大丈夫なものもあります。錠剤で交付したものの、自宅で飲めないとなったとき、筆者は「ラップに包んで、ドライバーの背で軽く叩いてみてください」と話します。カプセル剤は、薬の味にもよりますが、カプセルから出して飲ませる手もあります。

ただし、割る、粉砕する、カプセルを外すなどして飲ませる方法は、薬効などの観点から可能なものに限ります。薬によっては錠剤を潰したり、カプセルを外して飲ませると、安定性や効果に影響が出る可能性があるので注意が必要です。**表5**に、当薬局で交付する機会が多い錠剤とカプセル剤について、潰していいのか、カプセルを外してよいのかをまとめました[4]。

これらの方法で飲ませてみて、もし飲めなかったら、次回受診時に医師に伝えて、剤形の変更を検討してもらうよう、保護者に話しましょう。

また、潰すのは面倒という保護者には、経管栄養の患者さんでよく使われる簡易懸濁法で薬を懸濁させて飲ませるという手段もあります。

簡易懸濁法は錠剤を潰したりカプセル剤を開封したりせずにそのまま約55℃のお湯に入れて懸濁させる方法です。錠剤などの

表5 ● 錠剤粉砕の可否、脱カプセルの可否（筆者作成）

商品名	一般名	剤形	可否	理由
アナフラニール錠10mg	クロミプラミン塩酸塩	糖衣錠	×	苦味あり、舌を麻痺させる
オノンカプセル112.5mg	プランルカスト水和物	硬カプセル	○	—
カロナール錠200/300	アセトアミノフェン	裸錠	×	苦味あり。粉砕は不適
クラリス錠50mg小児用/200mg	クラリスロマイシン	フィルムコート錠	×	苦味あり。粉砕に関するデータがない（メーカー回答）
ザジテンカプセル1mg	ケトチフェンフマル酸塩	硬カプセル	○	—
サワシリンカプセル250	アモキシシリン水和物	硬カプセル	△	ペニシリン臭あり
ジスロマックカプセル小児用100mg	アジスロマイシン水和物	硬カプセル	△	苦味あり
シングレア錠10mg	モンテルカストナトリウム	フィルムコート錠	×	原体に苦味があり、吸湿性があるため、粉砕はしないようにとメーカーがコメント

表5 ● 錠剤粉砕の可否、脱カプセルの可否 (つづき) (筆者作成)

商品名	一般名	剤形	可否	理由
シングレアチュアブル錠5mg	モンテルカストナトリウム	裸錠	×	原体に苦味があり、吸湿性があるため、粉砕はしないようにとメーカーがコメント
シンメトレル錠50mg	アマンタジン塩酸塩	フィルムコート錠	×	強い苦味
セフスパンカプセル50mg/100mg	セフィキシム水和物	硬カプセル	○	—
セフゾンカプセル100mg	セフジニル	硬カプセル	○	—
セレネース錠0.75mg	ハロペリドール	裸錠	○	主薬の含有が少ないため、賦形剤などで希釈した場合は、含有不均一に注意
タベジール錠1mg	クレマスチンフマル酸塩	裸錠	○	—
タミフルカプセル75	オセルタミビルリン酸塩	硬カプセル	△	苦みあり
ダラシンカプセル75mg	クリンダマイシン塩酸塩	硬カプセル	△	脱カプセルの試験データはない。苦味が強く服用しにくい
テオドール錠50mg/100mg/200mg	テオフィリン	裸錠	×	徐放性ペレットに傷が付き溶出速度が変化するため、粉砕は不可 **絶対にダメ！**
トランサミンカプセル250mg	トラネキサム酸	硬カプセル	△	苦味あり
ニポラジン錠3mg	メキタジン	裸錠	△	光により着色・分解する
ハイボン錠20mg	リボフラビン酪酸エステル	裸錠	○	—
バナン錠100mg	セフポドキシムプロキセチル	フィルムコート錠	△	苦味あり。舌を麻痺させる。光により黄色に着色することがある。25℃・75%RH、遮光保存で4週間安定
ファロム錠150mg	ファロペネムナトリウム水和物	フィルムコート錠	△	臭いと苦味あり。熱に不安定
ペリアクチン錠4mg	シプロヘプタジン塩酸塩水和物	裸錠	○	—
ホスミシン錠500	ホスホマイシンカルシウム水和物	裸錠	○	—
ミヤBM錠	酪酸菌	裸錠	○	—
ムコソルバン錠15mg	アンブロキソール塩酸塩	裸錠	○	—
ムコダイン錠250mg	L-カルボシステイン	フィルムコート錠	○	わずかに酸味
メプチンミニ錠25μg	プロカテロール塩酸塩水和物	裸錠	○	室内遮光、防湿容器1カ月で含有量低下は4%程度。光・吸湿に配慮する必要あり

可否欄における記号の意味

○：粉砕・脱カプセルが可能　　△：条件付きで粉砕・脱カプセルが可能

×：不可（ただし、苦味などの理由の場合は製剤的工夫や患者の同意が取れれば可能。吸湿性が問題になる場合は、密閉できる容器に乾燥剤と一緒に入れるか冷蔵庫で保管することで短期間なら可能と考えられる）

図7 ● 簡易懸濁法の手順（筆者作成）

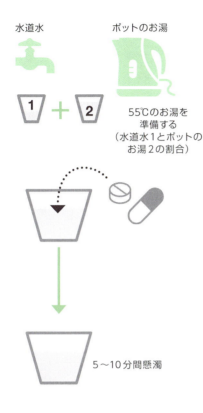

① 55℃のお湯を準備

55℃という温度はカプセルを溶かすための温度です。日本薬局方ではカプセルは「水50mLを加え37±2℃に保ちながら揺り動かすとき、10分以内に溶ける」と規定されています。55℃というのは10分間室温で放置したときに37℃を下回らない温度です。従って、正確に55℃にする必要はありません。目安として、水道水とポットのお湯を1対2の割合で入れると約55℃になります。また、病院や施設の温水を一番熱くすると55℃くらいになることが多いです。

② 崩壊させる時間は10分以内

錠剤・カプセル剤を崩壊させる時間は最長で10分間です。それ以上長くなると、薬の安定性を損なったり配合変化を起こす可能性があります。

③ 錠剤に亀裂を入れる

錠剤によってはフィルムコーティングが硬く、55℃のお湯で振とうしても10分間で懸濁できない薬があります。その場合は亀裂を入れると薬剤が安定したまま崩壊できます。錠剤を砕く「らくラッシュ」（販売：大同化工）などの機器もありますが、ペンチを利用してもOKです。また、あらかじめ錠剤を半分に割って調剤してもらうと楽にできます。

粉砕の手間を省くとともに、薬のロスを防いでくれます。図7に手順をまとめました。

　錠剤やカプセル剤の粉砕、脱カプセルや簡易懸濁法の可否を調べる際には、「錠剤・カプセル剤粉砕ハンドブック 第8版」（じほう、2019）や、「内服薬 経管投与ハンドブック 第4版」（じほう、2020）などの専門書があると便利です。

口腔内崩壊錠を練習用として利用

　保護者からは、「錠剤が飲めません。どうしたらいいですか」とよく相談を受けます。そのようなときに便利なのが、練習用として使える口腔内崩壊錠です。飲めないと思ったら、口の中で溶か

せます。また、チュアブル錠はもともとかみ砕ける薬なので、かみ砕いて飲んでもらってもよいと保護者に伝えます。

当薬局ではよく整腸薬のミヤBM錠（一般名酪酸菌）を使っています。裸錠なのでかみ砕いてもOKですが、実はなめても溶けます（ただし時間は掛かります）。私は整腸薬でミヤBM細粒が出たら、「錠剤で頑張ってみようか？」とお子さんに声掛けしてみることがあります。

錠剤の後発品を選ぶときは大きさが重要

子どもの薬嫌いのピークは1歳前後〜3歳ですが、3歳を超えても粉薬が飲めないお子さんは18％程度います[5]。年齢が上がるにつれ飲める子は増えますが、同時に服用量も増えるので、飲めない場合は服用するのがますます大変になります。そんなとき私は、「錠剤を試してみませんか？」と、保護者やお子さんに尋ねています。4歳くらいになると、錠剤が飲めることがあるからです。薬剤によっては小児用の錠剤もあります。

子どもが錠剤を飲む際に重要になるのが、錠剤の「大きさ」です。例えば、粉薬では苦味があるクラリスロマイシン（商品名クラリス、クラリシッド他）では、200mg錠の直径は8.6mmと大きいですが、50mg錠の直径はその7割くらいの6.0mmです（**図8**）。50mg錠に変更すると、小さいので飲めることがあります。

以前、6歳の男の子が、ムコダイン錠250mg（一般名L-カ

図8 ● クラリシッド200mg錠とクラリシッド50mg錠の形状の比較（筆者作成）

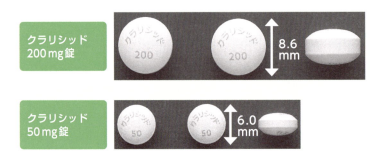

図9 ● ムコダイン錠250mgとカルボシステイン錠250mg「NIG」の形状の比較（筆者作成）

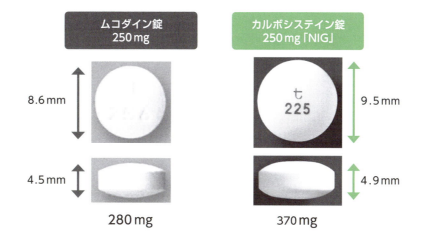

　ルボシステイン）が飲めたのに、カルボシステイン錠250mg「NIG」に変更になったことで、飲めなくなったという事例を経験しました。保護者に割るか粉砕して飲ませるようアドバイスした後、気になって大きさを調べてみました。すると、ムコダイン錠250mgとカルボシステイン錠250mg「NIG」の大きさの違いは、直径0.9mm、厚さ0.4mmで、重さは90mgも違いました（図9）。

　この結果に驚いて、他の後発品も調べてみました。すると、後発品のサイズ（直径、厚さ）や重さは、製品によって異なりました（112ページ図10）。ムコダイン錠250mgは小さい部類に入り、カルボシステイン錠250mg「NIG」は大きい部類に属します。ムコダイン錠の後発品の中では、カルボシステイン錠250mg「JG」が最も小さく、小児には飲みやすいと考えられます。

　また、当薬局は近隣に耳鼻咽喉科診療所があるのですが、そこを受診している患者さんから、「こちらの薬局で出されるプランルカスト錠（プランルカスト水和物）より、耳鼻科の前の薬局で出されるプランルカスト錠の方が飲みやすい」と言われたことが数回あります。プランルカスト錠の先発品は、カプセル剤のオノンです。そのため現在は、一般名処方により後発品（錠剤）を交付することが多くなっていると思います。

　当薬局で出すプランルカスト錠はプランルカスト錠112.5

図10 ● ムコダイン錠250mgとその後発品の形状の比較 (筆者作成)

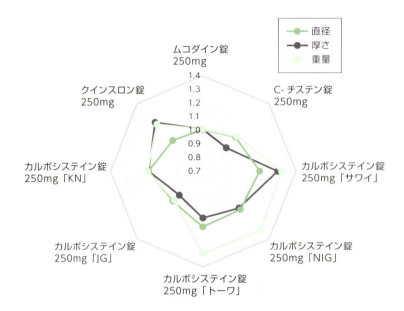

ムコダイン錠250mgの大きさを1として、それぞれの割合を算出した。

「EK」(販売中止)でしたが、耳鼻咽喉科の近隣の薬局では、プランルカスト錠112.5mg「CEO」が採用されていました。こちらも以前調べたところ、直径と重さはほぼ一緒なのですが、厚みに0.7mm差がありました(**図11**)。

プランルカスト錠112.5mgは形状が大きく2つに分類できます。今のところ、「飲めない」というお子さんはいませんが、小さいお子さんにとってはこのような違いも飲みやすさに影響する可能性があると考えています。

錠剤粉砕にはロスが付き物

普段は近隣医療機関からの処方箋を中心に応需していますが、時々、広域病院の処方箋が舞い込んできます。小児の錠剤粉砕の指示がある処方箋を受けたときは特に大変です。小児薬物療法認定薬剤師の資格を取得しても、錠剤粉砕は苦手なままです。

錠剤は毎回乳鉢で粉砕しますが、どうしてもロスが出ます。ではどれくらいロスが出るのでしょうか。清水らは錠剤を乳鉢で1

図11 ● 各社から出ているプランルカスト錠112.5mgの形状の比較 (筆者作成)

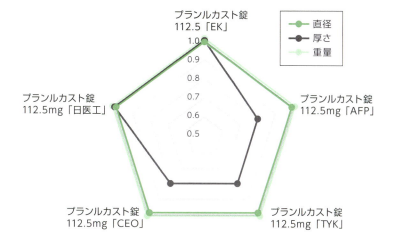

プランルカスト錠112.5「EK」(販売中止)の大きさを1として、それぞれの割合を算出した。

図12 ● 1錠粉砕時の利用率

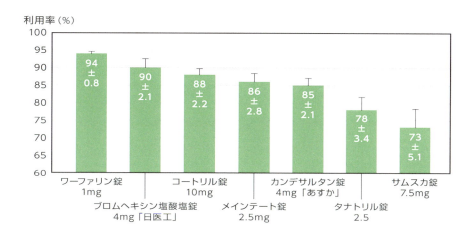

利用率は右記の式で算定。利用率＝(1錠粉砕後の重量[g]/1錠の重量[g])×100
棒グラフ内の値は平均値±標準偏差(n=20)。なお、利用率算出に用いた錠剤重量は実測値

(文献6より引用)

錠ずつ粉砕した際のロスを調べ、粉砕で失われる薬の量は錠剤の種類によって大きく異なることを報告しています(**図12**)[6]。

この報告では、ワーファリン錠1mg(ワルファリンカリウム)の利用率が94±0.8％だったのに対して、サムスカ錠7.5mg(トルバプタン)は73±5.1％でした。利用率の差は錠剤の重量

図13 ● 1錠の利用率および利用率SD（標準偏差）と重量との相関関係

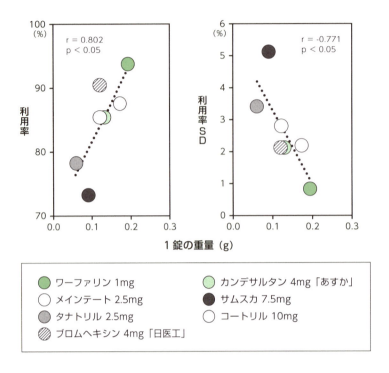

r：ピアソンの積率相関係数　　　　　　　　　　　　　　　　　　　　　（文献6より引用、図14も）

に相関し、軽い錠剤ほど利用率が悪いという結果でした（**図13**）。同時に、軽い錠剤は利用率のばらつきが大きいということも分かりました。

　一方、現場では、何錠かまとめて粉砕するとロスが少なくなる気がします。実は粉砕する錠数と粉砕によるロスの関係を調べた報告もあります。少し古い論文ですが、村上らは錠剤2錠、5錠、10錠、20錠、40錠をそれぞれ乳鉢または粉砕機で粉砕して重量ロスを測定しました[7]。すると、錠数が多くなるとロスが減り、粉砕機より乳鉢の方がロスは少ないという結果になりました。論文を読んだ印象では、10錠以上まとめて粉砕するとロスはかなり減るだろうと思います。粉砕によるロスを減らすには1回に多めに粉砕するのがいいのですが、小規模な薬局では難しいですね。

図14 ● 1錠の利用率および利用率SD（標準偏差）と乳鉢への付着率との相関関係

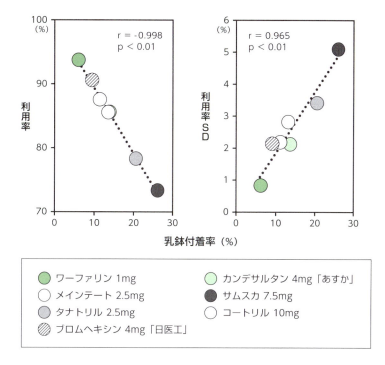

r：ピアソンの積率相関係数

乳鉢への付着で失われる量も多い

　では、ロスの一番の原因は何でしょうか。清水らは利用率の悪い原因に乳鉢への付着を挙げています[6]。報告では、実際に粉砕した錠剤の重量の5～25％が乳鉢に付着していました。利用率と利用率のばらつき（利用率標準偏差）は乳鉢への付着率とそれぞれ負の相関と正の相関を示しました（**図14**）。

　このように錠剤を粉砕するとロスは必ず出るので、当薬局ではロスを考慮して調剤をします。例えば、ちょうど1日用量と日数を掛けた量が錠剤の用量で割り切れることがあっても、その場合もロスを考えて1錠多く粉砕します。そして、1錠当たりの重さを計算し、必要な量を採取しています。当然、ロスを最小限にするように頑張ります。例えば、乳鉢から薬剤を取るときは薬さじで取った後、ブラシで集めます（116ページ**写真3**）。こうすると

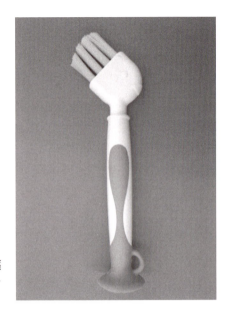

写真3
当薬局で乳鉢に付いた薬剤を集めるために使用しているブラシ

ロスが減らせます。

　2005年度厚生労働科学研究「小児薬物療法におけるデータネットワークの実用性と応用可能性における研究」では、16歳以下の処方箋において、各施設で製品本来の剤形から投与剤形を変更して使用した医薬品がリストアップされました[8]。その中で最も件数が多かったのは、ワーファリンの錠剤粉砕でしたが、2011年12月に「ワーファリン顆粒0.2％」が発売され、微量な調整が可能となりました。また、粉砕時に問題となっていた光安定性も改善されました。製薬会社にとって小児の薬は利益が小さい分野であり、さらに患者数が少ない疾患ではなかなか小児用の製剤が作られません。我々薬剤師も調剤だけでなく、製薬会社に目をかけてもらう努力をしていきたいものです。

参考文献

1）医療薬学 2008;34:32-9.
2）日本薬剤師会雑誌 2012;64:793-5.
3）第39回 日本薬剤師会学術大会 12006 講演要旨集 p.173.
4）「錠剤・カプセル剤粉砕ハンドブック 第8版」（じほう、2019）
5）第43回日本薬剤師会学術大会 2010 O-10-01-01.
6）第26回医療薬学会年会 2016 抄録集 P2052-17-PM
7）病院薬学 1991;17:381-7.
8）平成17年度厚生労働科学研究「小児薬物療法におけるデータネットワークの実用性と応用可能性における研究」

第2話

吸入薬

吸入薬は年齢に合ったデバイスを選択

> **❗ ここがポイント**
>
> 乳幼児の喘息治療では、ネブライザーによる懸濁液吸入や、スペーサーを使ったpMDI吸入を行う。学童ではDPIが使用可能になる。交付後は手技の確認を丁寧に行う。

　小児で吸入薬といえば、気管支喘息の適応が圧倒的に多いです。喘息の治療の基本は、吸入ステロイドによる慢性の気道炎症の抑制です。長期管理では、吸入ステロイド（inhaled corticosteroid：ICS）や長時間作用性β_2刺激薬（long acting β_2 agonist：LABA）、両者の合剤、急性発作時では短時間作用性β_2刺激薬（short acting β_2 agonist：SABA）が使われます。

　小児では、①ネブライザーによるエアゾールの吸入、②加圧噴霧式定量吸入器（pMDI）による吸入、③ドライパウダー定量吸入器（DPI）による吸入——の3通りの方法があります。小児の適応がある吸入薬は数が意外と限られています。吸入薬のリストを118ページ**表6**に提示します[1]。

乳幼児にはパルミコート吸入液

　乳幼児の喘息には、パルミコート吸入液（一般名ブデソニド）がよく処方されます。同薬は、薬液を霧状にするネブライザーを使って肺内に吸入させるもので、pMDIやDPIとは異なり、通常の呼吸で吸入できることから、乳幼児に使いやすいためです。

表6 ● 我が国で小児喘息に保険適用のある吸入ステロイド

種類	商品名	剤形	小児用量	備考
フルチカゾンプロピオン酸エステル	フルタイドエアゾール	pMDI	通常1回50μg、1日2回、最大200μg/日	―
	フルタイドディスカス	DPI		乳糖含有
ベクロメタゾンプロピオン酸エステル	キュバール	pMDI		アルコール含有
ブデソニド	パルミコート吸入液	懸濁液	通常1回0.25mgを1日2回または0.5mgを1日1回、最大1.0mg/日	―
	パルミコートタービュヘイラー	DPI	通常1回100または200μgを1日2回吸入、最大800μg/日	添加剤なし
シクレソニド	オルベスコ	pMDI	通常100～200μgを1日1回、最少50μg/日	アルコール含有 プロドラッグ
サルメテロールキシナホ酸塩・フルチカゾンプロピオン酸エステル配合剤	アドエアエアゾール		1噴霧FP50μg/SLM25μg製剤のみ適用（最大2噴霧を1日2回）	―
	アドエアディスカス	DPI	FP100μg/SLM50μg製剤のみ適用（1回FP100μg/SLM50μgを1日2回）	乳糖含有
フルチカゾンプロピオン酸エステル・ホルモテロールフマル酸塩水和物	フルティフォームエアゾール	pMDI	FP50μg/FM5μg製剤のみ適用（1回FP100μg/FM10μgを1日2回）	アルコール含有

pMDI：加圧噴霧式定量吸入器　　DPI：ドライパウダー定量吸入器

（文献1より引用、一部改変）

　ネブライザーは普通の呼吸で吸入ができ乳幼児にも使いやすい半面、吸入装置が大きく、高価、使用時間が掛かるという問題点があります。また、市販されているネブライザーには、性能に差があります。

　乳幼児では飽きて吸入を嫌がるので、寝ているときに行うこともあります（ただし、吸入効率は少し下がります）。幼児以上では、吸い込み口にマウスピースを用いますが、乳児にはマスクを使用します（**写真4**）。ネブライザーには、ジェット式、メッシュ式、超音波式の3つのタイプがありますが、パルミコートの吸入用として現在最も普及しているのは、ジェット式です。

　ジェット式は、圧縮した空気を用いて薬液を霧状にします。音が大きい、比較的大型で携帯に不向き、使用時に電源が必要な場合が多いといった短所がありますが、比較的安価で耐久性に優れ、

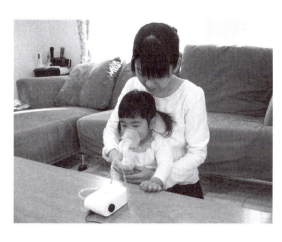

写真4
ネブライザーによるブデソニド懸濁液の吸入

　使用実績が豊富です[2]。パルミコートの添付文書の用法・用量に関連する注意には、「本剤を吸入する際には、ジェット式ネブライザーを使用すること」との記載があります。
　一方、メッシュ式は、振動などにより薬液をメッシュの穴から押し出して霧状にします。ジェット式に比べて、静かで小型軽量、携帯性に優れ、電池で駆動可能、傾けて使用できるなどの長所がありますが、メッシュに薬剤が詰まるため、一定期間ごとにメッシュを交換する必要があります。
　日本小児アレルギー学会の「小児気管支喘息治療・管理ガイドライン2023」には、喘息治療に使用するネブライザーとして、メッシュ式も掲載されています[1]。そのため、保護者が携帯性などを重視する場合や、子どもがジェット式の音を怖がる場合には、メッシュ式を薦めてもよいと考えられます。
　超音波式は、薬液に振動を与えて霧状にするもので、水を入れて加湿するなどの利用に適しています。液体中に微細粒子が分散している懸濁液では、振動により薬効成分が沈殿し、上澄みだけの吸入になるため、懸濁液であるパルミコートの吸入には適さないことに注意が必要です。

pMDIはスペーサーを使って吸入

　pMDIとDPIは、小型で携帯しやすい半面、吸入手技の習得が必要で年少者には不向きという欠点があります。
　pMDIは加圧したガスとともに充填された薬が一定量噴霧され

ます。そのため pMDI は吸入力は不要ですが、吸気と噴霧を同調させる必要があります。吸気を同調できない子どもには吸入補助具（スペーサー）の使用が勧められます。

　スペーサーは、以前はメーカーが薬とともに供給していましたが、現在は患者さんに購入してもらうのが一般的になっています。「小児気管支喘息治療・管理ガイドライン2020」では3種類のスペーサーを推奨していました。しかし、2023ガイドラインでは使用可能なスペーサーが増えたため、さらに6種類が追加され一覧表になっています。それぞれ特徴があり、本人や保護者と相談しながら選択可能です。特に「粒子分布等の空気力学的 in vitro 試験」や「有用性・安全性を示めすための in vivo 試験」については欧米では義務付けられており、我々も注意するポイントと思います（**表7**）。

　スペーサーを使用する利点は、①吸入手技の個人差が小さくなる、②大型の粒子がスペーサー壁に付着し除去され、吸入ステロイドの局所性副作用のリスクが軽減される、③粒子が微細化して肺沈着に最適な微粒子が多く作られることで吸入効率が高まる、④噴霧ガスによる気道への直接刺激を軽減する——などです[3]。

　また、使用時の注意点は、①スペーサーに複数回噴霧をしない、②噴霧後すぐに吸入する、③マスク付きスペーサーを使うときはマスクを顔に密着させる、④静電気を生じさせないように取り扱う——などです[3]。

　薬剤によって吸入前に容器を振る必要があるものと、そうでないものがあります。フルタイド（フルチカゾンプロピオン酸エステル）は薬剤が溶けておらず懸濁状態です。このような懸濁製剤の場合は使用前に容器を振る必要があります。一方、キュバール

表7 ● スペーサーの一覧および物理学的・臨床的検討の有無（文献1を基に作成）

商品名（問い合わせ先）		エアロスペーサー（アズワン）	エアロチャンバープラス（アムコ）	エアロチャンバー2Go（アムコ）	
生体外での物理学的検討（粒子分布など）		無	有	有	
生体内での臨床的検討	薬物動態（血中、尿中、肺内分布など）	無	有	有	
	使用成績（呼吸機能や症状変化など）	無	有	有	

（ベクロメタゾンプロピオン酸エステル）とオルベスコ（シクレソニド）は溶解製剤なので吸入前に必ずしも振る必要はありません。

DPIは一定量の微粉末を呼気力によって吸い込む吸入製剤です。DPIは吸気との同調は不要ですが、薬剤を肺に到達させるためには吸気流速が必要です。一般的に5歳以上になると使用可能です。それぞれのDPIで必要な吸気流速は異なるため、製薬会社が用意している練習器具を用いてチェックしてください。

このようにそれぞれの薬剤に一長一短があり、個々の患児に合わせて選びます。なお、具体的な吸入方法については、製薬会社が資材を作成している他、独立行政法人環境再生保全機構ウェブサイト「小児ぜん息基礎知識」では、スペーサーを使ったpMDIタイプの吸入方法、DPIの吸入方法などが動画で確認できます[4]。

吸入後のうがいでカンジダを予防

吸入ステロイドの服薬指導で必ず伝えたいのは、副作用である口腔内カンジダなどを予防するために、吸入後にうがいを行うことです。吸入ステロイド使用の流れは122ページ**図15**の通りです。吸入前にまず、水を飲むなどして口の中を湿らせ、口腔内に吸入薬が付着するのを防ぎます。そして吸入後にはうがいをします。うがいは必ず、「ブクブク、ペー」と口腔内の洗浄と、「ガラガラ、ペー」と口の奥の洗浄をそれぞれ最低でも2回行います。私は、「吸入は朝と夜の歯磨きの前にしてね」と指導しています。また、食事をすると吸入ステロイドは口腔内から消化管に入り代謝されるので、食前に吸入するよう指導してもよいと思います。

オプティチャンバー ダイアモンド （フィリップス・ ジャパン）	ティップスヘイ ラー （アズワン）	ボアテックス （村中医療器）	レ・スペース （東京エム・アイ 商会）	A2Aスペーサー （松吉医科器械）	esスペーサー （eastsidemed）
有	有	有	有	有	有
有	無	有	無	無	無
有	無	有	有	無	無

図15 ● 吸入ステロイド使用の流れ（筆者作成）

1	**口の中を湿らせる** **（水を飲む、うがいをするなど）**	吸入前に口腔内を湿らせることで、口腔内に吸入薬が付着するのを防ぐ
	▼	
	吸入する	
	▼	
2	**吸入後すぐにうがいをする**	① 口の中をすすぐブクブクうがい ② 喉をすすぐガラガラうがい ①と②を最低でも2回ずつ行う
	▼	
3	**食事、歯磨き、うがい**	うがいで残った薬剤が食事とともに胃に流れて代謝される。その後、歯磨き・うがいをすることで口腔内の薬剤はさらに除去される

抗インフルエンザ薬の吸入失敗で
2峰性の発熱が増加？

　年末が近づくと毎年、「今シーズンのインフルエンザはどうだろうね？」「タミフルやイナビルはどのくらい入れておこうか？」などと薬局で話をします。最近は抗インフルエンザ薬の進歩のおかげで、発熱しても比較的早く熱が下がる子どもが増えています。子どもが病気でも、仕事がある保護者はそんなに長く休めません。熱が下がったら、学校や幼稚園・保育園に早く行かせたいのが心情ですが、その際に困るのが、「インフルエンザによる2峰性の発熱」です。インフルエンザを発症すると高熱が1〜3日続いた後、熱が下がって半日〜1日程度平熱になり、その後再び発熱することがあります。この現象を2峰性の発熱といいます（**図16**）。原因は不明ですが、成人より、小児、特に、乳幼児で多いといわれています。

　2峰性の発熱と抗インフルエンザ薬の関係を調べたのがKosekiらの研究です[5]。イナビル（ラニナミビルオクタン酸エステル水和物）とリレンザ（ザナミビル水和物）を処方された患者における2峰性発熱の頻度を観察した研究で、毎日吸入するリレンザの方が、1回だけのイナビルより2峰性発熱の頻度が有意に少ないという結果になりました（**図17**）。発熱から解熱までの時間は両薬

図16 ● インフルエンザによる2峰性の発熱（筆者作成）

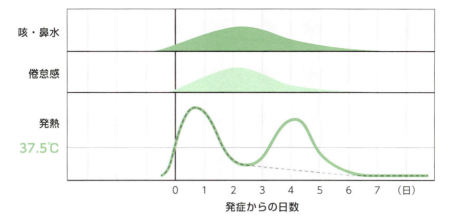

点線が一般的な熱の経過、オレンジが2峰性発熱。

図17 ● イナビルまたはリレンザ使用患者のインフルエンザによる2峰性発熱の発生頻度の比較

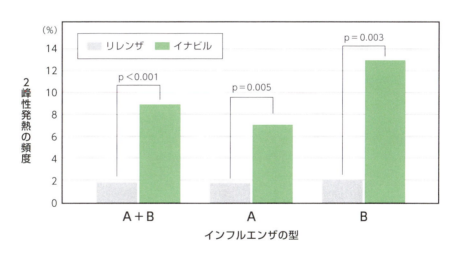

（文献5より引用）

で有意差がありませんでした。

　近年、1回だけの吸入で治療が済むイナビルが、1日2回、5日間の吸入が必要なリレンザよりよく使われているので、私はこのデータを見て驚きました。論文でKosekiらは、原因は不明としつつも、可能性の1つとして吸入の不完全性を挙げています。

　イナビルは1回の吸入で治療が終了するという利点がある一方で、吸入指導が治療効果に大きく影響します。特に、小児では吸

図18 ● イナビル吸入容器に残った残量とインフルエンザ発症後の発熱からの回復の比較

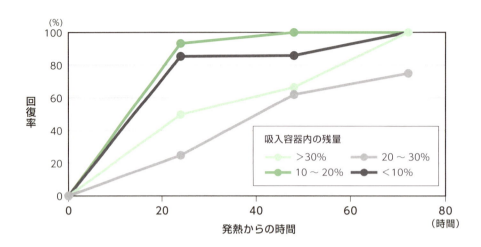

残量が多い方が回復が遅い傾向にある。 （文献6より引用）

図19 ● 吸入良好群と不良群の解熱までの日数の比較

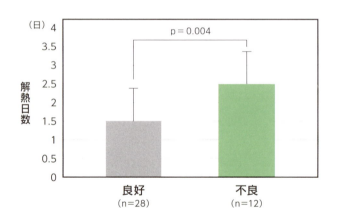

吸入前の息吐きだけができなかった患児を吸入不良群とした。吸入良好群に比べて、吸入不良群で有意に解熱までの日数が延長した。 （文献7より引用）

入動作が難しく、薬局での吸入指導が極めて重要となります。
　吉田らはイナビルを吸入した後の容器内に残った薬剤の残量と体温の推移を比較し、吸入状況と臨床効果との関係を調査しました。その結果、残量が多い、すなわちきちんと吸入できていない患児の方が、インフルエンザの罹病期間が長くなることを証明しました（**図18**）[6]。

一方、浦上らは吸入指導時の吸入の状態と解熱までの日数で評価して、吸入良好群の方が不良群より解熱までの日数が短いことを報告しています（**図19**）[7]。1回しかチャレンジできないイナビルは吸入をきちんとできないと効果が悪くなり、そのためにも薬局での指導が重要になります。

　さて、Kosekiらの報告で、2峰性の発熱の頻度は5.2％でした[5]。しかし、小児科の処方箋が多い当薬局では、もっと頻度が高い印象があります。当薬局で、熱が下がった期間を半日以上と定義して、再度発熱した例の割合を調べてみると、なんと、24％の患児に2峰性の発熱を認めました[8]。冬場に小児でインフルエンザの処方を受けたら、2峰性の発熱のことも念頭に置いて、「熱が下がった後にも注意してください」と服薬指導で伝えたいですね。

参考文献 ··

1）日本小児アレルギー学会「小児気管支喘息治療・管理ガイドライン2023」（協和企画）
2）日経ドラッグインフォメーション 2017;243:37-8.
3）日経ドラッグインフォメーション 2017;239:PE33-4.
4）独立行政法人環境再生保全機構ウェブサイト「小児ぜん息基礎知識」
　　https://www.erca.go.jp/yobou/zensoku/basic/kodomonozensoku/
　　index.html
5）Influenza and Other Respiratory Viruses.2014;8:151-8.
6）外来小児科 2013;16:148-52.
7）日本薬剤師会雑誌 2014;66:933-5.
8）第25回日本外来小児科学会抄録集（2015）P127

第3話

坐薬・浣腸

乳幼児への坐薬はオムツを替える姿勢で使う

> ❗ **ここがポイント**
> 坐薬は挿入する際の患児の姿勢や、挿入後に便が出たときの対応など、使い方を具体的に説明する。

動画

　小児によく処方される坐薬としては、アセトアミノフェン（商品名アンヒバ他）や、ドンペリドン（ナウゼリン他）、ジアゼパム（ダイアップ）があります。坐薬を交付する際は、使い方を具体的に説明することが重要です。　▶リーフレット P.375　▶動画

　乳幼児に使用する場合は、オムツを替える姿勢で挿入します。患児をあおむけにして両足を上げ、お尻を前に突き出して、坐薬の尖った方から先に肛門に入れます。少し大きな子どもでは、四つんばいや立ってお尻を突き出した姿勢をさせて挿入します。

　坐薬を冷蔵庫で保管していた場合は、冷蔵庫から出して、しばらく時間を置いて室温にするか、手のひらで温めると、挿入時の冷たさや刺激が軽減します。

　また挿入前に、坐薬の表面に水やオリーブオイル、ベビーオイルなどを付けると挿入しやすくなります。挿入後、ティッシュペーパーなどで肛門を軽く押さえて、30秒～1分程度待つと、坐薬が出たり、挿入の刺激で便が出るのを防ぐことができます（図20）。

　患児の体重に合わせて、「2分の1個を使用」などの指示が出ることがあります。その場合は、どのように坐薬を切ればよいのか、保護者にアドバイスが必要です。坐薬ははさみやカッターで包装シートごと切ってもらいます（図21）。例えば、アセトアミノフェンの小児用量は10～15mg/kgです。アンヒバ坐剤小児用は50mg、100mg、200mgの製剤がありますので、体重に合

図20 ● 坐薬の入れ方

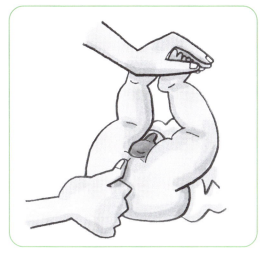

坐薬は小さい子どもであればあおむけにして足を上げ、お尻を前に突き出させて、肛門に尖った方を先に入れる。挿入後に、坐薬が出ることがあるので、ティッシュペーパーを使って30秒〜1分くらい肛門を軽く押さえるとよい。

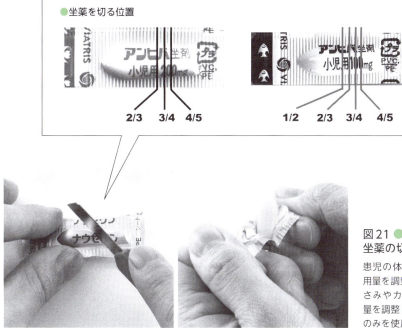

図21 ●
坐薬の切り方

患児の体重に合わせて使用量を調整する。坐薬をはさみやカッターで切って量を調整し、先の尖った方のみを使用する。

わせて切って使用します。半分に切るときには斜めに半分に切って使うよう伝えています。カッターをお湯で温めると切りやすいです。切った坐薬は先の尖った方のみを使い、残りは捨ててもらいます。

　当薬局では、「2分の1個」「3分の2個」「4分の3個」「5分の4個」などの指示が処方医から出ている場合は、切る位置を油性

127

ペンで書いて交付しています。時間があるときに、薬局で実際に切って重量を量り、適切な切断位置を調べておくとよいですね。

坐薬の服薬指導では、挿入後に坐薬が肛門から出た場合の対応を説明しておくことも重要です。挿入直後に出てきた場合は、どの薬剤でもすぐに入れ直します。一方、挿入後しばらくして排便で出た場合は、薬剤によって対処が異なります。

例えばアセトアミノフェンの坐薬では、坐薬が出た後、1時間ほど様子を見て、熱が下がらないときは、あまり吸収されていなかったと考えて、新しい坐薬をもう一度入れます。ジアゼパム坐薬は、挿入後15〜30分ほどで薬効成分が有効濃度域に達するため、挿入後30分以上経過してから坐薬が出た場合は、そのまま経過をみるように伝えています。ただし、坐薬が出たときの対応については、処方医により考え方が異なる場合があるので、各薬局で確認してください。

なお、ドンペリドンは坐薬より経口薬（細粒／ドライシロップ／錠／OD錠）の方が早く効果が出ます。Tmaxで比較すると、坐薬は2時間なのに対して、錠剤／OD錠が0.9時間、細粒／ドライシロップでは0.5時間と早くなっています。また、ドンペリドンを経口投与すると小腸から吸収される前に胃壁に直接働いて吐き気を止めるという別の働きがあるので坐薬より早く効きます。

水溶性基剤は室温での保存が可能

薬局では様々な坐薬を取り扱いますが、薬によって融点が異なり、常温保存できる薬と、冷所保存すべき薬があります。そのため、交付時に保存方法を適切に伝えることが重要です[1]。

坐薬を交付する際に、「念のために、冷蔵庫に保存してください」と伝えることは多いと思いますが、実際はどうなのでしょうか。表8に、小児に使用する主な坐薬を基剤別にまとめました。坐薬は基剤により、「油脂性坐薬」と「水溶性坐薬」に分けられます。油脂性基剤には、半合成油脂性基剤のハードファットなどが用いられています。これらは融点が体温より低く、直腸内で溶けて主薬を放出します。そのため、冷蔵庫で保存します。

一方、水溶性基剤にはマクロゴールやソフトゼラチンが用いられています。これらは、直腸内の水分を吸収して溶解し、主薬は

表8 ● 基剤別に見た主な坐薬一覧（筆者作成）

基剤の種類		一般名（商品名）
油脂性基剤 （体温で溶けるため 冷蔵庫で保存する）	グリセリン脂肪酸 エステル	ジクロフェナクナトリウム（ボルタレンサポ他）
	ハードファット	モルヒネ塩酸塩水和物（アンペック）
		セフチゾキシムナトリウム（エポセリン）
		アセトアミノフェン（アルピニー、アンヒバ、カロナール他）
		フェノバルビタールナトリウム（ルピアール、ワコビタール）
水溶性基剤 （体温で溶けず、体液 で溶けるので、室温 での保存が可能）	マクロゴール	ジアゼパム（ダイアップ）
		ドンペリドン（ナウゼリン他）
	ソフトゼラチン	抱水クロラール（エスクレ）

粘膜表面に広がり吸収されます。融点が体温より高いため、室温で保存できます。

　忙しいときには丁寧に説明できないこともありますが、特に、熱性けいれんで使うダイアップ坐剤などは、旅先で急に熱が出て受診しても、医療機関に在庫がない可能性があるので、保護者に常温で保存できることを伝えて、持ち歩いてもらうとよいでしょう。

イチジク浣腸は1歳未満には半量を使用

> **❗ ここがポイント**
>
> イチジク浣腸は年齢に応じた規格を選択。生後半年くらいまでは綿棒による刺激も有効。

　子どもの便が数日間出ない場合に、医師から浣腸を使うよう指導されることがあります。▶リーフレット P.379　医療用もありますが、ここではOTC薬のイチジク浣腸の使い方を紹介しましょう。

　OTC薬のイチジク浣腸は10mL、20mL、30mL、40mLの4規格があります（商品名は、イチジク浣腸10、同20、同30、同40）。小児では、年齢に応じてこれらを使い分けます。1歳未満には、イチジク浣腸10を1回1個の約半量（5g）使用します。1

図22 ● イチジク浣腸の使い方と綿棒浣腸の方法（筆者作成）

● 1歳未満の場合
オムツを替えるときの姿勢で浣腸します

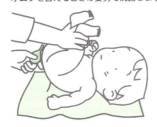

● 1歳を過ぎている場合
横向きで浣腸します

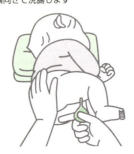

Ⅰ イチジク浣腸の使い方

(1) お尻の下にビニールシートやタオルを敷く
(2) キャップを外し、オリーブオイルなど（ベビーオイルでもOK）を付ける
(3) 細長い部分が隠れるまで十分に肛門に差し入れる。1歳未満は、おむつを替えるときの姿勢で挿入する。1歳を過ぎたら、体の左側を下にして横向きに寝かせて挿入する
(4) 浣腸をお湯（40℃くらい）に入れ、体温近くまで温めると使用時の不快感が軽減する（温度の上げ過ぎに注意）
(5) ゆっくり注入し、入れ終わったら、オムツやティッシュペーパーで肛門をしばらく押さえ、できるだけ排便を我慢させる

Ⅱ 綿棒浣腸の方法

(1) 綿棒の先にオリーブオイルなどの潤滑油を付ける
(2) 肛門に浅く（綿の白い部分が隠れるくらい）差し込んで肛門の内側を刺激する（このときに粘膜を傷付けないよう注意。優しくそっと刺激する）

歳以上6歳未満には1回10g、6歳以上12歳未満には1回20g、12歳以上には1回30gまたは40gを便秘の症状に合わせて使用します。

使い方は、キャップを外して、細長い挿入部が隠れるまで十分に肛門に差し入れます。

1歳未満は、オムツを替えるときの姿勢で挿入します。1歳を過ぎたら、体の左側を下にして横向きに寝かせて挿入してください（図22）。ゆっくり注入し、入れ終わったら、オムツやティッシュペーパーで肛門をしばらく押さえ、できるだけ我慢させると効果が得られやすくなります。紙オムツをすばやくはかせて、赤ちゃんが排便するのを待ちます。1歳以上の小児は、紙オムツのほか、

可能であればおまるやトイレで排便させてください。

　また、浣腸をお湯（40℃くらい）に入れ、体温近くまで温めると使用時の不快感が軽減します。挿入部にオリーブオイルなど（ベビーオイルでもOK）を付けると挿入しやすくなります。効果が得られない場合は、同量をもう一度注入しますが、2本目を使う場合は、1時間空けた方が効果的です。

　なお、1歳未満の乳児に約半量（5g）使用する場合は、容器の中ほどを2本の指で軽く押し、両指先が当たるまで注入した量が約半量になります。残りの液は廃棄します。生後半年くらいまでは綿棒による刺激でもよいでしょう。

参考文献
1）日経ドラッグインフォメーション 2017;231:49.

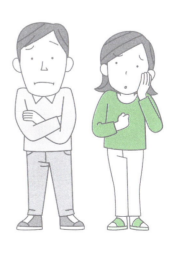

第**4**話

皮膚外用薬（塗り薬・貼付薬）

軟膏は塗布量や範囲、塗り方を具体的に説明

> **❗ ここがポイント**
>
> 軟膏は医師の指示を確認し、薬局でも塗り方を指導。
> 薬が余る場合は、使い方やアドヒアランスを確認する。

　塗り薬には保湿剤、副腎皮質ホルモン製剤（ステロイド）、抗菌薬、抗真菌薬などがあります。小児ではアトピー性皮膚炎や感染性皮膚炎、オムツかぶれ、虫刺されなどで使用されることが多いです。塗り薬の剤形には、軟膏、クリーム、ローションなどがあり、その剤形によって、塗りやすさや使用感、皮膚への浸透性や刺激感、保湿力などに違いがあります（**表9**）[1]。

　外用薬をどの程度塗っていいか知らない保護者は非常に多いです。塗り過ぎる人もいれば、量が少な過ぎる人もいます。外用薬

表9 ● 皮膚外用薬の剤形および基剤と特徴・使用感（文献1を基に筆者作成）

剤形	基剤	特徴・使用感
軟膏剤	油脂性軟膏剤（ワセリンなど）	・塗った後、落ちにくい ・肌に優しい ・ベタベタする（塗布するときに手にも付く）
クリーム剤	水中油型（O/W型）	・さらっとして、べたつきが少なく、軟膏より洗い流しやすい ・軟膏よりよくのびる ・やや刺激性が出るものがある印象
	油中水型（W/O型）	・軟膏剤と水中油型クリーム剤の中間のイメージ
ローション剤	乳剤性	・サラサラして、髪の毛がある部分にも塗りやすい ・薬剤を多く手に取ると流れるため、使い過ぎることがある
	溶液性	・冷感が一番強く、夏は気持ちがよい ・3タイプの中で一番刺激が強い

の服薬指導では、保護者が薬の塗り方について医師にどのような指示を受けているか確認し、薬局でも塗り方を指導しながらアドヒアランスを維持するためにフォローしていく必要があります。

▶リーフレット P. 376　▶リーフレット P. 377

塗布量の目安は1FTU

外用薬で処方される機会が多いのは、外用ステロイドです。塗り方指導では、フィンガー・チップ・ユニット（finger-tip unit：FTU）という外用量の単位がよく用いられます（**図23**）[2]。1FTUは、「口径5mmのチューブに入った外用薬を、大人の人さし指の指先から第1関節まで押し出した量」と定義されており、約0.5gに相当します。この量を大人の手2枚分（手のひらだけでなく指まで含む）の面積に塗布するのが、適切な塗布量です。子どもに塗る場合も、大人の人さし指の第1関節分を1FTUとして、大人の手2枚分に塗り広げます。

ローションの場合は、手のひらに1円玉くらいの大きさに垂らした量が1FTUです。134ページ**表10**は、日本アレルギー学会の「アトピー性皮膚炎診療ガイドライン2021」で紹介されている、FTUの単位を使って塗布した場合の、小児への外用ステロイドの使用量の目安です[2]。

外用ステロイドの塗り方で大事なことは、「こすってすり込むの

図23 ● 1 finger tip unit（1FTU）の考え方

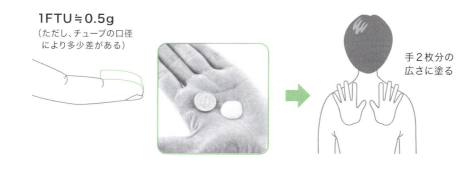

大人の人さし指の第1関節の長さが1FTU。ローションの場合は、手のひらに1円玉くらいの大きさに垂らした量が1FTU。これを手2枚分（手のひらだけでなく指まで含む）の広さに塗り広げる。

表10 ● 外用ステロイドの使用量の目安*

年齢	顔＆頸部	上肢片側	下肢片側	体幹（前面）	体幹（背面）
3〜6カ月	1FTU（0.5g）	1FTU（0.5g）	1.5FTU（0.75g）	1FTU（0.5g）	1.5FTU（0.75g）
1〜2歳	1.5FTU（0.75g）	1.5FTU（0.75g）	2FTU（1g）	2FTU（1g）	3FTU（1.5g）
3〜5歳	1.5FTU（0.75g）	2FTU（1g）	3FTU（1.5g）	3FTU（1.5g）	3.5FTU（1.75g）
6〜10歳	2FTU（1g）	2.5FTU（1.25g）	4.5FTU（2.25g）	3.5FTU（1.75g）	5FTU（2.5g）

＊海外のデータも参考にされているため、日本人ではやや少なめに外用するのがよいと注釈が加えられている。
（文献2より引用、一部抜粋）

ではなく、優しく乗せるように繰り返し塗布する」ことです。特に、アトピー性皮膚炎の患児の肌は繊細です。強くこするとそれが刺激になって、症状を悪化させる恐れがあります。また、保護者の手のひらでのばさず、子どもの皮膚の上でのばすこともポイントです。保護者には「手のひらでのばすと、お子さんではなくお母さん（あるいはお父さんなど）の肌がきれいになるだけですよ」と説明するようにしています。 ▶動画

外用ステロイドは、処方医が薄く塗るよう指導していることもありますので、保護者が医師にどのような指示を受けているか確認した上で、服薬指導してください。また、FTUの考え方はヒルドイドソフト軟膏（一般名ヘパリン類似物質）などにも用いられますが、プロトピック軟膏（タクロリムス水和物）については、年齢（体重）ごとに1回の塗布量の上限や1日の塗布回数が決められていることに注意が必要です。

チューブの口を肌に直接付けない

塗り方のコツは、軟膏を均等に塗り広げるために、1回の塗布量を手や指に取り、塗布する部位に点在させて置いてから塗り広げることです。軟膏のチューブの口は角が鋭くなっていることがあるので、柔らかい小児の肌に直接触れると傷付ける恐れがあります。また衛生面からも、チューブの口を患児の肌に直接付けて塗り薬を出さないように保護者に説明します。

塗布範囲が広い場合には指先から手のひらまで全面を使用して塗りのばします。一方、塗布範囲が狭い場合には、塗っている手掌への薬剤の付着を減らすために指の腹だけで塗りのばします。

　皮膚の炎症が強い部分は吸収率が高いので、すり込んで塗る必要はありません。肌の表面は凹凸になっているため、塗る量が少なかったり、すり込んだりすると、丘疹の上部など肝心なところに軟膏が塗られていない状態になりやすいです[3)]。1FTUを手2枚分の面積に塗布すると少しべたつきますが、これが適切な量です。軟膏を皮膚に乗せるようにたっぷりと塗ることが重要です。

　適正な量を塗布すれば、肌の表面が光沢を帯びて見えます。「軟膏を塗った後にティッシュペーパーが貼り付く程度」と説明されることもあります。最初はFTUを用いて塗布してもらいますが、慣れてくれば、塗った後の肌の状態で適切な塗布量を判断できるようになります。

図24 ● 乳幼児への軟膏の塗り方のコツ (筆者作成)

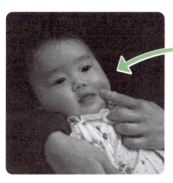

● **顔**
口の周りは、よだれなどの汚れをいったん拭き取ってから塗る。目の周りは薬が目に入らないように塗る。

● **頭皮**
髪を洗うか、拭いて清潔にしてから塗る。髪をかき分けて地肌を出し、指先で患部に置くように、薬を付ける。髪の流れに沿って指を動かすと、肌にうまくなじむ。

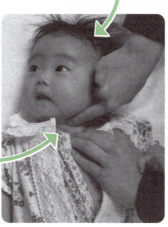

● **首**
赤ちゃんの首回りはくびれが多いので、くびれを伸ばして外用薬を塗る。寝かせて、顎を少し上向きにすると塗りやすくなる。

● **お尻**
うんちをしたり、汚れたりしたら、座浴やシャワーで洗ってお尻やくびれの部分を清潔にしてから、外用薬を塗る。洗った後はタオルで優しく押さえて拭き、よく乾かす。すぐにオムツを当てず、お尻を乾かしてから、軟膏を塗る。お尻のくびれにもしっかり外用薬を塗る。

来局時に、前回処方された外用薬がたくさん残っているようであれば、アドヒアランスが悪い、塗る量が少ない、一部にしか塗っていないなど、使い方が間違っている、あるいは自己判断で使用を中止している可能性があります。服薬指導では、どのように塗っているかを保護者に聞いて、適切な塗り方を丁寧に伝えていく必要があります。

　乳幼児の肌は柔らかく、ふっくら脂肪が付いていて、汗かきなので、体の部位によって塗り方にコツがあります（135ページ図24）。体幹に塗るときは、ゴシゴシと強く皮膚に塗り込むのではなく、まず、皮膚上に点状に保湿剤を置いて、皮膚の流れに沿って、優しくスーッとのばすことが基本です。腹部や背中は、首に近い方からお尻の方向に向かってのばします。四肢に塗るときは、付け根から指先に向かってのばしていきます。▶動画

保湿剤は入浴後できるだけ早く塗る

　保湿剤には、ワセリンやアズレンなどの油脂性軟膏、亜鉛華軟膏、尿素製剤、ヘパリン類似物質などがあります。入浴後に塗るよう指示されていることが多いです。

　入浴後、皮膚の水分量は時間がたつほど減るため、水分を拭き取ったらできるだけ早く保湿剤を塗って皮膚からの水分の蒸発を防ぐことが重要です。服薬指導では、皮膚の水分を保つために、「お風呂上がりに早めに塗ってください」と伝えています。

　ただ、これだけで説明を済ませると、塗り忘れた場合に、入浴後以外の時間に塗っても効果がないと思って、塗布しない保護者がいるかもしれません。そのため、私は、「塗り忘れて後から塗っても、効果は得られます。毎日塗ることが重要です」と付け加えています。

保湿剤によるスキンケアでアトピーは防げる？

> **❗ ここがポイント**
>
> アトピーガイドライン2021は、発症予防目的の新生児からの保湿剤外用について「一概には勧められない」。ハイリスク児では有用な可能性も？

日本皮膚科学会の「アトピー性皮膚炎診療ガイドライン 2018」には、「出生直後から保湿剤の外用によるスキンケアを行うことは、アトピー性皮膚炎の発症リスクを下げるという報告もみられる」[4]と書かれてありました。我が家でも、長女の子どもは生まれたときからずっと保湿しており、おかげさまで目立った湿疹も出ずに無事成長しています。孫が生まれた当時は、出生直後から外用保湿剤によるスキンケアを行うと、アトピー性皮膚炎の発症が抑制されるという2014年に英国、米国[5]、日本[6]で発表されたリポートを参考にしました。特に、国立成育医療研究センターの試験を基にした日本のリポート[6]では、当薬局でも販売している保湿剤を使用することでアトピー性皮膚炎の発症が32％抑制されることが報告されていました（138ページ**図25**）。

ところが、2021年に3年ぶりに改訂された「アトピー性皮膚炎診療ガイドライン 2021」を見ると、「CQ11：アトピー性皮膚炎の発症予防に新生児期からの保湿剤外用は勧められるか」に「現時点においてアトピー性皮膚炎の発症予防に新生児期からの保湿剤外用は一概には勧められない」と書かれてあります[7]。

2018年から3年の間に何が起こったのでしょうか。実は2019〜20年の間に3つのランダム化比較試験が行われ、保湿剤外用によるアトピー性皮膚炎発症予防についてはいずれも否定的な結果となりました[8〜10]。特に、Dissanayake らの試験[8]では、保湿剤外用に加えてビフィズス菌とオリゴ糖のシンバイオティクスを併用し、また Skjerven らの試験[10]では食物早期摂取も行っていましたが、いずれの操作を併せても、アトピー性皮膚炎の発症予防効果は見いだせませんでした。

このように、相反するランダム化比較試験の結果が示されたの

137

図25 ● アトピー性皮膚炎を発症しなかった乳児の割合

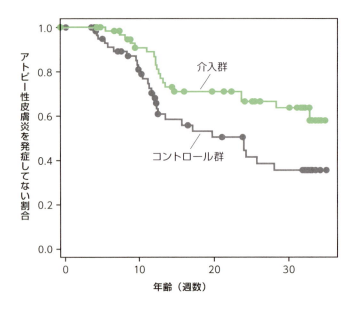

保湿剤によるスキンケアをした介入群とコントロール群を比較（p＝0.012）
（文献6より引用）

で、「アトピー性皮膚炎の発症予防に新生児期からの保湿剤外用は一概には勧められない」という結論になったようです。

　ただ、2021年のガイドラインでは、各報告の対照群のアトピー性皮膚炎発症率が8〜47％と試験によって大きく隔たっていることが指摘されており、「対象者の背景（発症リスクの有無あるいは強弱、アドヒアランス、気候）、対照における保湿剤許容範囲、使用される保湿剤の特性・薬効、介入期間、評価時期・方法等の要因により結果が異なる可能性が考えられる」とも書かれてあります。

　この結果は、薬剤師にとっても悩ましいものです。以下は、個人的な意見ですが、ハイリスクな児（例えば、両親またはきょうだいの1人でもアレルギー疾患を持っている）の場合はスキンケアの早期介入は有用だと思います。また、「アトピー性皮膚炎が発症するのでは」と心配している保護者へは勧めてもよいのではと思います。ちなみに、我が家では最近誕生した孫にもスキンケアを勧めています。これからどう成長するのか？果たして肌の状況は？──と、見守っていこうと思います。

ツロブテロールテープは皮膚のかぶれに注意

> **❗ ここがポイント**
>
> 皮膚のかぶれは、貼付部位を毎回変えて、保湿剤を塗ることで予防できる。剥がれたときの対応も説明する。

　小児で使用する貼付薬で処方頻度が高いのは、経皮吸収型β_2刺激薬のツロブテロール（商品名ホクナリン他）です。ツロブテロールテープはゆっくりとツロブテロールを放出し、貼付して8〜12時間後に血中濃度がピークに到達します。

　喘息発作や咳き込みは早朝に起こることが多いので、夕方から夜に同薬を貼付すると、ちょうど夜中から早朝にかけて効果がピークとなり、喘息発作を予防することができます。一般には、1日1回、夜の入浴後のタイミングで貼り替えるよう指導するケースが多いです。

投薬時に貼付し、初日は2枚使用する

　悩ましいのが、午前中に受診し、同薬が処方された患児への対応です。全身性貼付薬は効果が出るまでに時間がかかるため、できるだけ早く貼るのが望ましいです。そのため、当薬局では、医師の同意を得て、「初日は帰宅後すぐに1枚貼ってください。そして入浴後に新しい薬に貼り替えてください」と指導しています。つまり、初日は24時間使用せず、入浴後に貼り替えてもらい、その後は、お風呂の後に貼り替えるサイクルにしています。

最も多い副作用は、貼付部位のかぶれ

　小児の場合はどうしても剥がしてしまうことが多いので、子どもが自分で手の届かない背中に貼付します。また、損傷皮膚に貼付すると、薬剤の皮膚透過性が高まり、薬の血中濃度が上昇する

ので、傷がある部分に貼らないように指導します。

ツロブテロールテープで最も多い副作用は、貼付部位の皮膚症状（かぶれ）です。承認時の報告で、小児では9.99％の患児に皮膚症状が認められています（紅斑・適用部位紅斑［5.2％］、掻痒症・適用部位掻痒感［4.7％］）。

服薬指導では、皮膚のかぶれを予防するために、貼付部位を毎回変えるよう指導します。皮膚のかぶれは、テープを剥がした後、貼付部位を洗い、保湿剤を塗ることである程度予防できます。

剥がれたときの対応を説明

患者や家族からの質問で多いのが、剥がれたときの対応です。一度剥がれてしまうと、再度貼付しても十分に薬剤が経皮吸収されないため、新しいテープを貼付し直す必要があります。剥がれた後、新しいテープを貼付したとしても、ホクナリンの経口薬を服用した場合よりも最高血中濃度が高くなることはないので問題はないと、メーカーは説明しています（図26）[11]。

ただ、ホクナリンテープの健常成人における貼付12時間後の皮膚移行は、24時間貼付時の約85％に相当します。つまり、貼付後12時間経過していれば、薬の大半は吸収されていると考えてよいと思います。当薬局では、「貼ってすぐに剥がれた場合は、新しいものを再度貼付してください。貼ってから12時間以上たって剥がれた場合は、お薬が体に入っているので、すぐに新しいのを貼らずに、次の時間になるまで待ってください」と保護者に伝えています。

さて、ホクナリンテープも後発品がよく使用されるようになっています。しかし、先発品の薬物放出システムが特許で守られていた期間があったため、後発品では先発品と同じ徐放性を出す技術が使われていません（ただし、今後開発される可能性はあります）。このため後発品企業は独自の技術でツロブテロールテープを作っており、後発品の経皮吸収速度が先発品と異なることが報告されています[12]。そのため、日本小児アレルギー学会の「小児気管支喘息治療・管理ガイドライン2023」では、後発品の使用に注意を促しています[13]。

薬局では、先発品から後発品に変更になったタイミングなどで、

図26 ● 再貼付時の血中濃度推移のシミュレーション

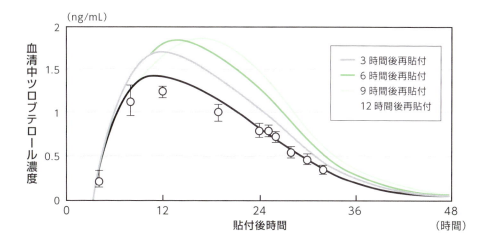

ホクナリンテープ2mg再貼付後の血中濃度推移のシミュレーション。再貼付後の血中濃度は最高でも再貼付しないときの1.3倍程度であり、経口（ホクナリン錠1mg）投与時の最高血中濃度と比較して、3分の2以下となる。従って、再貼付の過量投与による副作用は発現しにくいと考えられる。

（文献11より引用）

患児の症状のコントロール状態に変化がないかをチェックする必要があります。

アトピー患児では後発品に注意

　また、日本アレルギー学会の「喘息予防・管理ガイドライン2021」の「7. 薬物によるコントロール」の長時間作用性β₂刺激薬（LABA）の項目にも、ツロブテロールテープのことが書かれています[14]。具体的には、「貼付薬は後発品が使用可能であるが、薬物貯留システムの違いから皮膚の状況によっては先発品とは経皮吸収速度が異なるため、注意が必要である」と明記されています。

　ツロブテロールテープを先発品から後発品に変えることによって喘息の症状が増悪することは、ツロブテロールテープの後発品が上市された直後から言われてきました。文献を調べると、先発品から後発品に切り替えたところ、思わぬ増悪をみた2症例が報告されています[15]。

図27 ● ホクナリンテープと後発品の皮膚透過性
（ラットで実験。正常皮膚と剥離皮膚で比較）

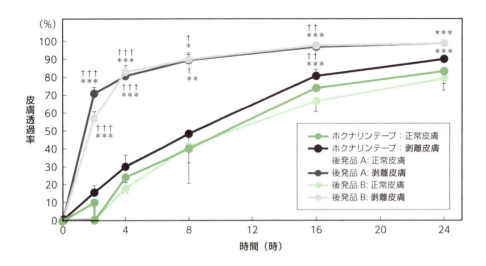

皮膚剥離は粘着テープを付けて剥がすことにより行った（tape-stripping）。＊：$p<0.05$、＊＊：$p<0.01$、＊＊＊$p<0.001$ vs 正常な皮膚ラット、†：$p<0.05$、††：$p<0.01$、†††：$p<0.001$ vs ホクナリンテープ

（文献12より引用）

　2021年の「喘息予防・管理ガイドライン」で引用された文献[12]では、ラットの角質層をテープで剥がし、ツロブテロールの皮膚への透過性を調べています（**図27**）。ツロブテロールの皮膚への浸透は、貼付薬からの放出と角質層への浸透という2つの律速段階があります。正常な皮膚にテープを貼ってもホクナリンテープとその後発品では差がありません。しかし、角質層を剥がすと、後発品では皮膚浸透性が一気に亢進します。ホクナリンテープは薬物のテープからの放出が制御されているのに対し、後発品ではテープからの放出はあまり制御されておらず、角質層での律速段階が壊れると、皮膚への薬剤透過性が制御できなくなることを、このデータは示しています。

　ホクナリンテープは、貼付薬からの薬物放出をコントロールするために結晶レジボア構造を取っています（**図28**）。テープの中には溶解したツロブテロール分子と均一に分散したツロブテロール結晶が共存しており、溶解したツロブテロール分子は皮膚に移行し、同時に減少したツロブテロール分子を補うために、結晶から薬物の溶解拡散が起こり、膏体中の溶解薬物濃度を一定に保ちます。つまり、結晶がツロブテロールの貯留槽となることで、テー

図28 ● 結晶レジボア構造によるツロブテロールの放出コントロール

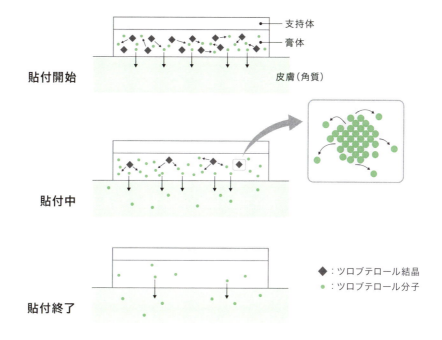

(文献11より引用)

プ中のツロブテロール分子濃度を長時間にわたって一定に保持できます。この機構によって、テープからツロブテロールが一定の速度で放出されます。

　ツロブテロールテープに使用されている添加剤を先発品と後発品で比較してみました（144ページ表11）[16]。先発品のホクナリンテープと後発品の添加物は大きく異なります。ツロブテロールの物質特許は切れているのですが、後発品の開発時に、この製剤技術の特許は切れていなかったため、後発品企業はホクナリンテープのレジボア構造を使うことができなかったからです。そのため、ホクナリンテープと「同等の有用性」が得られるよう異なる添加物の使用、または製剤処方の工夫など、先発品の製剤特許に抵触しない方法を見いだして製剤化したと考えられます（とても涙ぐましい努力をしています）。

　それでは、それぞれのインタビューフォームを見てみましょう。ここではツロブテロールテープ「日医工」を表示します（144ページ表12）。「薬物動態に関する項目」の「吸収」を見てみると、血中濃度時間曲線下面積（AUC）$_{0\to 48}$も、最高血中濃度（C_{max}）も、

表11 ● ツロブテロールテープの基剤と成分名

基剤	製品	成分名
ゴム系	ホクナリンテープ	ポリイソブチレン、ポリブテン、脂環族飽和炭化水素樹脂
	後発品A	スチレン・イソプレン・スチレンブロック共重合体、テルペン樹脂、ポリブテン、流動パラフィン、ミリスチン酸イソプロピル
	後発品B	オレイン酸、脂肪芳香族飽和炭化水素樹脂、ジブチルヒドロキシトルエン、スチレン・イソプレン・スチレンブロック共重合体、ポリブテン、流動パラフィン
アクリル系	後発品C	アクリル酸2-エチルヘキシル・メタクリル酸2-エチルヘキシル・メタクリル酸ドデシル共重合体、スクワラン、パルミチン酸イソプロピル
	後発品D	アクリル酸2-エチルヘキシル・ジアセトンアクリルアミド・メタクリル酸アセトアセトキシエチル・メタクリル酸メチル共重合体、ミリスチン酸イソプロピル

(文献16より引用)

表12 ● ツロブテロールテープ0.5mg「日医工」の薬物速度論的パラメータ

	判定パラメータ		参考パラメータ	
	$AUC_{0 \to 48}$	C_{max}	T_{max}	$t_{1/2}$
	(ng·hr/mL)	(ng/mL)	(hr)	(hr)
ツロブテロールテープ 0.5mg「日医工」	5.79 ± 1.05	0.288 ± 0.067	9.6 ± 1.3	10.9 ± 1.4
ホクナリンテープ 0.5mg	5.76 ± 1.09	0.267 ± 0.057	12.0 ± 2.0	9.9 ± 1.2

(ツロブテロールテープ「日医工」のインタビューフォームより引用)

先発品と後発品で大きな差はありません、健常人に使う場合にはあまり気にしなくてもよいようです。しかしよく見ると、有意差はないものの最高血中濃度到達時間（T_{max}）が後発品の方が早い気がします。では、他の後発品ではどうでしょうか。調べてみると、ほとんどの後発品が T_{max} が早くなっています。すなわち、後発品の方がやや早く放出することが分かります。

　ただし、このことをもって先発品でなくてはならないわけではありません。薬物動態でそこまで大差がないのですから、注意して使えば問題ないはずです。後発品で問題になるのは皮膚の角質層にダメージを受け、バリア機能が低下した場合のみだからです。

　角質層のダメージと言えば、アトピー性皮膚炎や高齢者の乾燥した肌などを思い起こします。特に、喘息を発症しているお子さんの29.3%はアトピー性皮膚炎を併発しています[3]。皮膚科に

定期的に通っている子ども、または保湿剤や外用ステロイドが定期的に処方されている子どもに喘息の発作が出ているときなどは注意が必要です。薬局で後発品に変更する際に薬剤特性を考慮することも、薬剤師の大切な役割だと思います。

参考文献

1）「スキルアップのための皮膚外用剤Q&A 改訂2版」（南山堂、2011）
2）日本アレルギー学会「アトピー性皮膚炎診療ガイドライン2021」（協和企画）
3）日経ドラッグインフォメーション 2017;235:PE35-6.
4）日本皮膚科学会「アトピー性皮膚炎診療ガイドライン2018」
5）J Allergy Clin Immunol.2014;134:818-23.
6）J Allergy Clin Immunol.2014;134:824-30.
7）日本皮膚科学会「アトピー性皮膚炎診療ガイドライン2021」
8）Int Arch Allergy Immunol.2019;180:202-11.
9）Lancet.2020;395:962-72.
10）Lancet.2020;395:951-61.
11）ヴィアトリス製薬「ホクナリンテープ製品基本情報」. http://hokunalin.jp/doctor/products/features/released.html
12）Biol Pharm Bull.2010;33:1763-5.
13）日本小児アレルギー学会「小児気管支喘息治療・管理ガイドライン2023」（協和企画）
14）日本アレルギー学会「喘息予防・管理ガイドライン2021」（協和企画）
15）アレルギー・免疫 2008;15:958-63.
16）薬局 2013;64:3175-9.

第**5**話

点眼薬

目薬はあっかんべーのポーズで差す

> **! ここがポイント**
>
> 泣いているときに点眼しない。怖がる場合は、目をつ
> ぶらせて目頭に差すなどの方法もある。

　乳幼児に目薬を差すのは至難の業です。目の前に目薬の先端を
見せつけられると、すぐ目を閉じてしまいます。熱心な保護者は
お子さんを羽交い締めにして目薬を無理やり差そうとしますが、
お子さんが泣いてしまうと涙で薬が流れてしまい、十分な効果は
得られません。かつて、製薬会社のリーフレットには、足で体を
抑えて、無理やり子どもに目薬を差しているイラストがありまし
たが、今は保護者の膝にお子さんの頭を乗せているイラストに変
わりました。

乳幼児では就寝中に点眼

　当薬局では、「"あっかんべー"のポーズで点眼して」と指導して
います。 ▶動画 子どもの頭を保護者の膝の上に乗せて、保護者
が小児の下まぶたを指でそっと下げて、目薬を差します。子ども
が怖がる場合は、目をつぶってもらい、目頭の部分に点眼し、そ
の後で子どもに目を開けてパチパチしてもらうように説明してい
ます[1]。 ▶リーフレット P.378 ▶動画

　点眼薬の1滴は通常30〜50μLです。結膜嚢（まぶたと眼球
との隙間）にためることができる最大液量は成人で25〜30μL
といわれており、このうち涙液量は7μL程度ですので、点眼薬の

動画

量は1滴で十分と考えられます[2]。過量投与すると、目から鼻腔に流れた薬液の一部が、口腔内粘膜や咽頭粘膜に達し、不快な苦味を感じやすくなりますので、「1回に1滴で十分」であることを伝えることも重要です。

　乳幼児でうまく点眼できないときには、「寝ている間に点眼してください」と伝えています。「寝ている間に点眼すると、薬が目にたまってよくないのでは」と心配する保護者がいますが、涙液は寝ている間も絶えず流れて目の表面を洗い流していますので、問題はありません。

　ただ、熟睡していないと、点眼すると起きてしまうことがあるので、夜中や早朝の眠りが深い時間に差すのがお勧めです。お昼寝のときは点眼の刺激で起きることが多いので、起こしてもいい時間に差すとよいですね。

参考文献
1）日本眼科医会「点眼薬の適正使用ハンドブック-Q&A-」
2）調剤と情報 2014;20:1116-9.

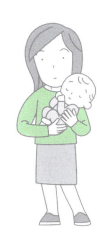

第**6**話

注射薬

エピペンは「迷ったら打つ」

> **❗ ここがポイント**
>
> 練習用トレーナーを用いて薬剤師も手技を押さえて
> おこう。保育・教育の現場における教職員への指導も
> 薬剤師の重要な役割の1つ。

2021年、日本小児アレルギー学会の「食物アレルギー診療ガイドライン2021」が発行されました[1]。5年ぶりの改訂です。筆者がまず注目したのは、アナフィラキシー補助治療薬のアドレナリンキット（商品名エピペン）の項目です。「アドレナリン自己注射薬の処方」という項目が新設され、前回のガイドラインに比べてより詳しく書かれていました。

エピペンを自分自身に使用した経験のある薬剤師は、あまりいないかもしれません。しかし、目の前にアナフィラキシーを起こして倒れた子どもがいれば、近くにいる大人がエピペンを注射してあげなければ、死亡する恐れがあります。そのようなとき、エピペンを打ったことも打つ練習もしたことがなければ、我々薬剤師であっても、エピペンを注射することをためらってしまうでしょう。学校や保育園では、58％が教員や保育士によってエピペンが使用されていたそうです[2]。急を要する現場に居合わせた場合、医師以外の教職員などがエピペンを注射することは法律違反にはなりません。

エピペンを使用する際に重要なのが研修で、そのときに用いるのがエピペン練習用トレーナーです（**写真5**）。外見はエピペンとほぼ同じですが、針が付いていないので、操作しても針が刺さったり、薬液が出てきたりすることはありません。練習用トレーナー

写真5 ● エピペン練習用トレーナー

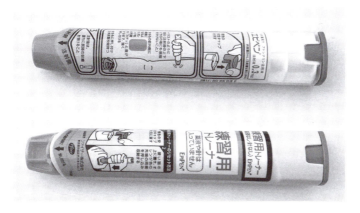

図29 ● 講習会前後のエピペンを使用する前の気持ちの変化

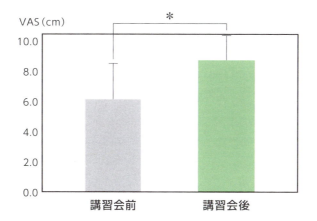

（文献3より引用、図30も）

図30 ● 講習会前後の注射に対する意識の変化

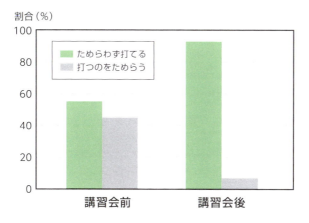

は販売元から借りることができます。

筆者はこれまで、近隣の保育園、小学校、中学校、高校に出向き、練習用トレーナーを用いて教職員にエピペンの使い方について講習会を行ってきました。

講習会の効果を調べるため、アナフィラキシーを起こしたことのある子どもを対象に、エピペンを使用する気持ちを Visual Analogue Scale（VAS）法によって調べました。エピペンを使用する前の気持ちを「打ちたくない」を0cm、「積極的に打つ」を10cmとして、現在の気持ちを長さで示してもらった結果、講習会前、エピペンを使用する気持ちは6.1±2.4cm（平均値±標準偏差）だったのが、講習会後には8.7±1.7cmと有意に向上しました（P＜0.01、149ページ図29）[3]。また、「打つのをためらう」（5cm以下）が、講習会前には半分弱いましたが（45.2%）、講習会後には9割以上の人が「ためらわずに打てる」になりました（97.8%、149ページ図30）。

筆者は講習会で、以前、東京都調布市で、牛乳アレルギーの女児が給食でアナフィラキシーショックを起こし、亡くなった事故のことを伝えています。様々な要因が重なって不幸な事故が起こりましたが、その要因の1つにエピペンの投与が遅れたことが挙げられています。そのため、エピペンは「迷ったら打つ」ということを講習会では必ず繰り返し伝えることにしています。

「食物アレルギー診療ガイドライン2021」にも、事前の研修の重要性が記載されています。そして、医療関係者個人の考えに基づいた指導は現場の混乱を招くため、学校や保育所などを対象としたガイドラインを参考に指導するよう書かれています。

具体的には、日本学校保健会「学校のアレルギー疾患に対する取り組みガイドライン《令和元年度改訂》」、厚生労働省「保育所におけるアレルギー対応ガイドライン（2019年改訂版）」、東京都福祉保健局「子供を預かる施設における食物アレルギー日常生活・緊急時対応ガイドブック」などがありますので、研修を行う場合は、それぞれの教育機関に合わせてガイドライン等を事前に読み込んでから実施するとよいと思います。

アトピーへのデュピルマブ処方、保存方法と副作用の確認を

⚠ ここがポイント

抗体医薬の自己注射製剤が普及。注射器の自宅での保存方法や手技を再確認するとともに、注射部部位の紅斑・疼痛などの副作用説明を丁寧に。

　アトピー性皮膚炎の治療方法には、（1）薬物療法、（2）皮膚の生理学的異常に対する外用療法・スキンケア、（3）悪化因子の検索と対策──があります[4]。

　薬物療法では外用ステロイドを第一選択薬とし、タクロリムス水和物（商品名プロトピック、プログラフ他）、デルゴシチニブ（コレクチム）、ジファミラスト（モイゼルト）などの使用が基本となります。皮膚の生理学的異常に対する外用療法としては、白色ワセリンやヘパリン類似物質含有製剤（ヒルドイド他）などが用いられます。

　しかし、抗炎症外用薬による適切な治療を一定期間施行しても十分な効果が得られず、強い炎症を伴う皮疹が広範囲に及ぶ患者には、デュピルマブ（遺伝子組換え）（デュピクセント）やバリシ

症例1

11歳女児（35kg）、アトピー性皮膚炎

［処方箋］
（1）【般】ジフルプレドナート軟膏0.05％　100g
　　　ヒルドイドソフト軟膏0.3％　100g
　　　　　　1日2回　朝夕　躯幹・四肢に塗布
（2）ロコイド軟膏0.1％　10g
　　　　　　1日2回　朝夕　顔に塗布
（3）デュピクセント皮下注200mgシリンジ2mL　6本
　　　　　　1回1本　大腿部に皮下注射　2週に1回（日曜）

チニブ（オルミエント）などの投与が検討されます。

　遺伝子組換えヒト型モノクローナル抗体の皮下注射製剤である
デュピルマブは、ヒトインターロイキン（IL）-4、IL-13のシグナ
ル伝達を阻害し、これらの2型サイトカインを契機とした Type2
炎症を改善します。Type2炎症は気道や肺疾患とも関係している
ため、同薬は皮膚疾患（アトピー性皮膚炎、結節性痒疹、特発性
の慢性蕁麻疹）や鼻茸を伴う慢性副鼻腔炎に加え、気管支喘息に
も適応があります（いずれも、既存治療で効果不十分な患者に限
る）。結節性痒疹と鼻茸を伴う慢性副鼻腔炎は成人のみの適応です
が、特発性の慢性蕁麻疹と気管支喘息は12歳以上の小児と成人
に適応があります。さらにアトピー性皮膚炎についても、2023
年12月、6カ月以上の小児に適応が追加されました。

　デュピルマブ投与中は病変部位の状態に応じて抗炎症外用薬を
併用することとなっており、保湿外用薬も継続する必要がある点
には注意が必要です。また、小児のアトピー性皮膚炎に投与する
場合、成人と用法・用量が異なる点も押さえておきましょう。

　成人は、初回に600mgを投与しその後は1回300mgを2週
間隔で投与しますが、生後6カ月以上の小児の場合、5kg以上
15kg未満は1回200mgを4週間隔、15kg以上30kg未満は1
回300mgを4週間隔、30kg以上60kg未満は初回400mgを
投与後1回200mgを2週間隔、60kg以上は初回600mgを投
与後1回300mgを2週間隔で投与します。

　例えば症例1は、これまで外用療法を行っていたものの効果が
不十分だったため、デュピクセントが新たに追加された11歳女
児の処方箋です。前回受診時は院内で注射してもらって打ち方を
教わり、今回から自宅で自己注射することになりました。

　処方箋を見ると、この女児は体重35kgのため、初回の
400mgをクリニックで注射し、その後2週間間隔で1回200mg
を注射する計画であることが分かります。

　一般に、薬局に処方箋を持ち込む段階では、患者がきちんと自
己注射できることが病院やクリニックで確認されていることが多
いです。薬局では、注射器の保存方法や手技の再確認とともに、
副作用の確認を行う必要があります。

　デュピルマブの使用方法として、注射器は箱に入った状態で冷
蔵庫で保存します。注射前には冷蔵庫から取り出し、シリンジで
あれば30分以上、ペンの場合は45分以上、平らな場所に置き室

温に戻します。患者自身が注射する場合は、臍から5cm以上離れた腹部か大腿部に打ち、患者以外の家族などが注射する場合は上腕部の外側に打ちます。シリンジの場合、製薬会社が用意している専用の補助具（マイデュピ）を用いると注射針が見えなくなるため、恐怖感の軽減につながります。

デュピルマブの主な副作用は、注射部位が痛くなる、赤く腫れる、痒くなる、出血するなどの注射部位反応です。それ以外にも、頻度は低いですが口腔ヘルペスや結膜炎なども報告があります。このような症状が出た場合は受診または薬局に連絡するよう指導しましょう。

アトピー性皮膚炎は、痒みのある湿疹を主な症状として、改善や増悪を繰り返す。顔や手首、首、脚といった露出部位の湿疹により人前に皮膚を出すことが怖くなったり、痒みが激しく不眠になることもあるため、アトピー性皮膚炎をコントロールすることはQOL向上にもつながります。注射は恐怖心を抱きがちなので、抵抗感を払拭できるよう薬局でもしっかりフォローしていきましょう。

「食事2分前投与」が可能な超超速効型インスリン製剤

❗ ここがポイント

従来の超速効型インスリンより血糖降下発現が早いルムジェブとフィアスプは食直前の注射タイミングに注意。インスリン製剤は同一部位への繰り返し注射を防ぐ指導を。

小児での罹患が多い1型糖尿病は、主に自己免疫により膵β細胞が破壊され、インスリンが欠乏することによって発症します。日本の15歳未満の発症率は10万人当たり2.25人で、有病率は13.53人と報告されています[5]。

1型糖尿病の治療の基本はインスリン療法です。インスリンを

症例2

9歳男児、1型糖尿病

[処方箋]
(1) ルムジェブ注ミリオペン　2本
　　　　朝6単位　昼6単位　夕4単位　1日3回　朝昼夕食直前
(2) トレシーバ注フレックスタッチ　1本
　　　　1回8単位　1日1回　就寝前

頻回に投与し、インスリンの生理分泌に近似するようにした強化インスリン療法が基本となります。一般的には、基礎インスリン注射として持効型インスリン注射が、追加インスリン注射として超速効型インスリン注射が使用されます。強化インスリン療法では、総インスリン量を思春期前では0.7～1.0単位/kg/日、思春期では1.0～2.0単位/kg/日が必要となります。その30～45%を基礎インスリン注射、残りを追加インスリンとして3等分して投与します[6]。

　症例2は、1型糖尿病と診断されて入院し、強化インスリン療法が開始された9歳男児です。来局時に持参した処方箋を見ると、1日1回の基礎インスリン注射と、各食前の追加インスリン注射が処方されていることが分かります。

　来局時、男児の保護者から、「食事の直前、2分前に注射するように言われました。身内に糖尿病の者がいて同じようにインスリンを自己注射していますが、食事の15分前に注射しているようです。15分前でなくていいのでしょうか」と質問されました。

　この男児に処方されているルムジェブの成分は、ヒトインスリンのB鎖28位のプロリンをリジンに、B鎖29位のリジンをプロリンに置換したインスリンリスプロで、実はヒューマログと同じ成分です。ヒューマログのインスリンリスプロは、製剤中では6量体を構成していますが、皮下注射後に単量体へと解離する速さが速効型インスリン製剤よりも速く、皮下からの吸収が速いことから、超速効型インスリン製剤に分類されています。しかしながら、その作用発現は健常人の生理的なインスリン分泌パターンと比べると遅く、ヒューマログの添付文書では、投与タイミングは「食直前（15分以内）に投与」となっています。

一方、ルムジェブは生理的なインスリン分泌パターンに近づけるため、添加剤としてトレプロスチニルとクエン酸を加え、ヒューマログより作用発現を早くしました。その作用機序はトレプロスチニルにより注射部位の局所血管が拡張し、また、クエン酸により血管透過性が亢進することで、ヒューマログよりもインスリンリスプロの吸収が速くなり、その血糖降下作用の発現が早くなると考えられています。

男児は9歳（小学校4年生）と幼く、食事の時間の15分前という時間を遵守できないことを主治医が考慮し、より速効性があるルムジェブが処方されたものと考えられます。なお、同薬は食事開始後20分に投与した際の有効性と安全性も確認されているので、インスリンを食前に投与し忘れても食事開始から20分以内であれば安全に投与することが可能です。

ルムジェブと同じく、従来の超速効型インスリンより血糖降下発現が早い製剤に、フィアスプ（インスリンアスパルト［遺伝子組換え］）があります。同薬はノボラピッドと同じインスリンアスパルト製剤で、ニコチン酸アミドの添加により、初期吸収を速めた製剤です。

このように従来の超速効型よりも吸収が速いインスリン製剤を「超超速効型インスリン製剤」と呼ぶこともあります。ルムジェブとフィアスプのどちらが良いか気になりますね。両者を直接比較した試験によると[7]、両剤ともに従来のヒューマログやノボラピッドより食後高血糖を抑制しました。ただし血中濃度を見ると、ルムジェブの方がフィアスプより発現が若干早く、2時間後の消失も早いという結果でした。

注射手技の指導を丁寧に

インスリン自己注射の場合に重要なのが注射の手技です。

同一部位に繰り返し注射することで問題となるのが、リポハイパートロフィーです。これは皮下の脂肪組織が肥大化して脂肪の塊が生じ、組織が盛り上がるというものです。インスリンにより脂肪細胞への糖の取り込みが促進され、その糖が中性脂肪に変わり脂肪内に蓄積し、脂肪の塊ができ、組織が盛り上がります。発症率は1型糖尿病患者で約30%、若年患者では40%超と言われ

ています。発症部位への注射はインスリンの吸収が安定せず、血糖コントロールが悪化する恐れがあります[8]。

　リポハイパートロフィーと思われる症例を対象に調査したところ、インスリン注射部位にアミロイドーシスが発現していたことが報告されています。これはインスリンペプチドを前駆物質とするアミロイドの皮膚沈着と考えられ、貪食細胞内のインスリン分解酵素が何らかの原因で機能低下を来し、限局的に蓄積するのではと言われています[9]。アミロイドーシスはリポハイパートロフィーよりも硬く、消失までに時間を要するのが特徴です。アミロイドーシスの部位に注射すると、やはりインスリン吸収が阻害され、その阻害の程度はリポハイパートロフィーに比べても顕著であり、血糖コントロール不全の原因となります[10]。

　これらの皮膚症状を予防するため、注射部位をこまめに変えるように指導します。ただし、インスリンの吸収から作用発揮までの時間（吸収速度）は腹部＞腕＞大腿部の順に速いとされ、注射部位により異なるため、毎回の注射で大きく変えることはできません[11]。例えば、おなかに打つのであれば腹部の注射部位を①〜④に４分割し，最初の１週間は①の範囲内で注射します。翌週には②の範囲内で注射し、さらに翌週は③の範囲内で、と常に時計回りで変えていくと打ちやすい部位に漫然と打つのを防ぐことができます。

参考文献

1）日本小児アレルギー学会食物アレルギー委員会「食物アレルギー診療ガイドライン 2021」（協和企画）

2）Allergology International.2018;67:195-200.

3）第48回日本薬剤師会学術大会抄録 2015;357.

4）日本皮膚科学会「アトピー性皮膚炎診療ガイドライン 2021」

5）Diabet Med.2017;34:909-15.

6）小児内科 2023;55:697-702.

7）Diabetes Obes Metab.2020;22:1789–98.

8）Diabetes Care.2005;28:2025-7.

9）糖尿病 2015;58:34-40.

10）糖尿病 2015;58:388-97.

11）Diabetes Care.1996;19:1437-40.

4章

Q&Aでみる

薬剤ごとの服薬指導

解熱鎮痛薬や抗菌薬、抗ヒスタミン薬などの小児調剤でよく扱う薬剤
について、保護者や他の医療者からよく聞かれる質問とその回答例を
Q&A で紹介する。

第 1 話

解熱鎮痛薬

> **Q 熱さましはどんなときに使えばいい?**
>
> **A** 発熱による体力の消耗が激しい場合や、苦しくて眠れない場合に使用してください。

　解熱鎮痛薬は、かぜやインフルエンザのほか、咽頭炎や打撲などの痛みに頓用で処方されることが多いです。**症例1**は、かぜで小児科を受診した小児への典型的な処方箋の例です。

　保護者からは、解熱鎮痛薬使用のタイミングに関する質問をよく受けます。

　解熱鎮痛薬は対症療法薬なので、過度の発熱により、体力の消耗が激しい場合や苦しくて眠れない場合、家族が不安を感じている場合などに、状態を改善させる目的で使用するのがよいとされています。保護者は、「38〜38.5℃以上になったら服用させてください」などと医師から説明を受けていることが多いです。

　1回使用しても熱が下がらない場合は、1回目の使用から4〜6時間以上空ければ、もう1回使用してもよいと伝えています。また、時々、「処方された薬は全て使わなければいけない」と思っている保護者がいるので、必要なときにだけ使用するよう服薬指導で伝えてください。

症例1

2歳男児（13.8kg）、かぜ

［処方箋］ 【般】アセトアミノフェン坐剤200mg　3個
　　　　　　　1回3/4個　38.5℃以上の発熱時

＊ このほか、咳止めのチペピジンヒベンズ酸塩（商品名アスベリン）と去痰薬のL-カルボシステイン（ムコダイン他）が処方された。

158

表1 ● 小児に処方される主な解熱鎮痛薬（筆者作成）

一般名	代表的な商品名	1回投与量*	最大量*
アセトアミノフェン	・カロナール 　原末、錠200・300、細粒20％・ 　50％、シロップ2％、坐剤小児用 　50、坐剤100・200・400 ・アンヒバ坐剤小児用50mg・ 　100mg・200mg　他	10～15mg/kg （4～6時間以上の間隔 を空けて投与）	1日総量60mg/kg まで
イブプロフェン	・ブルフェン 　錠100・200、顆粒20％　他	3～6mg/kg/回 1日2～3回まで	200mg/回、 600mg/日

＊小児薬用量を記載
小児の解熱鎮痛薬の第一選択薬はアセトアミノフェン、第二選択薬はイブプロフェン。小児には、イブプロフェン以外の非ステロイド抗炎症薬（NSAIDs）は使うべきではないとされている。

● 小児の第一選択薬はアセトアミノフェン

　ここで、小児に処方される解熱鎮痛薬についてまとめてみましょう（**表1**）[1]。

　小児の解熱鎮痛薬の第一選択薬はアセトアミノフェン（商品名カロナール他）です。小児科ではよほどのことがない限り、解熱鎮痛薬は同薬が処方されます。成人で使われるイブプロフェン以外の非ステロイド抗炎症薬（NSAIDs）は、ライ症候群やインフルエンザ脳症との関連が指摘されていることや、小児に対する安全性が確立していないなどの理由から、小児には使うべきではないとされています。

　第二選択薬はイブプロフェン（ブルフェン他）ですが、積極的に使うことはありません。しかし「頭痛の診療ガイドライン2021」には、「小児・思春期の片頭痛急性期治療薬の第一選択薬はイブプロフェンである。アセトアミノフェンはイブプロフェンほどではないが有効であり、いずれも安全で経済的な薬剤である」と書かれています[2]。これは成人でも同様ですが、頭痛の場合はイブプロフェンも有用です。また、極めてまれですが、アセトアミノフェンで薬疹などの副作用が出た場合は、イブプロフェンを解熱鎮痛薬として使用することになります。

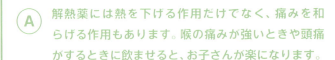

Q 熱はないが、痛みに解熱薬を飲ませて大丈夫？

A 解熱薬には熱を下げる作用だけでなく、痛みを和らげる作用もあります。喉の痛みが強いときや頭痛がするときに飲ませると、お子さんが楽になります。

　保護者の中には、「解熱薬は熱が上がったときだけに使用する」と考えている人が案外多く、「発熱・疼痛時」と書かれてある薬袋を見て、「子どもが、喉が痛いと言っているのですが、熱がなくてもカロナールを飲ませていいですか」と、薬局に電話が掛かってくることがよくあります。

　かぜによる咽頭炎やヘルパンギーナ、溶連菌による咽頭炎などでは、強い喉の痛みを伴います。また、発熱の初期には、頭痛を伴うことがあります。そのため、解熱鎮痛薬を交付する際には、鎮痛効果についても、あらかじめ説明しておくといいと思います。

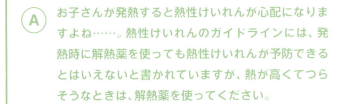

Q 熱性けいれんの予防に解熱薬は有効？

A お子さんが発熱すると熱性けいれんが心配になりますよね……。熱性けいれんのガイドラインには、発熱時に解熱薬を使っても熱性けいれんが予防できるとはいえないと書かれていますが、熱が高くてつらそうなときは、解熱薬を使ってください。

　熱性けいれんの既往があるお子さんを持つ保護者から、「けいれん予防のために解熱薬を使った方がいいですか」と聞かれることがよくあります。確かに、熱性けいれんは発熱時に起こるので、解熱薬を使えば予防できそうな気がします。しかし、答えは「NO」です。解熱薬の予防投与によるけいれん予防の有効性を示した明確なエビデンスは、実はないようです。

　日本小児神経学会の「熱性けいれん（熱性発作）診療ガイドライン2023」では、「熱性けいれんの再発予防のために解熱薬を使用すべきか」という項目で「再発予防のための使用は推奨されない」とされています（**図1**）[3]。実は、1つ前の同ガイドライン（2015

図1 ● 熱性けいれんの予防と解熱薬に関するCQ

> **CQ6-1　熱性けいれんの再発予防のために解熱薬を使用すべきか**
>
> 発熱時の解熱薬使用が熱性けいれん再発を予防できるとするエビデンスはなく再発予防のための使用は推奨されない（解熱薬使用後の再上昇による熱性けいれん再発のエビデンスはない。
> また、発熱による患者の苦痛や不快感を軽減し、全身状態の改善を図り、家族の不安を緩和するために解熱薬を投与することは他の発熱性疾患と同様に行ってよい）。

（文献3より引用、一部改変）

年）では、図1の後半の下線部分は書かれていなかったのですが、今回追加されました。

　皆さんも投薬時に「解熱薬は熱性けいれんの予防にはならないので使い過ぎないように」と指導していると思います。私もです。しかし、このことは高熱を患った熱性けいれんの患児に対して解熱薬の使用を制限する内容と誤解される可能性があります。今回の追記は、熱性けいれんの既往がない子どもと同様に、熱性けいれんの子どもに対しても、本来の使用法で解熱薬を使用してもよいことをあえて示しています。

　加えて、個人的に興味深く読んだのは、同ガイドラインの「解熱薬使用後の熱の再上昇による熱性けいれん再発のエビデンスはない」というくだりです。私の経験上、解熱薬でいったん熱が下がった後、再び熱が上がるときに熱性けいれんが起こる例が多い印象があり、保護者からも同様の質問を受けたことが何度かありました。しかし、ガイドラインによれば、解熱薬使用で発作が増えたというエビデンスはなく、「根拠は乏しい」とされています。

　では、熱性けいれんの既往があるお子さんへの、解熱薬の予防投与について、薬局で保護者にどのように説明すべきでしょうか。

　熱性けいれんのお子さんに解熱薬を使ってもけいれん発作は予防できません。ただし、使ったからといってけいれんを誘発することもありません。つまり、熱性けいれんの既往がある小児に対しても、普通のお子さんと同様に、熱が高くてつらそうなときに解熱薬を使用する、ということでよいと思います。

　なお、アセトアミノフェン坐薬とジアゼパム坐薬（ダイアップ）を併用する場合には、同時に挿入すると、両薬の基剤の違いが影

響し、ジアゼパムの直腸粘膜からの吸収が低下します。そのため、ガイドラインでは、ジアゼパム坐薬挿入から30分以上空けてから、アセトアミノフェン解熱薬の坐薬を挿入するよう勧めています。

> **Q 解熱薬は粉薬より坐薬の方が早く効く？**
>
> **A** 効果の発現時間に大差ありません。保護者の方やお子さんが使いやすい方を処方してもらえるように、主治医に相談してください。

保護者に「坐薬の方が粉薬よりも早く効くと聞いたことがあるのですが……」と言われることがあります。本当にそうなのでしょうか。

実は、薬剤師もよく持っている書籍「小児の薬の選び方・使い方改訂5版」には、血中濃度で比較した場合、「アセトアミノフェンでは坐薬より経口薬の方が早くよく効く」と書かれています[4]。

確かに、アセトアミノフェンを成分とするアンヒバ坐剤小児用

図2 ● アセトアミノフェンの坐剤小児用と細粒の血漿中未変化体濃度の推移

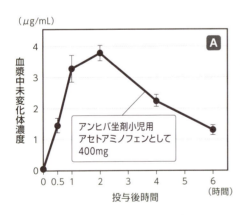

健康成人にアンヒバ坐剤小児用（アセトアミノフェンとして400mg）を単回直腸投与した際の血漿中未変化体濃度の推移

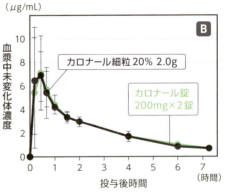

カロナール細粒20% 2.0gを健康成人男子に絶食単回経口投与して血漿中アセトアミノフェン濃度を測定（カロナール錠200mg×2錠とカロナール細粒50% 0.8gをクロスオーバー法で検討）

（アンヒバ坐剤小児用とカロナール細粒20%のインタビューフォームより引用、一部改変）

とカロナール細粒のインタビューフォームによると、カロナール細粒を服用した際の血漿中アセトアミノフェン濃度は約30分でピークに達していますが、アンヒバ坐剤小児用ではピークは投与後約2時間になっています（図2A、B）。

　薬物動態パラメーターで比較しても、カロナール細粒の最高血中濃度到達時間（Tmax）は0.43±0.23時間に対して、アンヒバ坐剤小児用では1.60±0.16時間と、カロナール細粒の方が、効果が早く出ることが分かります（表2）。

　ただ、実際に細粒の方が坐薬より早く効くかどうかについては、解熱効果で比較する必要があります。

　そこで、改めてインタビューフォームを見てみました。アンヒバ坐剤小児用では「薬効薬理に関する項目」に「38.0℃以上の発熱患児に本剤の100mgあるいは200mg坐剤を投与し体温変化を検討した結果、体温は投与後30分以内に下降し始め、1～2時間後にピークに達し4時間後まで効果が持続した」と書かれています（164ページ図3A）。

　一方、カロナール細粒では、治療に関する項目に、「小児の発熱に対するカロナール細粒の使用経験」として、「発熱性疾患計41例に対し、アセトアミノフェンとして1回量15mg/kgを頓用し97.6％の著効・有効率を認めた。投与後3～4時間で効果が最大となり、約2℃の体温下降を認めた」と書かれています。また、小児の発熱49例に対してアセトアミノフェンの投与量を3群に分けて検討されたデータが報告されています（図3B）。

　これらのデータから、体温低下作用の発現時間はそれほど大差ないように思えますし、むしろ坐薬の方が、効果のピークが早く

表2 ● アセトアミノフェン坐薬と細粒の薬物動態

	Cmax（μg/mL）	Tmax（時間）	AUC$_{0\sim\infty}$（μg・時間/mL）	t$_{1/2}$（時間）
アンヒバ坐剤小児用（アセトアミノフェン量で400mg）	4.18±0.31	1.60±0.16	20.36±1.75	2.72±0.26
カロナール細粒20%（2.0g）	9.1±3.2	0.43±0.23	19.20±2.04	2.45±0.21

アンヒバ坐剤は平均値±標準誤差（SE）、n=10。カロナール細粒は、平均値±標準偏差（SD）、n=14の値。
（アンヒバ坐剤小児用とカロナール細粒20%のインタビューフォームより引用、一部改変）

図3 ● アセトアミノフェンの坐剤小児用と細粒の解熱作用

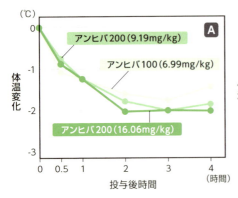
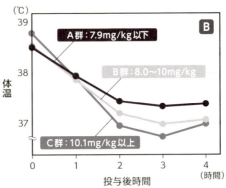

38℃以上の発熱患児にアンヒバ坐剤小児用100mgあるいは200mgを投与し、体温変化を検討。

小児の発熱49例に対し、延べ77回投与。アセトアミノフェンとしての投与量をA群（7.9mg/kg以下）、B群（8.0〜10mg/kg）、C群（10.1mg/kg以上）の3群に分けて検討。

来るとの結果でした。この試験は、同一個体でクロスオーバーで比較したわけではなく、また二重盲検試験で両者を比較したわけでもないので、あくまで参考データです。しかし、血中濃度で明らかな差があったのに対して、解熱効果ではそれほど大きな差がないようにもみえます。

では、実際に直接比較した試験はないのでしょうか。文献を調べたところ、両者の解熱作用と鎮痛作用に着目してメタ解析を行った報告がありました[5]。解熱作用を投与1時間後と3時間後で検討したランダム化または準ランダム化試験で条件に合致した3つの試験をピックアップし、結果を解析していました。しかしその結果は、投与1時間後も3時間後でも、解熱作用に有意な差がみられなかったという結論でした。

これらのデータを総合すると、「アセトアミノフェンは経口投与の方が経直腸投与より血中濃度の立ち上がりは早いが、効果でみると大きな差はない」という、何となくすっきりしない結論となります。当薬局では、保護者から、「解熱薬は坐薬と粉薬どちらが早く効きますか？」と聞かれたら、「効き方に大きな差がないので、保護者の方が使いやすい方か、またはお子さんが好きな方にしてください」と回答しています。

COLUMN
コラム

川崎病で服用中のアスピリン、インフルエンザ発症時は中止すべき？

　前述した通り、小児に使用される解熱鎮痛薬は、主にアセトアミノフェンとイブプロフェンです。ただし、川崎病に対しては、発症早期から免疫グロブリン製剤と中用量のアスピリンが使用されます。熱が下がると、低用量のアスピリンが処方されることが多いです。

　川崎病は乳幼児に発症する急性熱性疾患で、血管炎を主病変とした血管炎症候群です。無治療では約25〜30%の割合で冠動脈瘤を合併し、冠動脈瘤内に血栓が形成されやすくなることから、心筋梗塞の危険因子となります。

インフルエンザワクチン接種を推奨

　小児におけるアスピリンの使用で心配なことの1つに、インフルエンザ発症時のライ症候群があります。ライ症候群は、インフルエンザや水痘などのウイルス感染後、アスピリンなどを服用している小児に起こる、肝臓の脂肪沈着を伴う重篤な急性脳症のことです。アスピリンの添付文書には「15歳未満の水痘、インフルエンザの患者に投与しないことを原則とするが、やむを得ず投与する場合には、慎重に投与し、投与後の患者の状態を十分に観察する」と書かれています。

　川崎病の子どもにアスピリンが処方されている場合、インフルエンザ発症時に中止すべきと判断して処方医に疑義照会するか否かは薬剤師として悩みどころです。2012年の日本小児循環器学会「川崎病急性期治療のガイドライン（平成24年改訂版）」では、「川崎病の遠隔期に低用量アスピリンを長期服用している患児がどの程度ライ症候群発症のリスクがあるかはエビデンスがない」

と書かれていました[6]。しかし、2020年改訂版では「低用量使用とライ症候群の発症は関連がないとされている」と変更されました[7]。このことは、インフルエンザにかかっても低用量アスピリンを中断しなくてよいことを示唆しています。

一方で、川崎病のガイドラインにはもう1つ、日本循環器学会と日本心臓血管外科学会が合同で作成した「川崎病心臓血管後遺症の診断と治療に関するガイドライン」がありますが、2020年の改訂版では「ライ症候群との関連性が示唆されているため、水痘・インフルエンザに罹患した際は中断する方が望ましい」と書かれています[8]。さらに、アスピリンは非可逆的にシクロオキシゲナーゼを抑制しており、「アスピリン中止後も、シクロオキシゲナーゼの阻害は細胞寿命（8～10日）の間は持続し、新たに産生された血小板が大勢を占めるまで薬効は数日以上続くことから、通常は他の抗血小板薬に変更する必要はない」とも記載されています。

前述の「川崎病急性期治療のガイドライン」にも、低用量アスピリンは休薬しなくてよいとまで書かれてはおらず、薬局薬剤師が勝手に「止めていい」「続けていい」とは言えません。大事なことは、アスピリンを処方した医師が患児・保護者にどう指示しているかだと思います。

そのため、まずは保護者に「処方医からウイルス感染症にかかった時にどう対応するように聞いているか」を確認する必要があります。それを踏まえて、「続けてもよい」と言われていたら「低用量アスピリンはライ症候群の発症と関連がない」ことを説明します。一方、「一旦止めるように」と言われていたら「低用量アスピリンを中止後も、シクロオキシゲナーゼ阻害作用が続くので、心配はない」ことを伝えようと思います。

最も大事なことは、低用量アスピリンの服用中はインフルエンザにかからないようにすることです。2つのガイドラインでは共に、川崎病の子どもに対し、インフルエンザワクチンの接種を推奨しています。インフルエンザワクチンは毎年10月頃から接種が始まります。この時期になったら、薬局でも接種について確認しておくことが必要です。

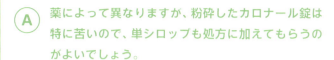

Q 解熱鎮痛薬や鎮咳薬、粉砕後の味は？

A 薬によって異なりますが、粉砕したカロナール錠は特に苦いので、単シロップも処方に加えてもらうのがよいでしょう。

　2020年辺りから、医薬品の製造に関する問題が相次いで発覚し、さらに新型コロナウイルス感染症（COVID-19）の流行も相まって、解熱鎮痛薬や咽頭痛治療薬、鎮咳薬の供給が不安定になっています。特に、小児で主に使う細粒、ドライシロップといった製剤は入手困難な状態が続きました。

　そうした中、厚生労働省保険局医療課は2023年1月13日に、「疑義解釈資料の送付について（その39）」を公表しました。ここには、細粒やドライシロップといった小児への投与に適した解熱鎮痛薬などの製剤が不足しており、処方医と薬剤師が相談の上、その錠剤を粉砕し、乳糖などで賦形した場合、自家製剤加算を算定しても差し支えないことが書かれています。

　粉砕して乳糖を賦形する手間を考えるとうれしいお話です。さらに上記の資料によると、解熱鎮痛薬だけではなく、限定出荷などで入手困難になることが多い咽頭痛治療薬、鎮咳薬においても自家製剤加算は算定可能なようです。

　しかしこれらの錠剤は、粉砕したらどのような味になるのでしょうか。小児が飲むに耐え得るのか、薬剤ごとに粉砕後の味を調べてみました。用いたのは、カロナール錠200mg（以下、カロナール）、ブルフェン錠100mg（以下、ブルフェン）、トラネキサム酸錠250mg「YD」（以下、トラネキサム酸）、アスベリン錠20mg（以下、アスベリン）です。それぞれ粉砕し、乳糖を賦形剤として加え、カロナール20％、ブルフェン10％、トランサミン50％、アスベリン10％の含量となるよう調製しました（なお、ブルフェンのみ錠剤の残りが少なかったため、通常規格であるブルフェン顆粒20％に合わせず10％にしました）。

カロナール錠を粉砕したものが最も苦い

　粉砕したものを味見した結果、まずカロナールに関しては、口に入れた瞬間「これは苦い」と感じました。妻（薬剤師）も同じ意見で、このままでは子どもに飲ませたときに、嫌がって吐き出し、他の薬も飲まなくなる可能性があると思いました。

　ブルフェンとトラネキサム酸では少し苦味を感じましたが、カロナールほどではありませんでした。両者を比べるとトラネキサム酸の方が若干苦い気がしました。一方、アスベリンは苦くなく、ほんのり甘味すら感じました。しかし、3剤どれも口の中がしびれたような嫌な感じがしました（**表3**）。

　苦い薬の場合、甘い物と混合すると飲みやすくなります。まずは、処方で出せる単シロップとの混合を試してみました。単シロップ5mLと水道水5mLに調製したカロナール0.5gを加えて攪拌（かくはん）したところ、苦味はそこまでなく、飲みやすくなっていました。カロナールの添付文書の「製剤の性状」に「わずかにメントールのにおい」と書かれてある通り、ほのかにメントールの香りがしました。粉砕した他の薬にも単シロップを加えてみたところ、トラネキサム酸とブルフェンで苦味はなくなりましたが、飲んだ後の嫌な感覚は残っていました。

　カロナールについては、（1）清涼飲料水、（2）乳酸菌飲料、（3）アイスクリームにも混ぜてみました。

　（1）の清涼飲料水については、ポカリスエット20mLに調製したカロナール0.5gを溶かしました。こちらは口に入れた瞬間、苦味がありました。（2）の乳酸菌飲料では、Yakult（ヤクルト）

表3 ● **粉砕した解熱鎮痛薬などの味の感想**（筆者作成）

粉砕した錠剤	味の感想	苦味
カロナール錠200mg	口に入れた瞬間苦いと感じる	強 ↑ ↓ 弱
トラネキサム酸錠250mg「YD」	少し苦くしびれるような後味	
ブルフェン錠100mg	少し苦くしびれるような後味	
アスベリン錠20mg	ほんのり甘いがしびれるような後味	

1000を使い（1）と同様の方法で試したところ、口に入れた最初の方はそれほど苦味を感じませんでしたが、後から苦くなりました。一方、（3）のアイスクリームでは、ハーゲンダッツバニラ味をスプーンにひとかけ取ってカロナールを0.5g混ぜてみましたが、これは舌に触れた瞬間、苦いと感じました。アイスクリームだったら大丈夫かなと思ったので、少し意外でした。

　カロナール錠の粉砕についてまとめると、一番苦味が弱く飲みやすかったのは単シロップと混合した場合で、清涼飲料水、乳酸菌飲料、アイスクリームはいま一つという結果でした。このことから、アセトアミノフェン錠を粉砕する場合、単シロップも処方に加えてもらうとよいのではと思います。

錠剤を分割して飲みやすくする工夫も

　ちなみに「錠剤・カプセル剤粉砕ハンドブック（第8版）」（じほう、2019）には、粉砕・開封の可否が、製薬会社から得られた回答や著者の判断を基にまとめてあります。これによると、アスベリンとカロナールは「粉砕可」、ブルフェンとトラネキサム酸は「条件付で粉砕可」でした。カロナールも「粉砕可」となっていますが、こちらで試した際は苦味が強くそのままでは子どもは服用できないと感じたため、実際に味見してみないと分からないものです。

　また、保育園の年長または年中くらいの小児であれば、粉砕ま

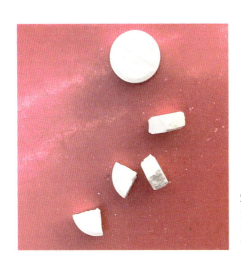

写真1 ●
カロナール錠200を1/4に分割すると小児でも飲みやすい

でしなくても錠剤を分割することで飲めるケースもあるかもしれ
ません。カロナール錠は直径10mmと結構大きいですが、1/4
に分割すると飲みやすくなると思います（169ページ**写真1**）。
粉砕しないので、苦味もそれほど感じないはずです。粉砕か分割
かは、患児や保護者と相談して、臨機応変に考えるのがよいでしょ
う。

　なお、2024年度調剤報酬改定により、医薬品供給に支障が生
じて不足している医薬品の製剤となるように他の剤型を用いて調
製した場合も、自家製剤加算として評価できるようになりました。
その場合、調剤報酬明細書の摘要欄には調剤に必要な数量が確保
できなかった薬剤名と確保できなかった事情を記載する必要があ
ります。

参考文献

1 ）「実践 小児薬用量ガイド第4版」（じほう、2024）
2 ）日本神経学会・日本頭痛学会・日本神経治療学会「頭痛の診療ガイドライン
　　2021」（医学書院）
3 ）日本小児神経学会「熱性けいれん（熱性発作）診療ガイドライン 2023」（診断
　　と治療社）
4 ）「小児の薬の選び方・使い方　改訂第5版」（南山堂、2020）
5 ）Arch Pediatr Adolesc Med.2008;162;1042-6.
6 ）日本小児循環器学会「川崎病急性期治療のガイドライン（平成24年改訂版）」
7 ）日本小児循環器学会「川崎病急性期治療のガイドライン（2020年改訂版）」
8 ）日本循環器学会、日本心臓血管外科学会「川崎病心臓血管後遺症の診断と治療
　　に関するガイドライン（2020年改訂版）」

COLUMN
コラム

いまだに悩ましい、量が少ない薬剤の賦形

　小児は1回の製剤量が少ないために、乳糖やデンプンで賦形することが多々あります。しかし、賦形するときにはいつも悩みます。少し前のことですが、「アスピリン0.05g（1日1回、朝食後）30日分」という処方箋を応需しました。アスピリンの量が1包0.05gと極めて少なく、たとえ正確に秤量しても、調剤操作中または分包紙内に残ってしまうので、賦形する必要があります。

　アスピリンは結晶ですが、乳糖は細粒ですので、一緒にしても均等に混ざりません。そこでアスピリンの結晶を乳鉢で粉砕したところ、強い酢酸臭がしてきました。アスピリンは吸湿性が高く、同薬のインタビューフォームによれば「湿った空気中で徐々に加水分解し、酢酸とサリチル酸になる」とあります[1]。結晶を粉砕することで空気との接触面が増えて加水分解が進むようです（図A）。このときは心配になり、少ない量でしたが賦形せず、原末のまま分包しました。

　患者さんに調剤した薬を渡した後、気になって調べてみたところ、アスピリン粉砕後の安定性を調べた報告がありました[2]。それによると、アスピリン原末および粉砕したアスピリンを分包し、28日間保存して分解物であるサリチル酸を高速液体クロマトグラフィ（HPLC）で測定した結果、いずれの調剤でも28日までサリチル酸は検出されず、アスピリンの分解は確認されませんでし

図A ● アスピリンは加水分解するとサリチル酸と酢酸になる

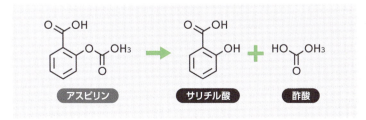

表A ● アスピリンのみを調剤した場合と、
賦形剤を加えて調剤した時の回収率

	賦形なし	乳糖で賦形
アスピリン末	1.50g	1.50g
乳糖	―	3.00g
合計	1.50g	4.50g
回収量	1.15g	3.93g
回収率（%）	76.7	87.3

た。すなわち、アスピリンを粉砕して乳糖で賦形しても、その安定性は原末と同様に問題にならないようです。

アスピリンのロスが少ないのはどっち？

　それでは、賦形した方が服用時のアスピリンのロスは少ないのでしょうか。

　前出の処方箋に従って、アスピリンを1.5g秤量して原薬のみで調剤した場合と、1.5gのアスピリンを粉砕し、乳糖を1包0.1g賦形して調剤した場合で調剤後の回収量を比較しました。調剤した薬剤を開封してできる限り回収し、総重量を測定、調剤前の重量から回収率を算出しました。アスピリン単独とアスピリン粉砕＋乳糖賦形の回収率は、それぞれ76.7%と87.3%で、乳糖で賦形した方が回収率は良いという結果になりました（**表A**）。やはり、調剤ロスを考えるとアスピリン少量投与は乳糖などで賦形した方が良さそうです。

　問題は、粉砕後の味です。アスピリンは結晶のままでも若干酸味がありますが、乳鉢で粉砕すると酸味がさらに強くなりました。今回、1包当たり0.1gの乳糖を賦形しましたが、それでも舌先で味見すると酸っぱさを感じました。お酢のにおいと酸味が強いことは投薬時に説明する必要があります。ジュースなどの酸性の飲料水に溶かして服用するよう提案するのもよいと思います。

参考文献
1）アスピリン末「ホエイ」のインタビューフォーム
2）山路和彦他　第19回医療薬学会年会講演要旨集2009,294.

第2話

抗菌薬

Q かぜに抗菌薬を出してほしいのですが……

A かぜのほとんどはウイルスが原因であるため、抗菌薬は効果がありません。むしろ抗菌薬を服用すると下痢などを生じる恐れがあります。かぜの症状を和らげるお薬が処方されていますのでお渡ししますね。

小児科の処方箋を多く受けていると、発熱したお子さんの保護者から「抗生物質（抗菌薬）は出ないのですか？」とよく聞かれます。「前回は抗菌薬を出してもらって、熱がすぐ下がりました」と言われることもあります。

一般に、急性気道感染症（いわゆるかぜ・感冒）の原因微生物が細菌である症例は少なく、多くの場合はライノウイルスやコロナウイルスといったウイルスであるため、抗菌薬の投与は不要です。また、夏の時期に保育園などで流行するヘルパンギーナ、手足口病、咽頭結膜熱も、ウイルスが原因の感染症です。ところが、抗菌薬はかぜに効くと思っている保護者は少なくありません。薬局での分かりやすい説明が非常に重要になります。

● セフェム系やキノロン系は近年減少

不必要な抗菌薬の使用は薬剤耐性菌の増加を招きます。1980年代以降、新しい抗菌薬の開発が減少する一方で、抗菌薬の大量消費によって抗菌薬の耐性菌による感染症、その重症化や死亡のリスクが高まるなど、世界的に薬剤耐性菌の脅威が増しています。日本は抗菌薬の使用量が多い国の1つです。特に、経口の第3世代セファロスポリン系抗菌薬、ニューキノロン系抗菌薬、マクロライド系抗菌薬の使用量が多いことが指摘されています。

2015年5月に開催された世界保健機関（WHO）の総会で薬剤

図4 ● 2013～21年の全国抗菌薬販売量推移

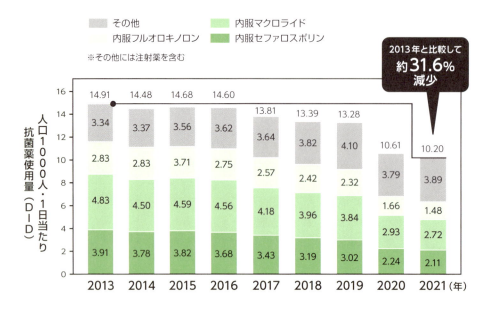

（国立国際医療研究センター病院AMR臨床リファレンスセンタープレスリリースより一部改変）

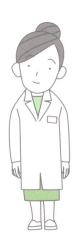

耐性対策に関する国際行動計画が採択されたことを受け、日本でも16年から5年計画で、「薬剤耐性（AMR）対策アクションプラン」に取り組むことになりました。

国立国際医療研究センター病院AMR臨床リファレンスセンターの「2013～21年の全国抗菌薬販売量推移」によると、人口1000人当たりの1日抗菌薬使用量は8年間で約3割減少し、中でも広域抗菌薬である経口セフェム系薬や経口キノロン系薬が4割以上減少しているようです（図4）。一方、狭域抗菌薬であるペニシリン系薬を主体とする「その他」は増加傾向を示しました。

このような背景を踏まえ、同アクションプラン（2023～27）では、『2027年までに人口千人当たりの1日抗菌薬使用量を2020年の水準から15％減少させる』ことなどが設定されました[1]。また、厚生労働省が作成している「抗微生物薬適正使用の手引き（第三版）」（2023年）では、まずは不必要な抗菌薬使用が特に多いと想定される急性気道感染症（感冒［かぜ］、急性副鼻腔炎、急性咽頭炎、急性気管支炎）と急性下痢症（サルモネラ腸炎、カンピロバクター腸炎、腸管出血性大腸菌腸炎など）について、

外来診療における抗菌薬の適正使用のための治療指針を示しています。

　また、医科向けの点数として2018年4月には、急性気道感染症または急性下痢症で小児科を受診した3歳未満（現在は6歳未満）の患者で、抗菌薬が必要なく、そのことを文書等で説明した場合に算定できる「小児抗菌薬適正使用支援加算」が、22年4月には、急性気道感染症、急性中耳炎または急性副鼻腔炎で受診した6歳未満の乳幼児を対象にした「耳鼻咽喉科小児抗菌薬適正使用支援加算」が、それぞれ新設されています。今後は薬局でも、抗菌薬の適正使用を促す働き掛けがますます重要になります。

●「抗菌薬は不要」だけではない説明を

　では、かぜで抗菌薬が処方されなかったときに薬剤師から患者や保護者にどのように説明すればいいのでしょうか。手引きでは、次のような例が示されています。

　あなたの「かぜ」には、医師による診察の結果、今のところ抗生物質（抗菌薬）は必要ないようです。むしろ、抗生物質の服用により、下痢などの副作用を生じることがあり、現時点では抗生物質の服用はお勧めできません。代わりに、症状を和らげるような薬が医師より処方されているので、お渡しします。
　ただし、色々な病気の最初の症状が「かぜ」のように見えることがあります。3日以上たっても症状がよくなってこない、あるいはだんだん悪くなってくるような場合や、食事や水分が取れなくなった場合は、もう一度医療機関を受診するようにしてください。

（文献1より引用）

　このように、手引きでは患者や家族への説明の際に併せて留意すべきこととして、「ウイルス感染症です。特に有効な治療はありません」「抗菌薬は必要ありません」といった否定的な説明だけでは不満を抱かれやすいため、「症状を和らげるお薬が出ていますよ」「温かい飲み物を飲むと鼻詰まりが楽になりますよ」といった肯定的な説明に留意することが大切としています。

● 小児で禁忌の抗菌薬に注意

薬局で応需する処方箋で、抗菌薬が処方されることがある疾患は、急性咽頭炎や扁桃炎などの上気道炎や細菌性肺炎、中耳炎、慢性副鼻腔炎、細菌性の腸炎、尿路感染症、皮膚感染症などです。また、薬局で処方箋を応需することは少ないですが、敗血症や細菌性髄膜炎、感染性心内膜炎、骨髄炎・関節炎、結核などにも抗菌薬が使われます。

小児の感染症で特徴的なのが、原因菌として頻度の高い細菌の種類が成人と異なることです。さらに、子どもの年齢によっても、原因となりやすい菌の種類は異なります。胎児は母親の胎内で無菌の状態で育ち、産道で初めて菌（主に母体の常在菌）に曝露され、その後、様々な菌に曝露されます。新生児期はB群連鎖球菌や腸内細菌による感染症が多くなります。新生児期を過ぎると、ブドウ球菌による皮膚感染症が多くなり、乳児期・幼児期には肺炎球菌やインフルエンザ菌による髄膜炎や敗血症などの全身症状が増えてきます[2]。

特に肺炎は、年齢によって原因菌が異なる疾患の1つです。新生児期は腸内細菌とB群連鎖球菌が多く、その後4歳くらいまではウイルスやインフルエンザ菌、肺炎球菌が主流となります。5歳以降になるとウイルス感染症は減少し、肺炎マイコプラズマ、肺炎クラミジア、肺炎球菌、インフルエンザ菌が4大主要原因菌となります[3,4]。

抗菌薬の処方箋を応需したときに注意したいのは、小児の適応がなかったり、年齢による投与制限がある抗菌薬が存在する点です（**表4**）。このため、必ず患児の年齢を確認する必要があります[4]。例えば、テトラサイクリン系抗菌薬は、8歳未満の小児では、歯牙の着色や骨の発育障害を引き起こす可能性があるため、添付文書上、他の薬剤が使用できないか無効の場合にのみ適用を考慮することとされています。

また、ノルフロキサシン（商品名小児用バクシダール）、トスフロキサシントシル酸塩水和物（オゼックス細粒小児用他）などを除くニューキノロン系抗菌薬は、幼弱動物実験において関節異常が認められており、小児への使用は禁忌になっています[3]。

また、セフジトレンピボキシル（メイアクトMS他）などのピボキシル基を有する抗菌薬は、低カルニチン血症を伴う低血糖を

表4 ● 小児に使用制限がある抗菌薬

薬剤	副作用	使用制限
クロラムフェニコール	グレイ症候群	新生児・低出生体重児は禁忌
サルファ剤	核黄疸	新生児・低出生体重児は禁忌
テトラサイクリン系薬	歯牙の着色とエナメル質形成不全、骨への沈着、一過性骨形成不全	8歳未満の小児には、他の薬剤が使用できないか無効の場合にのみ投与する
ニューキノロン系薬（ノルフロキサシン、トスフロキサシン、シプロフロキサシン*以外）	幼弱動物実験で関節障害	小児には禁忌

*炭疽菌に限り使用可能　　　　　　　　　　　　　　　　　　　　（文献3より引用、一部改変）

引き起こすことがあるため注意が必要です（271ページ5章「ピボキシル基による低血糖」参照）。

Q 前回と違う抗菌薬が出たのはなぜ？

A 使用される抗菌薬の種類や用法用量は、病気によって異なります。抗菌薬は処方された分を全て服用することが重要です。症状がよくなっても途中でやめずに、飲み切ってください。

　抗菌薬の違いについて、保護者から質問を受けることがあります。抗菌薬は使用する疾患やその重症度によって使い方が異なるので、それぞれのガイドラインを参考にする必要があります。

　小児の感染症で最もよく使用される薬の1つが、ペニシリン系抗菌薬のアモキシシリン水和物（サワシリン他）です。日本小児呼吸器学会・日本小児感染症学会の「小児呼吸器感染症診療ガイドライン2022」を見ると、A群連鎖球菌による咽頭・扁桃炎や市中肺炎（細菌肺炎が疑われる場合）に対する経口抗菌薬の第一選択薬とされています[5]。また、急性中耳炎や急性副鼻腔炎の治療でも、第一選択薬としてアモキシシリンが使われています[6,7]。

　アモキシシリンとβラクタマーゼ阻害薬のクラブラン酸カリウムを混合した配合薬もよく使用されます。配合比によって、オー

グメンチン配合錠（アモキシシリン：クラブラン酸＝2：1）、クラバモックス小児用配合ドライシロップ（アモキシシリン：クラブラン酸＝14：1）などの商品があります。これらはペニシリン系の効きが悪いβラクタマーゼ産生インフルエンザ桿菌などにも効果を示します。特に、クラバモックスは前出の市中肺炎、急性中耳炎、急性副鼻腔炎でβラクタマーゼ産生菌の関与が疑われる場合などで使用されます。

●ペニシリンアレルギーにセフェム系

経口のセフェム系抗菌薬には第1世代や第3世代があります。第1世代のセフェム系はグラム陽性菌に対して効果が強く、バイオアベイラビリティが高いという特徴がありますが、グラム陰性菌や嫌気性菌に効きにくいという欠点がありました。第2世代、第3世代はグラム陽性菌への効果を保持しつつ、その欠点を改善していきました。

A群連鎖球菌による咽頭・扁桃炎では、セフェム系抗菌薬のセファレキシン（L－ケフレックス他）が第二選択薬になっています。また、急性中耳炎ではセフジトレンが、アモキシシリンで無効な場合の第二選択薬に入っています。また、ペニシリンアレルギーがある場合や、EBウイルスの可能性があるときは、ペニシリン系は使えないので、セフェム系を使用することがあります。

●慢性副鼻腔炎にマクロライド少量投与

肺炎マイコプラズマや肺炎クラミジアによる肺炎が疑われた場合の第一選択薬は、マクロライド系抗菌薬のエリスロマイシン（エリスロシン他）、クラリスロマイシン（クラリス、クラリシッド他）、アジスロマイシン水和物（ジスロマック他）とされています[5]。

また、慢性副鼻腔炎では、マクロライド系抗菌薬、特にエリスロマイシンとクラリスロマイシンの少量長期投与がよく処方されます。両薬剤とも抗炎症作用を目的に常用量の半量くらいが処方されます。

小児に適応があるニューキノロン系抗菌薬は、ノルフロキサシンとトスフロキサシンです（表4）。シプロフロキサシンは炭疽菌に限り使用することが認められています。ニューキノロン系抗菌薬はかつて、小児用バクシダール錠50mg（一般名ノルフロキサシン）しか小児に適応がありませんでしたが、2010年にオゼッ

クス細粒小児用15％（トスフロキサシントシル酸塩水和物）がようやく使用可能になりました。

また、同薬は、肺炎マイコプラズマに適応がないまま、マクロライド系抗菌薬に耐性の肺炎マイコプラズマの治療で使用されてきましたが、学会からの要望により、17年に肺炎マイコプラズマにも使用できるようになりました。

なお、同薬の小児に対する用法用量は、「トスフロキサシントシル酸塩水和物として1回6mg/kgを1日2回経口投与する。ただし、1回180mg、1日360mgを超えないこととする」となっているため、患児の体重が30kgを超すと、過量となり、保険請求上も問題となるので、注意が必要です。

マクロライド系で問題となるのは「苦味」です。ジュースと混ぜるとさらに苦くなります。クラリスロマイシンやアジスロマイシンは飲んだ後、ジワジワと苦味が出て、後味が非常に悪いです。一方、エリスロマイシンも苦味はありますが、クラリスロマイシンやアジスロマイシンほどではありません。薬の苦味を嫌がるお子さんで、どうしても飲めないという場合には、医師にエリスロシンへの変更を提案するのも、1つの手かもしれません。

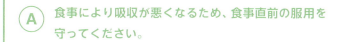

Q クラバモックスは食後に飲んでも大丈夫？

A 食事により吸収が悪くなるため、食事直前の服用を守ってください。

抗菌薬は薬剤によって、服用のタイミングや、味、薬剤相互作用の注意点が異なるため注意が必要です。

クラバモックス（アモキシシリン水和物・クラブラン酸カリウム）の服薬指導で注意が必要なのが、「食直前」に服用させることです。クラブラン酸は食事によって吸収が低下するので、食前に服用する必要があるとされています。一方、同じ成分の薬にオーグメンチンがありますが、こちらは、食事の影響を気にせずに服用できることになっています。

第3世代のセフェム系抗菌薬では、吸収性の悪さが問題になります。胃酸を中和する薬剤と併用すると吸収が抑制されるので、併用には注意が必要です。

例えば、セフポドキシムプロキセチル（CPDX-PR、商品名バナン他）錠・ドライシロップは、アルミニウムまたはマグネシウム含有の制酸薬と併用注意となっています。メカニズムは明らかになっていませんが、アルミニウムやマグネシウムにより胃内pHが上昇し、CPDX-PRの吸収が低下し、CPDX-PRの効果を減弱させるというのです。セフジニル（CFDN、セフゾン他）の添付文書にも同様の記載があります。そのほか、H_2受容体拮抗薬もCPDX-PRの吸収を阻害すると報告されています（図5）[8,9]。

●第3世代セフェム系は制酸薬と同時服用を避ける

では、他の第3世代セフェムの抗菌薬ではどうなのでしょうか。それぞれの製薬会社に聞いてみたところ、セフジトレンピボキシル（CDTR-PI、メイアクトMS）とセフテラムピボキシル（CFTM-PI、トミロン）で制酸薬の併用による影響が調べられていました[10,11]。CDTR-PIにアルミニウムゲルを併用してもCmax、AUCともに有意差はありませんでした。しかし、CDTR-PIにH_2受容体拮抗薬のシメチジン（タガメット他）を併用すると、Cmaxが有意に低下しました。AUCも有意ではないものの低下しました。

図5 ● セフポドキシムプロキセチル（CPDX-PR）の制酸薬およびH₂受容体拮抗薬との相互作用による血中濃度変化

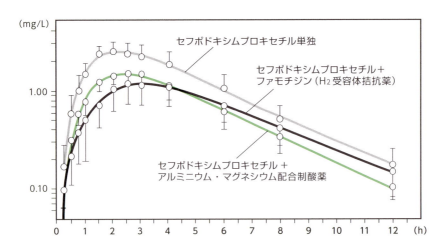

CPDX-PRに、制酸薬の水酸化アルミニウムゲル・水酸化マグネシウム配合剤（マーロックス他）やH₂受容体拮抗薬のファモチジン（ガスター他）を併用すると、CPDX-PRの血中濃度が全体的に低下する。

（文献9より引用）

一方、CFTM-PI も制酸薬と併用すると、Cmax が有意に低下し、AUC も低下傾向を示しました。

CPDX-PR の吸収抑制は胃内 pH 上昇による有効成分の溶解性の低下による可能性が指摘されています。CPDX-PR の溶解性は pH1.5 で 11 mg/mL ですが、pH4.0〜6.8 になると 0.2 mg/mL まで低下します。水酸化アルミニウムゲル・水酸化マグネシウム配合剤やファモチジンによって胃内 pH が上がると、CPDX-PR の溶解速度が低下して、吸収が低下すると考えられます。他の第 3 世代セフェム系抗菌薬でも、溶出試験のデータから、pH が塩基性に傾くと溶出性が低下することが分かります。

CPDX-PR、CDTR-PI と CFTM-PI の共通点はそれぞれエステル化され、プロドラッグ化することで吸収性を向上させています。エステル化されたものは腸管内で脱エステル化されて、吸収されます。実はこのエステル化されたプロドラッグは胃内 pH を上げると吸収が低下します[12]。第 3 世代のセフェム系は胃酸を中和する薬剤、つまりアルミニウムやマグネシウム含有の制酸薬や H_2 受容体拮抗薬、プロトンポンプ阻害薬と併用する場合には注意が必要ということです。CFDN の添付文書には「併用する時は服用後 2 時間以上空ける」と書かれてあり、CPDX-PR の添付文書には「同時に服用させないなど慎重に投与する」と書かれています。

こうした情報を総合して、当薬局では、酸化マグネシウムを服用しているお子さんに第 3 世代のセフェム系が処方されたときには、「食前に抗菌薬を飲んで、食後ゆっくりしてから酸化マグネシウムを飲ませてください」と保護者に指導しています。

● マクロライドは CYP に関連した相互作用に注意

そのほかの抗菌薬についても、注意点を挙げておきましょう。マクロライド系抗菌薬は、一般的に副作用が少ないといわれていますが、薬物代謝酵素チトクローム P450（CYP）との相互作用に注意が必要です。小児では、先天性心疾患などで使用するジゴキシン、免疫抑制薬（シクロスポリンやタクロリムスなど）、抗てんかん薬（カルバマゼピン）、気管支拡張薬（テオフィリン）などとの併用に注意が必要です。

また、ニューキノロン系抗菌薬は金属イオンとキレートを作るとともに、CYP1A2 を阻害するので、金属イオンを含む薬または CYP1A2 で代謝される薬剤は併用注意です。また、ニューキノロ

ン系抗菌薬は、けいれんを誘発する副作用があるため、てんかんの既往のあるお子さんには注意が必要です。

> **Q はやりの溶連菌に使う抗菌薬は？**
>
> **A** 狭域スペクトラムで体内の細菌叢への影響が少ないアモキシシリンやベンジルペニシリンベンザチンが溶連菌感染症の治療では望ましいです。

　小児関連の医薬品の供給不足が続いています。現在、困っているのが、感染症の治療薬が入らないことです。

　新型コロナウイルス感染症（COVID-19）が5類となり感染対策が手薄になって以降、小児の感染症が爆発的に増えています。しばらく流行がなかったインフルエンザも2023年から第1波、第2波と続けて流行したため、オセルタミビルリン酸塩（商品名タミフル他）のドライシロップが不足し、オセルタミビルカプセルを脱カプセルして調剤せざる得なくなりました。

　もう一つ、小児の感染症で困っているのが溶連菌感染症です。2023年はゴールデンウィーク明けから徐々に増加し、年末には

表5 ● A群連鎖球菌による咽頭・扁桃炎の内服治療

第一選択薬
・アモキシシリン水和物（サワシリン他） 　　　　30〜50mg/kg/日・分2〜3、10日間投与 ・ベンジルペニシリンベンザチン水和物（バイシリンG） 　　　　5万単位/kg/日・分3〜4、10日間投与

第二選択薬
・セファレキシン（L-ケフレックス他） 　　　　25〜50mg/kg/日・分2〜4、10日間投与 　＊重度のペニシリンアレルギーがある場合 　クラリスロマイシン（クラリス、クラリシッド他） 　　　　15mg/kg/日・分2、10日間投与 　アジスロマイシン水和物（ジスロマック他） 　　　　10mg/kg/日・分1、3日間投与 　クリンダマイシン塩酸塩（ダラシン） 　　　　20mg/kg/日・分3、10日間投与

（文献5より引用）

前年度の約10倍、過去10年間で最多となりました。

溶連菌感染症の原因菌であるA群β溶血性連鎖球菌は、抗菌薬がよく奏功する菌です。日本小児呼吸器学会、日本小児感染症学会による「小児呼吸器感染症診療ガイドライン2022」によると、推奨される抗菌薬は**表5**に示す通りです。

前述のガイドラインの2017年版では、セファレキシンだけでなく、セフジニル（セフゾン他）、セフジトレンピボキシル（メイアクトMS他）、セフカペンピボキシル塩酸塩水和物（フロモックス他）、セフテラムピボキシル（トミロン）の第3世代セファロスポリン系抗菌薬も、第二選択薬に挙げられ、5日間という短期療法が採用されていました。しかし、今回の改訂により第3世代セファロスポリン系は第二選択薬から消え、セファレキシンのみ残りました。

A群β溶血性連鎖球菌は、βラクタム系抗菌薬に対して耐性化菌がなく、極めて感受性の高い菌です。抗菌スペクトラムが狭いペニシリン系で十分対応ができます。抗菌スペクトラムが広い第3世代セファロスポリン系抗菌薬では、A群β溶血性連鎖球菌以外の菌にまで作用し、不十分な抗菌作用のため耐性菌の発生するリスクが増します。また、セフジトレンピボキシル、セフカペンピボキシル、セフテラムピボキシルは乳幼児において重篤な低カルニチン血症の発症リスクもあります。従って、狭域スペクトラムで体内の細菌叢への影響が少ないアモキシシリンやベンジルペニシリンベンザチンが溶連菌感染症の治療では望ましいのです。

問題は使用する量です。アモキシシリンは、体重20kgの患児だと600～1000mg/日使うので、10日間処方されるとサワシリン細粒10%だったら60～100gと、大量に必要です。アモキシシリンは先発品、後発品共に限定出荷中なので（2024年7月末時点）、あっという間に在庫が底をつきます。

なお、ベンジルペニシリンベンザチンは、原薬調達困難のため2016年4月から限定出荷が続いていましたが、24年12月に販売を中止すると発表されました（経過措置満了日：25年3月31日）。当薬局ではアモキシシリンの在庫が尽きた時は、セファロスポリン系を仕方なく代用し、何とかしのぎました。オセルタミビルと同様、小児の抗菌薬も供給が回復してほしいものです。

Q セフジニル細粒に歯科の適応はある？

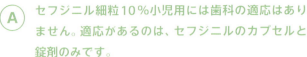

A セフジニル細粒10％小児用には歯科の適応はありません。適応があるのは、セフジニルのカプセルと錠剤のみです。

　ある日の昼過ぎ、薬局に1本の電話が掛かってきました。「お子さんに抗菌薬を出したいのだけど、どんな種類の抗菌薬がありますか？」という歯科医からの問い合わせでした。

　「甘くて服用しやすいセフジニルなどがありますが……」と答えると、「セフジニル細粒に、歯科の適応はある？」と返されました。「え？」と思って調べてみると、歯科の適応があるのは、セフジニルのカプセルと錠剤だけで、セフジニル細粒10％小児用には歯科の適応はありませんでした。

歯科領域で小児に使える抗菌薬は少ない

　歯科領域における抗菌薬の主な適応症は歯性感染症です。虫歯や歯周病が原因で細菌性の炎症が周囲の組織まで波及してしまう疾患のことで、重症度に応じて4群（1群：歯周組織炎、2群：歯冠周囲炎、3群：顎炎、4群：顎骨周囲の蜂巣炎）に分類されています（**表6**）。

　歯科領域で小児適応がある抗菌薬は限られています。各薬剤における適応症を**表7**にまとめました。前述の4群のほかに「上顎洞炎」がありますが、これは副鼻腔の一部である上顎洞の炎症で、虫歯や歯周病が原因で起こることもあるので表に記載しました。

　小児の適応がある抗菌薬について適応症を調べると、意外なことに、多くの小児用の抗菌薬が歯科適応を取っていないことに驚きます。小児によく処方される第3世代セフェム系でも、歯科の適応を有するのは、セフジトレンピボキシル（商品名メイアクトMS他）の小児用細粒だけです。そのほかの第3セフェム系の抗菌薬は錠剤での歯科適応はあるものの、散剤では適応がありません。もちろん、小児に使用できるニューキノロン系抗菌薬には歯

表6 ● 歯性感染症の抗菌薬の適応分類

Ⅰ群	歯周組織炎	辺縁性歯周囲炎、根尖性歯周囲炎、歯槽膿漏、歯肉炎、歯根膜炎、歯槽骨炎、歯槽骨膜炎、歯槽膿瘍、抜歯後骨炎、抜歯後感染　など
Ⅱ群	歯冠周囲炎	智歯周囲炎、歯冠周囲炎　など
Ⅲ群	顎炎	顎骨骨炎、顎骨骨膜炎、顎骨骨髄炎、顎骨周囲炎、急性顎炎　など
Ⅳ群	顎骨周辺の蜂巣炎	口腔底蜂巣炎、頬部蜂巣炎　など

（文献13より引用）

表7 ● 歯科領域で使える小児適応がある抗菌薬

一般名 （代表的な商品名）	小児用量	歯周囲組織炎	歯冠周囲炎	顎炎	顎骨周辺の蜂巣炎	上顎洞炎	二次感染[3]
アモキシシリン水和物（サワシリン）	20〜40 mg/kg	○	○	○			
アンピシリン水和物（ビクシリン）	20〜50 mg/kg	○	○	○			○
セファレキシン（ケフレックス）	20〜50 mg/kg	○		○			○
セファクロル（ケフラール）	20〜40 mg/kg	○	○	○			
セフジトレンピボキシル（メイアクト）	9 mg/kg	○		○			
ファロペネムナトリウム水和物（ファロム）	15 mg/kg	○					
ミノサイクリン塩酸塩[1]（ミノマイシン）	2〜4 mg/kg	○					
ジョサマイシンプロピオン酸エステル（ジョサマイ）	30 mg/kg	○	○	○		○	
クリンダマイシン塩酸塩[2]（ダラシン）	15 mg/kg			○	○		

1）ミノサイクリンは8歳未満の小児では歯牙の着色・エナメル質形成不全を起こすことがある
2）クリンダマイシンはカプセルだが、小児適応があるので記載。小児用量は重症感染症では20mg/kg
3）抜歯創・口腔手術創の二次感染

科の適応が全くありません。

　では、これらの抗菌薬は実際にどのように使われるのでしょうか。口の中には300〜700種類の細菌が生息していると言われています。歯性感染症の起炎菌の種類を見てみると、好気性菌が61％で、その大半を連鎖球菌が占めています（186ページ

図6 ● 歯性感染症の抗菌薬の適応分類

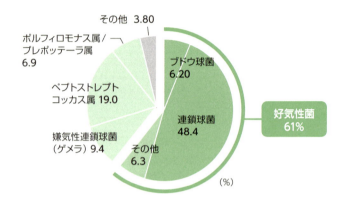

図6）[13]。残りの39％は嫌気性菌で、その半数をペプトストレプトコッカス属が占めています。

　歯性感染症への抗菌薬の選択は、日本感染症学会・日本化学療法学会の「JAID/JSC 感染症治療ガイド2023」に記載されています。検出頻度の高い連鎖球菌やペプトストレプトコッカス属などのグラム陽性菌への抗菌力が強いβラクタム系薬あるいはマクロライド系薬が第一選択薬とされています[14]。

　つまり、薬局でよく見かける軽症・中等症の場合は、散剤しか飲めないお子さんでは、アモキシシリンを第一選択薬とし、ペニシリンアレルギーがある場合は適応はないけれどクラリスロマイシン（クラリス、クラリシッド他）を使用。それで効かない時はファロペネムナトリウム水和物（ファロム）を処方する、ということになりますね。

Q **アジスロマイシン5日間投与の意図は？**

A グラム陰性好気性桿菌が原因菌の百日咳に対しては、アジスロマイシンを5日間投与することとなっています。

先日、患児の父親と思われる男性が来局し、少し離れた小児科の処方箋を差し出しました。その内容は、**症例2**の通りでした。

アジスロマイシン水和物細粒（商品名ジスロマック他）といえば、3日間服用すれば7日間効果が持続するマクロライド系抗菌薬です。添付文書にも「治療に必要な投与期間は3日間」と記載されており、それを超える処方日数は適応外使用になります。今回の処方ではアジスロマイシンが5日分となっていたため、処方医に疑義照会したところ、「百日咳に感染している可能性があり、5日分処方したのでそのままでお願いします」との回答でした。

百日咳──。名前はよく聞きますが、主に小児用薬の調剤を行っている薬局でもその患者を見ることはまれです。ご存じのように、百日咳は定期予防接種に含まれており、感染する人は少ないです。しかし、ワクチンを接種してない人や、ワクチンを接種した成人でも抗体価の経年低下で感染することがあります。前述の父親も感染を気にしてか、一度家に患児を置いて、薬局に来たようです。百日咳の原因菌は、グラム陰性好気性桿菌の百日咳菌

症例2

3歳9カ月男児（14kg）、百日咳の疑い

[処方箋]

（1）【般】アジスロマイシン細粒10％　1回1.5g（1日1.5g）
　　　　　　　1日1回　朝食後　5日分
（2）【般】カルボシステインシロップ用50％　1回0.45g（1日0.9g）
　　　【般】アンブロキソール塩酸塩シロップ用1.5％　1回0.45g（1日0.9g）
　　　【般】ツロブテロール塩酸塩シロップ用0.1％　1回0.3g（1日0.6g）
　　　　　　　1日2回　朝夕食後　7日分

（Bordetella pertussis）です。感染が認められたら、マクロライド系抗菌薬が推奨されており[15]、「小児科診療ガイドライン 第5版」には以下のように具体的に書かれています。

① **エリスロシマイシン**　　50mg/kg/日　14日間
② **クラリスロマイシン**　　10〜15mg/kg/日　7日間
③ **アジスロマイシン**　　　10mg/kg/日　5日間（保険適応外）

　①がスタンダードですが、②や③も同等の効果があると書かれています。アジスロマイシンは保険適応外と書かれていますが、主治医は百日咳を疑い、治療期間が短いアジスロマイシンを5日間処方したと考えられます。
　念のため、レセプト摘要欄に「百日咳の疑いがあり、アジスロマイシン5日間処方と医師に確認」と入れて、調剤しました。患児の父親には百日咳菌は飛沫感染であることと、特に免疫がまだ形成されていない乳児には接触させないように注意しました。

参考文献

1）厚生労働省「抗微生物薬適正使用の手引き（第三版）」（2023年11月16日発行）
2）「小児科領域の薬剤業務ハンドブック 第2版」（じほう、2016）
3）小児科診療 2017;80:145-9.
4）「小児感染症治療ハンドブック 2020-2021 第5版」（診断と治療社、2020）
5）日本小児呼吸器学会・日本小児感染症学会「小児呼吸器感染症診療ガイドライン 2022」（協和企画）
6）日本耳科学会、日本小児耳鼻咽喉科学会、日本耳鼻咽喉科感染症・エアロゾル学会「小児急性中耳炎診療ガイドライン 2018年版」（金原出版）
7）日本鼻科学会雑誌 2010;49:143-247.
8）Clin Pharmacol Ther.1989;46:674-85.
9）Antimicrob.Agents Chemother.1992;36:796-800.
10）Chemotherapy.1992;40(S-2):409-17.
11）Jap J Antibiotics.1990;43:1353-70.
12）DI Online「笹嶋勝の『クスリの鉄則』」（2012年8月20日）
13）耳展.2007;50:104-14.
14）日本感染症学会・日本化学療法学会「JAID/JSC 感染症治療ガイド 2023」
15）日本小児呼吸器学会「小児の咳嗽診療ガイドライン 2020」

第3話

抗ヒスタミン薬

Q 抗ヒスタミン薬を飲ませると眠くなる？

A 特に古いタイプの抗ヒスタミン薬は、眠気が強く出ることがあります。お薬の種類や飲み方を変えると防げることもあるので、お子さんに眠気が出て心配なときは、ご相談ください。

抗ヒスタミン薬は、かぜの鼻症状やアレルギー性鼻炎のほか、アトピー性皮膚炎、蕁麻疹、接触皮膚炎などの皮膚疾患の痒みなどに使用される非常にポピュラーな薬剤です。

かぜ症候群では、鼻水、鼻閉、くしゃみなどへの対症療法として、短期間使用されます。また、アレルギー性鼻炎の薬物治療では、主に、第2世代抗ヒスタミン薬と鼻噴霧ステロイドが用いられます。特に、季節性のアレルギー性鼻炎（花粉症）は、近年、低年齢での発症が増えており、小児の患者数が増加傾向にあります。

また、アトピー性皮膚炎では、外用ステロイドの補助的な治療として、経口の抗ヒスタミン薬が用いられます[1]。アトピー性皮膚炎は、痒みを伴い、掻破により皮疹が悪化します。そのため、

症例3

3歳女児（13kg）、花粉症

[処方箋]

カルボシステインDS50％
　　　　　　1回0.3g（1日0.9g）
ペリアクチン散1％
　　　　　　1回0.1g（1日0.3g）
　1日3回　朝昼夕食後　7日分

[現病歴]

● 処方箋の薬を交付した数日後、保護者から薬局に電話があり、「朝、寝起きが悪く、保育園でも昼寝を長くするので心配」と相談を受けた。
● 処方医に相談して、服用回数を1日2回（朝夕食後）に減らして様子を見ることになった。

図7 ● 興奮性神経、抑制性神経とヒスタミンの関係（筆者作成）

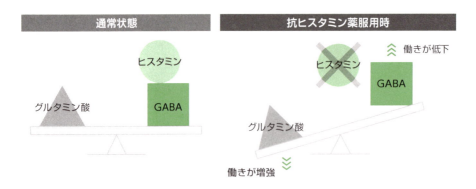

痒みを軽減するために、抗ヒスタミン薬が処方されます。そのほか、蕁麻疹、接触皮膚炎などにも、皮膚の痒みやアレルギー症状を軽減するために、抗ヒスタミン薬が処方されます。

さて、抗ヒスタミン薬はヒスタミンH_1受容体への選択性が低い第1世代と、選択性が高い第2世代に大きく分けられます。第1世代の抗ヒスタミン薬は中枢移行性が高く、強い眠気が出ます。小児は血液脳関門の発達が未熟なため、より強く眠気が出る可能性があります。

抗ヒスタミン薬による眠気を、「寝かしつけが楽なので助かる」と捉える保護者もいますが、長時間寝過ぎたり、起きたときに子どもの機嫌が悪かったりすると、やはり心配になります。実際に薬局で、「あまりにもよく寝るので心配」と保護者から相談を受けることもあります。189ページ**症例3**は、花粉症で処方された抗ヒスタミン薬により眠気の副作用が出た症例です。眠気が強く出る場合は、処方医に相談して、日中の服用をやめる、抗ヒスタミン薬の種類を変えるなどして様子を見ます。

ただ、中枢移行性の高い抗ヒスタミン薬は近年、小児科では使われなくなってきました。小児では眠気以上に、けいれんの閾値を下げる作用が問題になるためです[2]。

脳内はグルタミン酸などが関与する興奮性神経と、γアミノ酪酸（GABA）やヒスタミンなどが関与する抑制性神経により、バランスが保たれています（**図7左**）。ヒスタミンは、アレルギー反応を引き起こすだけでなく、神経伝達物質として働き、けいれんを抑制します。血液脳関門の発達が未熟な小児が、脳内移行性の

高い抗ヒスタミン薬を服用すると、ヒスタミンの抑制が外れて、グルタミン酸などによる興奮性が強くなり、けいれんの閾値が下がります（**図7右**）。そして、何らかの刺激によってけいれん発作が惹起されやすくなります。

この作用が特に問題になるのが、熱性けいれんやてんかんの患児です。そのため、てんかんやけいれんの既往歴や家族歴がある患児は抗ヒスタミン薬の使用を控えるか、あるいは脳内移行性が低い第2世代の抗ヒスタミン薬（ケトチフェンフマル酸塩を除く）を処方するのが望ましいとされています。てんかんやけいれんの既往歴や家族歴がある患児に、第1世代の抗ヒスタミン薬を処方された場合は、医師に疑義照会をするようにしたいですね。

> **Q 抗ヒスタミン薬で 熱性けいれんを起こしやすくなる？**
>
> **A** 確かに、抗ヒスタミン薬を服用するとけいれんを起こしやすくなる可能性があります。特に、熱性けいれんやてんかん発作の経験があるお子さんでは、抗ヒスタミン薬の服用は推奨されていません。

小児科診療所の近隣の薬局にいると、夜間に薬局の電話がよく鳴ります。「熱が高いのですが、また坐薬を入れていいですか？」「前に残っていた薬を飲ませてよいですか？」など様々です。その中で、一番切羽詰まっているのが「子どもがけいれんを起こしたが、どうすればよいのでしょうか」という電話です。ひと冬に数回は掛かってきます。「救急に連絡したのですが、不安で……」という方もいます。熱性けいれん、色々な面で保護者を不安にさせます。

熱性けいれんは、生後6カ月〜5歳の小児が、38℃以上の高熱を出したときに起こすけいれんで、小児では珍しくない疾患です。その発症ピークは1歳で、約90％は3歳までに発症するといわれています。大部分は予後が良好な単純型熱性けいれんで、発作の既往が1〜2回の場合は、投薬なしで経過を観察することが多いです。

日本小児神経学会の「熱性けいれん（熱性発作）診療ガイドライ

ン2023」では、「熱性けいれんの既往がある小児に対しては、発熱性疾患罹患中における鎮静性抗ヒスタミン薬の使用は熱性けいれんの持続時間を長くする可能性があり注意を要する」としています[3]。さらに、同ガイドラインでは、熱性けいれんの既往がある小児に対するテオフィリン（テオドール他）などのキサンチン製剤の使用についても、「熱性けいれんの持続時間を長くする可能性があり推奨されない」としています[3]。

以上から、鼻水が出るからといって、熱性けいれんの既往のある患児に安易に抗ヒスタミン薬をすすめるのは怖いですね。少なくとも、ダイアップ坐剤（一般名ジアゼパム）などの予防薬を使用している患児への抗ヒスタミン薬やテオフィリンの処方には注意が必要です。また、第1世代の抗ヒスタミン薬のマレイン酸クロルフェニラミンはOTC薬の小児用かぜ薬の多くにも含まれていることが多いので、OTC薬にも注意が必要です。

● **適応症や使用可能年齢を確認**

抗ヒスタミン薬は、前述のように様々な疾患に処方されますが、薬剤によって適応症が異なることに注意が必要です。

第1世代ではあった「上気道炎に伴う鼻水・咳」の適応が、第2世代ではなくなっています。そのため、かぜの鼻症状に第2世代の抗ヒスタミン薬を使用する場合は適応外使用になります。この影響もあり、かぜの鼻症状への抗ヒスタミン薬の処方は減ってきています。

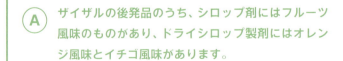

> **A** ザイザルの後発品のうち、シロップ剤にはフルーツ風味のものがあり、ドライシロップ製剤にはオレンジ風味とイチゴ風味があります。

2020年6月にザイザル（一般名レボセチリジン塩酸塩）シロップの後発品が登場しました。当時10社が申請し、5社は先発品と同じシロップ剤、残り5社はドライシロップ製剤でした（**表8**）。なおシロップ剤のうち1つは2024年7月現在、販売中止となっています。

表8 ● ザイザルシロップとその後発品の特徴（筆者まとめ）

	商品名	味	セーフティーキャップ	色	規格
シロップ	先発品：ザイザルシロップ0.05%	甘味のみ	○	無色透明	200, 500mL
	レボセチリジン塩酸塩シロップ0.05%「アメル」	甘味のみ			200mL
	レボセチリジン塩酸塩シロップ0.05%「サワイ」	フルーツ風味			200mL
	レボセチリジン塩酸塩シロップ0.05%「トーワ」	フルーツ風味			200mL
	レボセチリジン塩酸塩シロップ0.05%「ニプロ」	フルーツ風味			200mL
ドライシロップ	レボセチリジン塩酸塩DS0.5%「杏林」	オレンジ風味	－	橙色	0.5g分包100gバラ
	レボセチリジン塩酸塩DS0.5%「タカタ」	イチゴ風味		白色	0.25/0.5g分包100gバラ
	レボセチリジン塩酸塩ドライシロップ0.5%「日本臓器」	オレンジ風味		橙色	0.5g分包100gバラ
	レボセチリジン塩酸塩DS0.5%「TCK」	イチゴ風味		白色	0.5g分包100gバラ
	レボセチリジン塩酸塩ドライシロップ0.5%「YD」	オレンジ風味		橙色	0.5g分包100gバラ

　実は、先発品より先に後発品でドライシロップ製剤が登場することは、以前にもありました。例えば、ムコソルバンシロップ（アンブロキソール塩酸塩）、タベジールシロップ（クレマスチンフマル酸塩）、メプチンシロップ（プロカテロール塩酸塩水和物）などです。

　当薬局でもザイザルシロップはよく使用する抗アレルギー薬の1つなのですが、同薬の調剤時に我々薬剤師が一番苦労するのが、ボトルのキャップがプッシュ＆ターンタイプであることでしょう。乳幼児が誤って容器を開けて医薬品を飲んでしまうことを防ぐために、容易に開けられないようになっているのですが、急いでいる調剤時には時間が掛かる印象が拭えません。残念なことに、後発品も全てプッシュ＆ターンタイプのボトルキャップでした。

後発品ザイザルのシロップの味は？

では、味についてはどうでしょうか。先発品は甘味のみでしたが、後発品のシロップ剤にはフルーツ風味などがあるようです（実際に味見はできていませんが、表8は添付文書と製薬企業への聞き取りを基に作成しました）。一方、ドライシロップ製剤はオレンジ風味とイチゴ風味で、それぞれ色も味に合わせて、オレンジ色と白色の2種類です（**写真2**）。全ての製剤を検討したわけではありませんが、甘くて飲みやすく、色が異なる点も分かりやすいと感じました。

どれを選ぶかは、患者さんや医師の意向など、様々な要因があるでしょう。薬剤師の立場からは、シロップ剤は調剤に手間が掛かりますし、長期処方の際は薬杯が必要になり、容器代をいただくことに抵抗があります。処方医にも相談し、当薬局ではドライシロップ製剤を採用することにしました。

さて、ドライシロップ製剤を採用して注意しなければいけないことが2つあります。まず1つ目は、先発品名が処方箋に書かれていた際、処方医に疑義照会しなければいけないことです。先発品から後発品への変更によって、液剤から散剤に剤型変更になるので、医師の確認を取る必要があります。

もう1つは、一般名処方を行ったとしても「一般名処方加算2」は算定できないことです。病院や診療所では、一般名処方を行う

写真2 ● ザイザル後発品のレボセチリジンドライシロップ
（白色がイチゴ風味、オレンジ色がオレンジ風味）

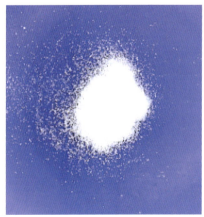
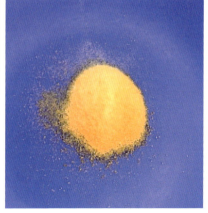

ことで「一般名処方加算」を取っています。全て一般名で記載する「一般名処方加算1」は問題ありません。しかし、レボセチリジンドライシロップ製剤は、先発品のない後発品のため、1品目でも一般名処方されたものが含まれている場合に算定できる「一般名処方加算2」は算定できません。こちらも、事前に医療機関に周知すべき情報ではないかと思います。

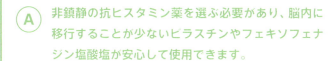

Q てんかんの患児に適した抗ヒスタミン薬は？

A 非鎮静の抗ヒスタミン薬を選ぶ必要があり、脳内に移行することが少ないビラスチンやフェキソフェナジン塩酸塩が安心して使用できます。

　抗ヒスタミン薬がよく処方される花粉症のシーズン、心配になるのが、てんかんの患児の治療です。日本神経学会の「てんかん診療ガイドライン2018」では、けいれん閾値を下げる薬剤として抗ヒスタミン薬が挙げられています。

　ヒスタミンは、中枢神経においてγ-アミノ酪酸（GABA）と共に神経活動を抑制するよう作用します。抗ヒスタミン薬は、このような作用を抑制することでけいれん閾値を下げ、普段よりも発作が起こりやすくなる危険性があるのです。

　ただ、抗ヒスタミン薬の中でも中枢移行性には差があります。2018年に発表された谷内一彦氏の論文[4]では、抗ヒスタミン薬の鎮静作用に関して、ポジトロン断層法（PET）を用いた脳内ヒスタミン（H_1）受容体の占拠率測定により客観的に評価しています（196ページ図8）。この論文では、脳内H_1受容体占拠率により抗ヒスタミン薬を3群に分けることを提唱し、占拠率が20％以下を「非鎮静性」、20～50％を「軽度鎮静性」、50％以上を「鎮静性」としています。

　図8を見ると、第一世代の抗ヒスタミン薬はどれも鎮静性で、50％以上の脳内H_1受容体を遮断するのに対し、第二世代の抗ヒスタミン薬の占有率は、おおむね30％以下となっています。第一世代の抗ヒスタミン薬は中枢移行性が高く、第二世代ではそれほど高くない薬剤もあるということです。このため、てんかんの患児には第二世代抗ヒスタミン薬の使用が勧められると言え

図8 ● 各抗ヒスタミン薬の、脳内ヒスタミンH₁受容体占有率

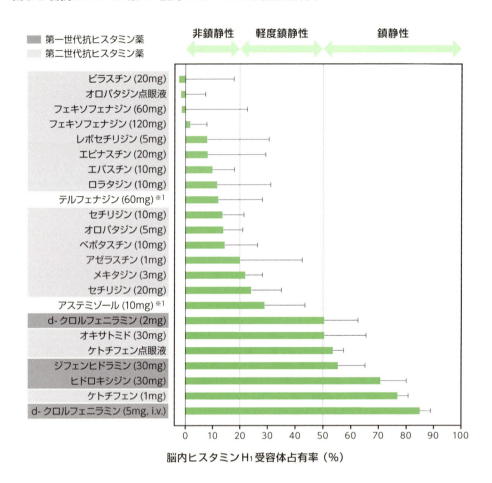

脳内ヒスタミンH₁受容体占有率20％以下を非鎮静、20〜50％を軽度鎮静性、50％以上を鎮静性抗ヒスタミン薬と分類している。

※1　現在は販売されていない。　　　　　　　　　　　　　　　　　　　　（文献4を一部改変して作成）

ます。しかしよく見ると、第二世代の中でも、占有率が20〜50％（軽度鎮静）のものと、20％以下（非鎮静）のものに分かれています。特にけいれんに注意が必要なてんかん患者には、非鎮静の抗ヒスタミン薬を選ぶ必要があり、占有率が0％に近い、つまり脳内に移行することがないビラスチン（商品名ビラノア）やフェキソフェナジン塩酸塩（アレグラ他）、図8には記載がありませんが比較的新しい薬のデスロラタジン（デザレックス）が最も安心して使えると思います。

また、抗ヒスタミン薬の添付文書を見てみると「けいれん（痙

攣）」という言葉が散見されます（198ページ**表9**）。特に第一世代の抗ヒスタミン薬では、その全てでけいれんを起こす可能性が記載されています。一方、第二世代の抗ヒスタミン薬であっても、ものによっては「てんかん」の記載があります。

ロラタジンと
ケトチフェン点眼液には注意！

　ここで、注意しなければならないことは2つあります。

　1つはロラタジン（クラリチン他）です。同薬の添付文書には、自動車運転に関する注意の記載はありません。しかし、図8によると、ロラタジンは、軽度鎮静性に分類されるくらいの占有率の高さを示すこともあるようです。谷内氏も、「ロラタジンには軽い鎮静作用があるため注意が必要である。特に増量した場合にはロラタジンは脳内に移行する」とコメントしています[5]。

　実際、ロラタジンの添付文書の「特定の背景を有する患者に関する注意」には、てんかんの既往のある患者に対して「十分な問診を行うこと。発作があらわれたとの報告がある」との記載があり、てんかん患者に使用する際は注意が必要です。同じように「けいれん」や「てんかん」が記載されている主な第二世代の抗ヒスタミン薬には、ケトチフェンフマル酸塩（ザジテン他）、セチリジン塩酸塩（ジルテック他）、レボセチリジン塩酸塩（ザイザル他）、デスロラタジン、ルパタジンフマル酸塩（ルパフィン）があります。

　さて、もう1つ注意しなくてはいけないのはケトチフェンの点眼薬です。ケトチフェン点眼液の添付文書には、「けいれん」や「てんかん」の記載はありませんが、H_1受容体占有率は50％を超え、d-クロルフェニラミンマレイン酸塩（ポララミン他）とも差がなく、鎮静性抗ヒスタミン薬に分類されます。

　ケトチフェン点眼液を差して眠くなったという話は、知り合いの薬剤師から聞いたことがあります。実際、再審査終了時までの副作用報告を見ると「眠気」が「しみる、眼刺激」の次に多く、点眼薬といえども、ケトチフェンはてんかん患者には注意が必要だと思います。一方、オロパタジン塩酸塩点眼液（パタノール他）のH_1受容体占有率はほぼ0で、副作用報告にも「眠気」はありま

表9 ● 各抗ヒスタミン薬の、脳内ヒスタミンH₁受容体占有率による分類と添付文書の記載事項

表9 ● 各抗ヒスタミン薬の、脳内ヒスタミン H_1 受容体占有率による分類と添付文書の記載事項

$\square$ 第一世代抗ヒスタミン薬　　$\square$ 第二世代抗ヒスタミン薬

分類	一般名	主な商品名	添付文書で「けいれん」や「痙攣」などの記載がある箇所	自動車運転*
非鎮静性	ビラスチン	ビラノア	記載なし	○
	フェキソフェナジン塩酸塩	アレグラ	記載なし	○
	レボセチリジン塩酸塩	ザイザル	【特定の背景を有する患者に関する注意】てんかん等の痙攣性疾患又はこれらの既往歴のある患者（痙攣を発現するおそれがある。）	×
	エピナスチン塩酸塩	アレジオン	記載なし	△
	エバスチン	エバステル	記載なし	△
	ロラタジン	クラリチン	【特定の背景を有する患者に関する注意】てんかんの既往のある患者（十分な問診を行うこと。発作があらわれたとの報告がある。）	○
	セチリジン塩酸塩	ジルテック	【特定の背景を有する患者に関する注意】てんかん等の痙攣性疾患又はこれらの既往歴のある患者（痙攣を発現するおそれがある。）	×
	オロパタジン塩酸塩	アレロック	記載なし	×
	オロパタジン塩酸塩（点眼液）	パタノール	記載なし	○
	ベポタスチンベシル酸塩	タリオン	記載なし	△
軽度鎮静性	アゼラスチン塩酸塩	アゼプチン	記載なし	×
	メキタジン	ゼスラン	記載なし	×
鎮静性	d－クロルフェニラミンマレイン酸塩	ポララミン	【禁忌】低出生体重児・新生児 【小児等への投与】低出生体重児、新生児には投与しないこと。〔中枢神経系興奮等の抗コリン作用に対する感受性が高く、痙攣等の重篤な反応があらわれるおそれがある。〕	×
	オキサトミド	オキサトミド	記載なし	×
	ケトチフェンフマル酸塩（点眼液）	ザジテン点眼液	記載なし	○
	ジフェンヒドラミン塩酸塩	レスタミンコーワ	【特定の背景を有する患者に関する注意】低出生体重児又は新生児には、投与しないことが望ましい。中枢神経系の副作用（興奮、痙攣等）が起こる危険性が高い。	×
	ヒドロキシジン塩酸塩	アタラックス	【特定の背景を有する患者に関する注意】てんかん等の痙攣性疾患、又はこれらの既往歴のある患者（痙攣閾値を低下させることがある。）	×
	ケトチフェンフマル酸塩	ザジテン	【禁忌】てんかん又はその既往歴のある患者 【特定の背景を有する患者に関する注意】てんかんを除く痙攣性疾患、又はこれらの既往歴のある患者〔痙攣閾値を低下させることがある。〕 【小児等への投与】乳児、幼児に投与する場合には、観察を十分に行い慎重に投与すること。〔痙攣、興奮等の中枢神経症状があらわれることがある。〕	×
	シプロヘプタジン塩酸塩水和物	ペリアクチン	【小児等への投与】抗ヒスタミン剤の過量投与により、特に乳・幼児において、幻覚、中枢神経抑制、痙攣、呼吸停止、心停止を起こし、死に至ることがある。	×

※自動車運転について：○ 記載なし、△ 運転注意、× 運転不可

せん。目が痒いと訴える患児にケトチフェン点眼液が処方されていた場合には、オロパタジン点眼液など眠気の報告がない点眼液への変更を医師に提案するのがよいでしょう。

参考文献
1）日本アレルギー学会「アトピー性皮膚炎診療ガイドライン 2021」（協和企画）
2）日本神経学会「てんかん治療ガイドライン 2018」
3）日本小児神経学会「熱性けいれん（熱性発作）診療ガイドライン 2023」（診断と治療社）
4）小児耳鼻咽喉科 2018;39:275-80.
5）Pharmacol Res Perspect.2019;7:e00499.

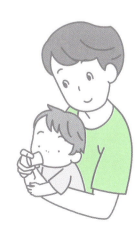

第4話

鎮咳薬・去痰薬・気管支喘息治療薬

> **Q** 咳止めは副作用が出やすいって本当ですか？
>
> **A** 咳止めには眠気などの副作用が出やすい強いお薬がありますが、日本では副作用が出にくいタイプの咳止めが使われています。

　咳の原因は様々ありますが、かぜや呼吸器感染症による気道の炎症が刺激となって起こるものが最も多いです。炎症自体が刺激となるほか、炎症により生じた分泌物を喀出するため、あるいはその分泌物が気道を刺激することにより咳が誘発されます。鎮咳薬・去痰薬は、子どもが咳で眠れないときや、咳により嘔吐したり、体力が消耗するのを防ぐために使用されます。

　鎮咳薬は、作用機序から中枢性と末梢性に分けられます。欧米では、小児には中枢性の非麻薬性鎮咳薬であるデキストロメトルファン臭化水素酸塩水和物（商品名メジコン）がよく使われていますが、我が国の小児科では、末梢性のチペピジンヒベンズ酸塩（アスベリン）が最もよく使われています[1]。

● コデイン類含有製剤は12歳未満に禁忌に

　コデインリン酸塩水和物に代表される中枢性麻薬性鎮咳薬は、延髄の咳中枢を直接抑制することで作用を発揮します。とてもよく効くのですが、とにかく副作用が多いので、薬局でも注意が必要です。

　中枢性麻薬性鎮咳薬には、気管支の腺分泌を低下させたり、気管支平滑筋を収縮させたりする作用があるため、気管支喘息や肺気腫のような閉塞性肺疾患には、慎重に使わなくてはいけません。乳幼児には喘息に由来する咳が多いため、小児科ではあまり使用

されません。

　コデインリン酸塩水和物やジヒドロコデインリン酸塩などのコデイン類は、薬物代謝酵素チトクローム P450（CYP）2D6により、モルヒネやジヒドロモルヒネに代謝され、鎮咳などの薬効を示します。しかし遺伝的に CYP2D6 活性が過剰な人などでは、モルヒネなどの血中濃度が上昇し、呼吸抑制などが生じやすくなります。米国では、18歳未満の患者で、コデイン類含有製剤による呼吸抑制などのモルヒネ中毒関連症例について、1969年から2015年5月までに死亡例24例を含む64例が報告され、全死亡例の約9割に当たる21例が12歳未満の小児の症例だったことなどから、米国食品医薬品局（FDA）は2017年4月20日、コデイン類を含む医療用医薬品を12歳未満の小児に禁忌とすることを発表しました。

　この発表を受け、日本でも、2017年6月の薬事・食品衛生審議会安全対策調査会で、コデインを含有する医薬品について、12歳未満の小児への処方を段階的に制限する方針が決まりました[2]。その後2019年7月に、小児に対するコデイン類含有製剤の使用は全面的に禁忌とするよう、添付文書改訂の指示が出ました。コデイン類を含有する医薬品は、医療用医薬品だけでなく、OTC薬としても、数多く発売されているので注意が必要です。

Q 痰の薬を飲ませたら、かえってむせました

A お薬の効果で一時的に痰の量が増えたためと考えられます。しばらくすると治まることが多いので、服用を続けてください。

　去痰薬は病原体や異物などを痰や鼻汁によって体外へ排出しやすくする薬です。かぜによる上気道炎や気管支の炎症や喘息、慢性副鼻腔炎などに使用されます。

　症例4（202ページ）の処方箋は、かぜで受診した2歳の男の子に出された処方箋です。この処方で注目していただきたいのが、咳止めのアスベリン（一般名チペピジンヒベンズ酸塩）と一緒に去痰薬のL-カルボシステイン（商品名ムコダイン他）が処方されていることです。

症例4
2歳10カ月男児（12kg）、かぜ

[処方箋]

アスベリンドライシロップ2％　1回0.6g（1日1.2g）
カルボシステインドライシロップ50％　1回0.35g（1日0.7g）
　　　　1日2回　朝夕食後　5日分

　咳には「湿性」と「乾性」があります。湿性の咳は炎症によるもので、痰がからみます。乾性の咳はほこりや風などの刺激で起こります。去痰薬が必要なのは湿性の咳です。

　筆者が製薬会社で薬を開発していた20年以上前から、「咳はもともと、気道分泌物の痰や気管に入った異物を出す生体防御反応なので、不必要に抑えない方がいい」という意見がありました。そのため、鎮咳薬で咳を抑えたら、異物をより排出しやすくするために、去痰薬が一緒に処方されることが多いです。

　小児でよく使われる去痰薬はL-カルボシステインとアンブロキソール塩酸塩（ムコソルバン他）です。L-カルボシステインは、痰の粘性を決めているムコ蛋白の「-S-S-基」を切断し、痰の粘度を下げます。原薬のL-カルボシステインはpHが4程度の弱酸性であるため、少し酸っぱい味がします（ドライシロップでは酸味は抑えられています）。そのため、胃酸で溶けるように製剤設計されているマクロライド系抗菌薬などと混ぜると、抗菌薬の苦味が溶出するので要注意です。

　アンブロキソールは、添付文書の薬効分類に「気道潤滑去痰剤」と書かれているように、気道液量（特に肺サーファクタント分泌）を増加させることによって気道の粘液の粘度を低下させます。原薬はあまり味が強くないので、ドライシロップは飲みやすく、小児ではよく使われます。特に、後発品のムコサールドライシロップ1.5％は甘い味付けで、小児では先発品以上に好んで使われています。

　また、アンブロキソールは中性なので、他の薬と混ぜ合わせても味が苦くなることがほとんどありません。これも同薬がよく使われている理由と考えられます。また、L-カルボシステインとアンブロキソールは同じ去痰薬ですが、作用部位が異なるので、同

一処方箋で処方されても、筆者の経験では保険請求上も問題とされたことはありません。

なお、咳止めのアスベリンは鎮咳去痰薬で、去痰作用もあるといわれていますが、より効果を得るために、去痰薬が併用されることもあります。

さて、去痰薬を服用すると、一時的に、症状が悪化するようにみえることがあります。これは去痰薬が効き過ぎて、一時的に痰が多量に出てむせるためです。保護者が「わ！薬のせい？」と驚いて、服薬を中止してしまうこともありますので、あらかじめ、「しばらくすると治まることが多いです」と伝えてあげてください。

Q かぜの後の喘鳴に ロイコトリエン受容体拮抗薬の効果は？

A 何らかのアレルギー素因のある患児では、かぜの後の喘鳴に対して有効な場合もあるでしょうが、アレルギー素因が全くない場合、効果は期待できないかもしれません。

小児が RS ウイルスやヒトメタニューモウイルス（hMPV）などのウイルスに感染すると、喘息の発作に似た「ゼーゼー」という喘鳴を伴うことがあります。このようなお子さんにロイコトリエン受容体拮抗薬（LTRA）が処方されることはありました。

しかし、2020年に発刊された「小児気管支喘息治療・管理ガイドライン2020」には「小児のウイルス感染による喘鳴の治療にLTRAは有用か？」というクリニカルクエスチョンが追加され「LTRAを投与しないことが提案される」となっており、驚きました。これは、2023年の同ガイドラインでも同様でした。

ウイルス感染後に喘鳴を伴った患児に対してLTRAが処方され、服用後、徐々に喘鳴が改善し、薬局にも来なくなるケースを体験していたので、LTRAが効いているのだと思っていました。実際、2012年の同ガイドラインでは「気道感染の有無にかかわらず、明らかな独立した呼気性喘鳴を3エピソード繰り返したら乳児喘息とする」と記載されており、一時はウイルス感染であっても喘息治療が行われていました。

2020年のガイドラインで追加された前述のクリニカルクエスチョンは、国際的非営利団体コクランが2015年に示したコクラン・レビューの結果から来ています[3]。これは、小児のウイルス感染症に伴う喘鳴に対するLTRAの効果をランダム化比較試験によって検証した複数の論文について、システマティック・レビューを行ったものです。ウイルス感染によって喘鳴を生じた6歳以下の小児（気管支喘息は除外）に投与されたLTRAによって、「短期投与（2週間以内）で発作の持続を短くできるか」「長期投与で喘鳴発作の再発を予防できるか」を検討したところ、いずれも有意な効果は認められませんでした。

　これ以降もウイルス感染症に対するLTRAの臨床試験が行われましたが、コクラン・レビューを覆すほどの結果は得られていません。

　とはいうものの、LTRAは乳幼児喘息には有効な薬剤です。5歳以下の喘息の長期管理プランにおいて、治療ステップ2では基本治療として低用量吸入ステロイド薬またはLTRAを使用することとなっており、治療ステップ1と治療ステップ3の追加治療にもLTRAが記載されています。

　もちろん、ウイルス感染による喘鳴であっても、もともと喘息と診断されているお子さんや、アトピー性皮膚炎、アレルギー性鼻炎を有するなど、何らかのアレルギー素因のあるお子さんではLTRAは有効な場合があるでしょう。逆に、アレルギー素因が全くないお子さんの喘鳴にLTRAを投与しても、あまり効果は期待できないということだと思います。

参考文献

1）小児内科 2015;47:638-40.
2）厚生労働省通知（令和元年薬生安発0709第9号）
3）Cochrane Database Syst Rev.2015;10:CD008202.

第5話

ステロイド

Q ステロイドは副作用が怖いので、
使いたくないのですが……

A まずは先生の指示通り薬を使っていただくことが重要です。副作用は先生と薬剤師でチェックいたしますのでご安心ください。

　医薬品のステロイドは、抗炎症作用や免疫抑制作用を目的に多様な疾患の治療に使用されます。ステロイドは、強力な抗炎症作用、抗アレルギー作用、免疫抑制作用により上手に使えば劇的に効果を示す半面、代謝系、造血系、内分泌系、中枢系にも作用し、様々な副作用を生じるため、一般に"怖い薬"というイメージが定着しています。

　ステロイドの副作用を考えるときには、全身投与と局所投与を分けて考える必要があります。局所投与で全身性の副作用が起こる可能性は極めて低いですが、全身投与の場合は、様々な部位に副作用が起こる懸念があります。

　経口ステロイドの副作用は、深刻度に応じて、服用を続けると生命予後にも影響する major side effects と、そうではない minor side effects に分けて考える必要があります[1]。感染症などの major side effects が起きた場合は、生命予後が悪くなったり、回復しなかったりすることがあるので、ステロイドの減量や中止となります。

　一方、満月様顔貌（ムーンフェース）や多毛などの minor side effects では、服薬をやめると速やかに回復し生命予後には影響しないため、副作用が出ても必ずしも減薬や中止にはなりません。ただ、肥満や満月様顔貌などの副作用は本人の精神的ストレスが大きいので十分なケアが必要です。

　患児にステロイドを処方された保護者の中には、薬を服用させ

ることをためらい、その結果、服薬アドヒアランスが低下することがあります。

服薬指導では、保護者の不安に理解を示しつつ、副作用は医師と薬剤師がチェックするので心配し過ぎず、まずは治療を優先し、処方医の指示通りに薬を使用させることが重要であると保護者に理解してもらうことが重要です。急性疾患に短期間使用する場合などは、「一時的に使用して症状を抑える薬です」などと、治療の見通しを伝えることも有効です。

経口ステロイドを、長期間服用している患者では、副腎皮質機能が低下して、体内で必要なステロイドホルモンを経口ステロイドに依存している状態になっています。そのため、飲み忘れや自己判断による急激な中断により、体内で必要なステロイドホルモンが不足すると、食欲不振や全身倦怠感、悪心、頭痛などのステロイド離脱症候群を生じやすいことに注意が必要です。服薬指導では、服薬アドヒアランスを維持する指導が不可欠です。

Q ステロイドの服用を長期間続けると、身長が伸びなくなるのでしょうか

A 確かに、小児ではステロイドの飲み薬を長期間服用した場合に成長障害が問題になることがあります。ステロイドは、急に服用をやめると吐き気や倦怠感などの副作用が出るので、先生の指示通り服用していただく必要があります。ご心配でしたら、先生に相談させていただきます。

経口ステロイドの小児特有の副作用として、成長障害があります。身長は骨の端にある成長軟骨板が骨化していくことで伸びますが、ステロイドはこの過程を阻害するほか、成長ホルモンの分泌やインスリン様成長因子などの働きを抑制することで、成長障害を引き起こします。

例えば、小児で経口ステロイドを高用量・長期間投与する疾患の代表例に、ネフローゼ症候群があります。治療では、免疫抑制作用を得るために1mg/kg/日以上の高用量の経口ステロイドが1カ月以上使用されることが多いですが、小児では、プレドニゾ

ロン0.75mg/kg/日以上を6カ月間投与したところ、有意に成長障害を来したとの報告があります[2]。

ステロイドの成長抑制は用量依存性で、プレドニゾロン換算で0.5mg/kg/日以上ではほとんどの症例で身長が伸びにくくなります。0.25mg/kg/日に下げると、身長が伸びる例もありますが、成長抑制を来さない安全な用量はないとの意見もあります[3]。

隔日投与で成長障害を回避

成長障害の予防にはステロイドの隔日投与が一般的に推奨されています。腎疾患や腎移植のためステロイドが連日投与されていた患者が、隔日投与に変更されることで、成長障害が改善することが報告されています。他に、治療に経口ステロイドを使用する若年性特発性関節炎の患者でも、隔日投与で成長障害に至らなかった報告があります。一方で、少量投与でも長期に服用すると成長が阻害されるとの報告もあります。最近では、成長障害を回避するために、ステロイドの代わりに免疫抑制薬の使用が検討されることもあります。

骨粗鬆症も、経口ステロイドの重大な副作用の1つで、長期服用患者では、非常に高い割合で骨折が起こることが知られています。成人では、骨粗鬆症の予防にビスホスホネート製剤がよく用いられます。しかし、小児ではステロイド誘発骨粗鬆症へのビスホスホネート製剤の予防効果は証明されていません。それ以上に、骨の代謝回転を極度に抑制するため、骨の成長やリモデリングが抑制されることで、骨強度はむしろ低下する可能性も指摘されています。ビタミンD製剤、選択的エストロゲン受容体モジュレーターなどの薬物治療には十分なエビデンスがありません。従って、長期にステロイドを服用する患児には、ステロイドの代わりに免疫抑制薬の処方が検討されることが多いようです。

ICSの長期使用が成長抑制と関連する可能性も示唆

喘息の治療でもよくステロイドが使用されます。「小児気管支

喘息治療・管理ガイドライン2023」には、吸入ステロイド（ICS）の長期使用と成長抑制の関連について「ICSの長期使用は成長抑制と関連する可能性があるため、適切な投与を心掛けることが推奨される」とあります[4]。

　同ガイドラインの2012年版では「身長は、使用開始後1年間で1～2cm程度の抑制が生じる可能性が示されているが、それ以後は大きな影響がなく、最終身長の検討では有意な抑制を認めないとする報告が多い」と書かれていましたが、2017年版で前述のように変更され、2023年版にも引き継がれました。12年と17年のガイドラインの参考文献を比較すると、2014年に発表されたメタ解析の論文[5]が追加になっており、どうやらこれが影響して、記載が変更されたようです。

　この論文では、コクランデータベースを用い、ICSの成長抑制を検討した25個の無作為比較対照試験をピックアップして、メタ解析しています。その結果、ステロイド吸入者と非吸入者を比較すると、1年目の線形成長速度で0.48cm/年と有意な成長の抑制を認めました。2年目では、0.19cm/年とステロイド吸入者と非吸入者で有意差は出ませんでした。しかし、治療終了後の経過を調べた4試験では、終了後に成長が回復するという報告はありませんでした。

　このうちの1試験ではICS終了後、成長が促進されたと書かれていましたが、最終的には0.7cmの差がありました。結局、成人になるまで観察した報告では、プラセボに比べて平均4.3年間ブデソニド400μg/日を吸入した患者の方が、身長の伸びが1.2cm小さいという結果になりました。

　では、ステロイドによる成長抑制に何が最も影響を与えているのでしょうか。論文では、デバイス（エアゾール、ドライパウダー）や吸入量よりも吸入ステロイドの化合物（Molecule）の種類が強く影響している可能性が高いと報告しています。ただし、シクレソニド（商品名オルベスコ）やモメタゾンフランカルボン酸エステル（アズマネックス）などのデータは少なく、製剤間の差や長期的影響についてはさらなる検討が望まれるとも書かれています。

　この問題に関しては、既に日本小児アレルギー学会から、「（成長抑制を来す可能性があっても）吸入ステロイドの適切な使用が重要」とコメントが出されています。「小児気管支喘息治療・管理ガイドライン2023」でも、「現時点では、吸入ステロイドは長期

使用によって成長抑制を来す可能性があるが、喘息治療における最も有用な薬剤である」と書かれています。

吸入ステロイドによる治療が、お子さんの身長の伸びに影響する可能性があることを知ると、保護者は不安になります。実際、飯尾らは、保護者の小児喘息の定期吸入行動に影響を与える要因を定量的に調査し、影響因子の1つに「副作用の不安」があることを報告しています[6]。

吸入ステロイドは、気管支喘息の長期管理に欠かせない薬です。薬局で、ステロイドの吸入に伴う成長障害の質問を保護者から受けたら、副作用のことだけではなく、治療の必要性についても丁寧に説明することが重要です。アドヒアランスを維持してもらえるようにうまく患者さんに説明することが薬剤師の課題だと感じています。

Q ステロイド服用中に、ワクチンを接種しても大丈夫ですか

A ワクチンは状況により接種することがあるようです。医師にご相談なさってみてください。

ステロイドを服用すると免疫力が低下し、感染症にかかりやすくなります。感染症にかかると重症化することがあり、可能な限り予防接種や感染対策を行うことが推奨されています。日本小児腎臓病学会の「小児特発性ネフローゼ症候群診療ガイドライン2020」では、不活化ワクチンはステロイドや免疫抑制薬の内服中であっても接種することが望ましいと書かれています[7]。ただし、症状の増悪期、高用量のステロイド（プレドニゾロン換算2mg/kg/日以上または体重10kg以上の患者であれば20mg/日以上）内服時は抗体産生を妨げる恐れがあります。

ステロイド服用中の生ワクチンは、水痘以外は禁忌となっていますが、患者の臨床経過や感染症の流行状況を加味して、ワクチン接種による有益性が不利益を上回る場合は考慮すると書かれています。なお、長期間にわたる高用量のステロイドや免疫抑制薬を内服する場合には、専門医の判断により抗菌薬の予防投与を行うこともあります。

Q デキサメタゾンが苦手で吐き出してしまいます

> **A** デキサメタゾンエリキシルシロップは、苦味がして飲みにくいお子さんがいます。単シロップを足すとうまく飲めることがありますので、医師に処方を依頼しましょうか。

　クループ症候群（急性声門下喉頭炎）は、喉頭の周囲が狭くなることで様々な呼吸器症状が起こる病気の総称です。原因は喉頭に病原体が感染することによる免疫反応と声門下喉頭の浮腫が病態で、ほとんどがウイルス性です。症状は突然始まり、犬が遠吠えをするときに発する鳴き声のように聞こえる「犬吠様咳嗽」と呼ばれる特徴的な咳をします。気道が異常に狭くなるので、「ケーンケーン」「ヒューヒュー」「バウバウ」といった咳音を発し、「オットセイがなくような声」と感じる人もいます（私はこちらの方が近い気がします）。重症化すると、気道狭窄を伴いゼイゼイとした音（吸気性喘鳴）をし、呼吸が困難な状態となってしまうので注意が必要です。

　クループ症候群の場合、ほとんどはウイルス性なので抗菌薬は不要で、治療は対症療法です。症例5のように、鎮咳薬と去痰薬がよく処方されます。場合によっては、β_2刺激薬が処方されることもあります。それと一緒にデキサメタゾン（デカドロン他）エリキシルシロップが頓服で「咳嗽時に服用」という用法で処方

症例5　3歳男児（20kg）、クループ症候群

[処方箋]

（1）【般】カルボシステインシロップ用50％　1回0.6g（1日1.2g）
　　　【般】アンブロキソール塩酸塩シロップ用1.5％　1回0.6g（1日1.2g）
　　　アスベリン散10％　1回0.2g（1日0.4g）
　　　　　　　　1日2回　朝夕食後　7日分
（2）【般】デキサメタゾンエリキシル0.01％　30mL
　　　　　　　　咳が激しい時　2回分

されます。

　症例5はクループ症候群の3歳男児の処方箋です。2日前に発熱し、翌日には平熱に下がりました。その後、時々咳をするようになり、夜中に激しく咳き込み起きて眠れなくなりました。「犬が吠えるような苦しそうな咳をしていたので受診しました」とのことでした。

　来局時は激しい咳は治まっており、時折咳が出る程度でしたが、その日の夜、「咳が激しくなったので、デキサメタゾンエリキシルシロップを服用したら、口に入れた途端吐いた。どうしたらいいか？」と、夜に電話がありました。

　デキサメタゾンによる対症療法は軽症の患児から使われ、「小児呼吸器感染症診療ガイドライン2022」にも「デキサメタゾン0.15mg/kgを経口で単回投与することを推奨する」と書かれています[8]。小児の場合、同薬のシロップ剤がよく用いられます。先発品のデカドロンエリキシル0.01%を当薬局でも調剤していたのですが、2023年7月に製造中止となり（経過措置満了日：25年3月31日［予定］）、現在はデキサメタゾンエリシキル0.01%「日新」のみとなりました。

飲みにくいデキサメタゾンシロップ

　デキサメタゾンの用量は0.15mg/kgで、症例の患児の体重は18kgなので1回量は2.7mgとなり、2回分を処方すると5.4mgと高用量になります。添付文書を見ても「デキサメタゾンとして、小児には1日0.15〜4mgを1〜4回に分割経口投与する」と書かれており、チェックする薬剤師も用量を心配することがあります。ただし、体重27kg以上では1回量が大人の最大量の4mgを超すので、医師への確認が必要となります。

　デキサメタゾンエリキシルシロップの量も多くなります。症例のお子さんの場合も、1回量が27mL近くなり、保護者からも「こんなに飲むのですか？」と聞かれます。量の多さも大変ですが、デキサメタゾンエリキシルはちょっと苦味もあります。さらに、エリキシル剤ですので5%エタノールが入っています。5%エタノールというのはビールと同じ量です。飲んだ瞬間にプンとにおいます。もちろん小児では飲めないことはないのですが、吐き出

すお子さんも多いです。症例のお子さんのように、せっかく処方したのに飲めなくて、夜間咳き込みで苦しかったというお子さんのことをよく聞きます。

　私の経験ですが、夜間小児救急で勤務していたとき、看護師とクループ症候群の児にデキサメタゾンエリシキルシロップを飲ませましたが、見事に吐いてしまいました。そこで、単シロップを足して飲ませたところ、うまく飲めた経験がありました。この経験を踏まえて、当薬局ではあらかじめ苦くて飲みにくいことを説明し、単シロップの追加が必要か投薬時に保護者に確認します。心配なときは、用心のために一緒に単シロップも処方してもらいます。

どうしても飲めないときは？

　単シロップを加えてもデキサメタゾンエリキシルシロップが飲めないお子さんもいます。その場合は下記のような対応方法が考えられますので、主治医と相談してみてください。

①デキサメタゾン錠を粉砕する
デキサメタゾンには0.5mg錠がありますので変更することも可能です。錠剤が飲めない場合は粉砕しますが、苦味があるので一緒に単シロップを付けた方が良いと思います。

②ベタメタゾンシロップ0.01%（リンデロンシロップ）に替える
リンデロンシロップは甘いシロップで、なおかつエタノールは入っていません。飲めない場合はリンデロンに変更するのも良いと思います。ベタメタゾンとデキサメタゾンの力価はほぼ同等なので、ベタメタゾンシロップと同じ用量で良いと思います。

薬局でできることは

　クループ症候群は夜中に悪化します。医療機関受診後の薬局ではお子さんは元気ですが、夜間、咳が激しくなることがよくあります。医療機関でも言われているかもしれませんが、薬局でも「夜

になると咳が激しくなることがある」と伝えています。特に、デキサメタゾンエリキシルシロップを服用しても咳がひどいときはすぐ、受診するように伝えます。

　指標としては①息苦しそうになったとき、②強い咳で寝られないとき、③水分をあまり飲まないときは「家で我慢せずに受診してください」とアドバイスします。病院が閉まっているときは夜間救急のある病院に連絡して受診するよう勧めます。

参考文献

1）矢崎義雄（監修）「治療薬マニュアル 2024」（医学書院）
2）日経ドラッグインフォメーション 2017;239:PE1-12.
3）日本小児腎臓病学会雑誌 2009;22:13-8.
4）日本小児アレルギー学会「小児気管支喘息治療・管理ガイドライン 2023」（協和企画）
5）Cochrane Database Syst Rev.2014;7:CD009471.
6）アレルギー 2011;60:593-603.
7）日本小児腎臓病学会「小児特発性ネフローゼ症候群診療ガイドライン 2020」
8）小児呼吸器感染症ガイドライン作成委員会「小児呼吸器感染症診療ガイドライン 2022」（協和企画、2022）

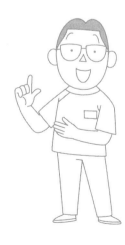

第**6**話

消化器系薬

Q 整腸薬には色々な種類がありますが、違いは？

A 整腸薬に含まれる生菌が好気性菌もしくは嫌気性菌か、芽胞形成菌もしくは芽胞非形成菌かによって分類できます。

　小児の下痢などについて、症例6のような処方箋を応需する機会は多いと思います。

　下痢とは、便に含まれる水分が多く、液状に近いまま排出される状態をいいます。"良い便"とされるバナナ状の固形便には、70〜80%の水分が含まれていますが、便中の水分が10〜20%増えるだけで軟便や泥状便になったり、逆に10%以上少なくなるだけで便秘になります（**表10**）。

　経口摂取および消化管分泌によって腸管内には、水分が1日当たり約10L注ぎ込まれ、その99%が吸収されます。腸管内で水分吸収が少量でも減少したり、また分泌量がちょっとだけ増加しても、下痢を来すのに十分な水分含量となります。そうした水分含量の増加の原因には、（1）腸管内の浸透圧の上昇、（2）分泌物の増加、（3）接触時間の減少——があります（**図9**）。

　腸管内に非吸収性の水溶性物質が貯留すると浸透圧が上昇し腸

症例6

2歳女児（12kg）、下痢

[処方箋]

ビオフェルミン散　1回0.6g（1日1.2g）
　　　　1日2回　　朝・夕食後　　5日分

表10 ● 便中の水分割合と便の性状

便中の水分の割合	70％以下	70〜80％	80〜90％	90％以上
便の性状	硬い。便秘を起こしやすい	固形便（バナナ状、良い便といわれる）	泥状便	水様便

図9 ● 下痢のメカニズム（イメージ）

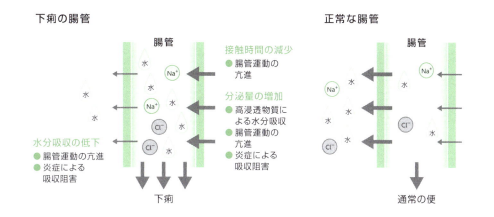

正常な腸管では水分が吸収されて適度な便の硬さになる（右）。一方、腸管の分泌量が増えたり、水分の吸収が低下すると、便が緩くなり、下痢となる（左）

管から水分を吸収します。（2）の主な原因は感染症です。ウイルスおよび細菌感染では腸管が炎症を起こし、分泌物が増加して下痢になります。また、腸管運動が亢進すると、食物の接触時間が減少して水分の吸収が低下し、下痢を生じます。

生菌による複数の作用機序が関与

　整腸薬の機序に関する報告は多数ありますが、決定的なものはなく複数の作用機序が関与していると考えられます。
　まず、整腸薬に含まれる生菌は有機酸やバクテリオシン*を産生することにより腸管感染症の予防および治療効果を示します。特に、乳酸、酢酸および酪酸などの有機酸は腸内環境を整える効

果もあります。また、菌体は産生される酵素とともに腸管内の物質代謝や栄養素を補完し、吸収を改善します。さらに菌体成分は腸管細胞の免疫応答にも影響することも知られています。

* バクテリオシンとは細菌のリボソームで合成される抗菌活性を持ったペプチドの総称です。整腸薬に含まれる生菌も様々なバクテリオシンを合成することが知られています。生菌から合成されたバクテリオシンは腸管内の細菌に対して殺菌的に作用します。

それぞれの整腸薬の特徴

　我が国で使用されている整腸薬を**表11**にまとめました。整腸薬はその中に含まれている生菌によってそれぞれ性質が異なります。まず、生育に酸素を必要とする好気性菌と、酸素を必要としない嫌気性菌に大別されます（218ページ**表12**）。

　さらに嫌気性菌は、酸素存在下でも生育できる「通性嫌気性菌」と、大気レベルの濃度の酸素に曝露することによって死滅してしまう「偏性嫌気性菌」に分けられます。偏性嫌気性菌は酸素が存在しない小腸下部から大腸でのみ生存しますが、通性嫌気性菌は酸素がある状態でも生存できるので小腸から大腸全体で増殖することが可能です。一方、偏性好気性菌は酸素がないと生存できないので、酸素がある小腸でしか存在できません。

　もう一つのポイントは、芽胞を形成するか否かです。芽胞形成菌（以下、芽胞菌）は、発育しにくい環境になると、菌体中に芽胞を形成します。芽胞では水分が減って内部が圧縮された状態になっており、その外側は芽胞殻と皮層と呼ばれる2種類の厚い層が覆い、水が内部へ侵入することを防いでいます。そのため、熱、乾燥、薬剤に対して強力な抵抗性を持っています。芽胞はそのままでは増殖できませんが、発育できる環境になったときに内部への水分の侵入を許し、増殖を始めます。このため、芽胞非形成菌（以下、非芽胞菌）は胃酸や胆汁酸に影響を受けますが、芽胞菌は影響を受けずに腸管まで到達します。

　芽胞菌と非芽胞菌のもう一つ大きな違いに、製剤を分包した後の活性の変化があります。整腸薬は吸湿性の高い薬剤なので、分包してそのまま置いておくとあっという間に水分を吸収し、重量が増加します。これは、整腸薬が乳酸菌や酪酸菌等を凍結乾燥し、

表11 ● 主な整腸薬（添付文書などを基に筆者まとめ）

分類		商品名	剤形	組成	菌種	含量	
ビフィズス菌		ラックビー	微粒N、錠	ビフィズス菌	*Bifidobacterium longum*、*Bifidobacterium infantis*	10mg/錠、10mg/g	
		ビオフェルミン錠	錠	ビフィズス菌	*Bifidobacterium bifidum*	12mg/錠	
		ビフィスゲン	散	ビフィズス菌	*Bifidobacterium*	20mg/g	
酪酸菌		ミヤBM	錠、細粒	宮入菌	*Clostridium butyricum*	40mg/g、20mg/錠	
乳酸菌		アタバニン	散	ラクトミン	*Streptococcus faecalis*、*Lactobacillus acidophilus*	50mg/g	
配合剤	乳酸菌+糖化菌	ビオフェルミン配合散	散	ラクトミン	*Streptococcus faecalis*	6mg/g	
				糖化菌	*Bacillus subtilis*	4mg/g	
	乳酸菌+ビフィズス菌	ビオスミン配合、レベニンS配合	散、錠*	ラクトミン	*Streptococcus faecalis,Lactobacillus acidophilus*	2mg/g	2mg/錠
				ビフィズス菌	*Bifidobacterium bifidum/longum*	4mg/g	4mg/錠
	乳酸菌+酪酸菌+糖化菌	ビオスリー	散、錠、OD錠	ラクトミン	*Enterococcus faecium*	10mg/g	2mg/錠
				酪酸菌	*Clostridium butyricum*	50mg/g	10mg/錠
				糖化菌	*Bacillus subtilis*	50mg/g	10mg/錠
耐性乳酸菌		ビオフェルミンR	散、錠	耐性乳酸菌（ラクトミン）	*Streptococcus faecalis*	6mg/g、6mg/錠	
		レベニン	散、錠	耐性乳酸菌（ラクトミン、ビフィズス菌）	*Streptococcus faecalis*、*Lactobacillus acidophilus*、*Bifidobacterium infantis*	18mg/g、18mg/錠	
		ラックビーR	散	耐性乳酸菌（ビフィズス菌）	*Bifidobacterium longum*	10mg/g	

＊ビオスミンは散剤のみ

でんぷんや乳糖で賦形して作られているためです。

　非芽胞菌は水分を吸収すると、製剤中の生菌数が激減します。例えば、ラックビー微粒N（一般名ビフィズス菌）を分包し、夏場の東京の平均気温、平均相対湿度とほぼ等しい温度27℃、湿度79%で保存すると、5日で製剤中に生菌が全く観察されなくなります（**図10**）[1]。一方、ミヤBM（酪酸菌）のような芽胞菌は分包すると同様に水分を吸収しますが、芽胞状態なので死滅しません。予製として作り置きしたい場合、非芽胞菌ではなく芽胞菌の整腸薬がお薦めというわけです。

　整腸薬に含まれる菌種には、ビフィズス菌、乳酸菌（ラクトミ

表12 ● 整腸薬に含まれる生菌の種類

整腸薬に含まれる生菌	生育場所
偏性好気性菌……生育に酸素が必要	小腸
嫌気性菌……生育に酸素が不要 　通性嫌気性菌：酸素存在下でも生育可能 　偏性嫌気性菌：大気レベルの酸素濃度で死滅	 小腸〜大腸全体 小腸下部〜大腸

（日本医事新報 2014; 4706:67-9. を基に作成）

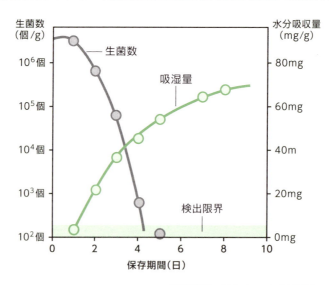

図10 ● 分包したラックビーの吸湿量と生菌数の経時変化（温度27℃、湿度79%で保管）

（病院薬学 1980; 6:55-8. より引用、一部改変）

表13 ● 主な整腸薬に含まれる生菌の特徴

菌種	嫌気性	芽胞形成	代謝物	特徴
ビフィズス菌	偏性嫌気性菌	×	乳酸、酢酸	小腸下部から大腸にかけて増殖する。有害菌増殖抑制作用や腸管運動促進作用を有する。
乳酸菌	通性嫌気性菌	×	乳酸	小腸から大腸にかけて増殖する。増殖性並びに乳酸生成能が高く、有害菌の発育を阻止することにより、腸の粘膜を保護する。
酪酸菌	偏性嫌気性菌	○	酪酸	大腸で増殖する性質を有する。芽胞を形成するので、胃酸等にも抵抗性がある。
糖化菌	偏性好気性菌	○	糖	小腸上部より増殖を始める。糖を産生することで乳酸菌の増殖を促進する。

ン）、酪酸菌、糖化菌があります。これらを上記分類に当てはめたのが、**表13**です。なお、糖化菌はそれ自体では有機酸を産生しませんが、糖を産生することで乳酸菌の増殖を促進する作用があります。実際、糖化菌と乳酸菌の流動混合培養では乳酸菌の単独培養に比べ、菌数は12.5倍に増加します。乳酸菌と酪酸菌の流動混合培養でも単独培養に比べ菌数は11.7倍に増加します。共生作用があるので、配合薬として使用されています[2]。

> **Q** 整腸薬は1日3回服用しないとだめですか？
>
> 整腸薬は、1日何回服用するかよりも1日の総量が重要です。幼稚園などに通っていて昼の服用が難しければ、夜に2袋まとめて服用してみましょう。

整腸薬はよく「1日3回、毎食後」の用法で処方されます。1日3回服用は、自宅にいるときはいいのですが、登園すると昼食後に飲ませてもらうことは困難です（服薬介助は医療行為になるからと断られるケースがあります）。保護者の多くは、できれば「1日2回、朝・夕食後」の用法にしてほしいと思っています。

整腸薬の添付文書を見ると「1日3回に分割服用する」と書かれていますが、1日2回にできないのでしょうか。そもそも、整腸薬は吸収されずに腸管に届きそこで作用するので、1日3回に分

けて飲むことより1日の総量が重要だと思います。そう考えると、1日2回朝・夕食後で何ら問題はないはずです。「1日3回毎食後」と処方された整腸薬は「昼に飲ませることが難しいときは、夜に2袋まとめて服用してもいいですよ」と服薬指導します。

　症例6で示したように、当薬局近隣の小児科クリニックでは、整腸薬を「1日2回朝・夕食後」で処方してくれます。整腸薬がよく処方され、飲み方について保護者から相談される機会が多ければ、主治医と話し、1日2回処方を提案してみてはいかがでしょうか。

欧米にはない医療用の整腸薬

　ちなみに、我が国では整腸薬が医療用医薬品として発売されていますが、欧米には医療用の整腸薬はありません。プロバイオティクスとして生菌製剤の論文が多数出ていますが、これらは全てサプリメントやOTC薬です。

　日本小児救急医学会「小児急性胃腸炎診療ガイドライン2017」には、「小児の急性胃腸炎に対する整腸薬プロバイオティクスは有効か？」というクリニカルクエスチョン（CQ15-1）で「プロバイオティクスは下痢の期間を短縮する。しかし、エビデンスのある薬剤は、本邦で発売されているものと菌種や菌量が異なる」と書かれています[3]。急性感染性下痢症の乳幼児8014人（63研究）のメタアナリシスで下痢の期間を25時間短縮し、4日以上続く下痢のリスクを59%減らし、治療開始2日目での下痢回数を1回減らすとあり、有害事象はみられませんでした[4]。

　このデータがそのまま国内の整腸薬に当てはめられない理由はまず菌種が異なることです。メタアナリシスでの有効菌種はLactobacillus rhamnosus GG（L. rhamnosus GG）、およびSaccharomyces boulardii（S. boulardii）で、国内の整腸薬の菌種とは異なります。また、効果を発揮する菌量は10^{10}（CFU/日）以上とされていますが、国内の整腸薬は10^6〜10^{10}と少ないと言われています。インタビューフォームを見ても臨床データがない整腸薬があり、今後、投与する整腸薬の種類、量、期間についてさらなる研究が必要だと思います。

Q 耐性乳酸菌は適応外で使用しても効く？

A ニューキノロン系抗菌薬に対しては、耐性乳酸菌は耐性を獲得していないと報告されている一方、カルバペネム系やホスホマイシンに対しては耐性を示したとの報告があります。

抗菌薬の副作用に下痢がありますが、その対処としてよく用いられるのが整腸薬です。しかし整腸薬も微生物なので、抗菌薬と併用すると死滅し十分な効果を発揮できません。そこで抗菌薬と併用しても活性が維持されるように、抗菌薬に対する耐性を付与された生菌を集めたのが耐性乳酸菌製剤です（**表11**）。

耐性乳酸菌といっても、乳酸菌だけではなくビフィズス菌もあります。耐性乳酸菌は抗菌薬に対して感受性がないので抗菌薬と併用しても活性が維持されます。当然ですが、適応は抗菌薬による下痢なので、患者さんが抗菌薬を服用していなければ処方できません。

耐性乳酸菌の添付文書を見ると適応される抗菌薬が「ペニシリン系、セファロスポリン系、アミノグリコシド系、マクロライド系、テトラサイクリン系、ナリジクス酸」となっています（なお、ラックビーR散はテトラサイクリン系に対して耐性が獲得されてないので、適応はありません）。小児でも使用される、ニューキノロン系のトスフロキサシントシル酸塩水和物（商品名オゼックス他）やホスホマイシンカルシウム水和物（ホスミシン他）やテビペネムピボキシル（オラペネム）は耐性乳酸菌製剤の適応ではないため、保険適用外となります。耐性乳酸菌製剤が承認された時点ではこれらの抗菌薬がまだ上市してなかったことがあり、効果も担保されていません。

では、実際、耐性乳酸菌は適応外で使用しても効くのでしょうか。実はニューキノロン系抗菌薬に対して、耐性乳酸菌は耐性を獲得してないことが報告されています[4]。従って、適応外であえて併用しても普通の整腸薬と変わらない可能性があります。

一方、カルバペネム系やホスホマイシンに対しても適応はないのですが、こちらは耐性を示しました[5]。なお、酪酸菌製剤は人為的に耐性を付与されていませんが、芽胞を形成するため抗菌薬

投与時の下痢発症に対する予防・治療効果が報告されています[6]。しかし、発芽した状態ではニューキノロン系抗菌薬に感受性があることも報告されており[5]、今後より詳細な検討が必要と思われます。

Q モビコールの味が苦手で飲んでくれません

A 水で飲むと塩辛いので、ジュースや乳酸菌飲料など水以外のもので飲むことを試してみてください。

4月に保育園や幼稚園に入園した子どもたちは皆、新しい生活への期待を胸に通園しますが、その2週間後には早速、鼻水や咳が出始め、発熱もして、小児科を受診し薬局へやってきます。そんな"小児科デビュー"した子どもに交ざって、便秘を訴える子どももやってきます。乳児と小児が便秘を起こしやすい時期は3回あります。1回目はシリアルや固形食が乳児に開始されたとき、2回目はトイレトレーニング中、3回目は入園・入学前後です。

以前は酸化マグネシウムが小児でも処方されていましたが、同薬は国内でのみ下剤として使われており、さらに小児の適応はありません。2018年にモビコール配合内用剤（一般名マクロゴール4000・塩化ナトリウム・炭酸水素ナトリウム・塩化カリウム）が承認されて、現在、酸化マグネシウムと入れ替わるように広く使われるようになりました。欧米では、小児の便秘に対し、第一選択薬として用いられているようです。

モビコールで大事なことは、飲む前に水によく溶いて飲ませることです（1包当たり60mL、コップ3分の1程度）。これは、高分子量のポリエチレングリコールと水を結合しておき、大腸まで水を吸収させることなく到達させて、便に水分を含ませるためです。以前、飲み方について簡単に説明してお薬を渡したところ、水に溶かさずそのまま飲んだ子どもがいたので、事前に飲み方を詳しく説明することが必要です。

もう1つ大事なことは、水だけで飲むとかなり塩辛い味がすることです。私も一度飲んでみましたが、「これを水で子どもに飲ませるのは無理ではないか」と思いました。そのため、モビコールの服薬指導の際には、水以外の飲料（ジュースや乳酸菌飲料、

表14 ● モビコールの服用に使用した清涼飲料水とその可否

No	年齢	性別	混ぜたもの	服用可否
1	2	女	カルピス、リンゴジュース、ヤクルト（スポイトで）	○
2	2	女	リンゴジュース	○
3	2	女	粉ミルク	○
4	2	女	野菜ジュース、ぶどうジュース、ヨーグルト、リンゴジュース（野菜ジュースが一番）	○
5	2	男	リンゴジュースで飲めたが、その後カルピスに変更し、現在はヨーグルッペ	○
6	3	男	リンゴジュース、カルピス、ヤクルト、オレンジジュースなど	×（酸化マグネシウムに変更）
7	3	女	リンゴジュース、カルピス	○
8	3	男	リンゴジュース	○
9	3	女	水	○
10	4	男	リンゴジュース、カルピス、ヤクルト	△
11	4	男	リンゴジュース	○
12	5	男	ぶどうジュース、桃ジュース（どちらも100％）	○
13	7	男	リンゴジュース、オレンジジュース	△
14	8	男	リンゴジュース、ぶどうジュース、カルピスで飲めたがオレンジジュースはダメ	○
15	9	女	リンゴジュース	○

△：飲めないことはないが、仕方なく飲んでいる

牛乳、味噌汁、コーンスープなど）との飲み合わせを紹介します。

実際の服薬アドヒアランスはどうなのでしょうか。2021年の1〜4月にモビコールが初めて処方されたお子さんを追跡してみました。15人が追跡でき、このうち14人は適切に飲めたことが確認できました（**表14**）。

飲めた子が一番多かったのはリンゴジュースでした（11人）。それ以外にも、野菜ジュースやカルピス、ぶどうジュース、桃ジュースという子どもや、清涼飲料水であれば何でもよい子どもがいました。

中には、粉ミルクで飲めたり水で飲めたりする子どももいました。子どもの好きな清涼飲料水を選ぶことも1つの考え方ではないかと思います。また、同じ飲み物で飲ませると、飽きることも

あります。リンゴジュースばかり使っていたら、飽きてカルピスに変え、現在はヨーグルッペという乳酸菌飲料を使っている子どもがいました。

一方で、様々な清涼飲料水を試したものの全く飲めず、酸化マグネシウムに変更した子どもが1人いました。また、「飲めないことはないが、仕方なく飲んでいる」という子どもも2人いました。須田らは、モビコールを20人に投与し、3人は味が許容できないなどの理由で脱落したと報告しています[7]。

なお、味噌汁やコーンスープなどの熱いお湯に溶かす場合は、成分の1つである炭酸水素ナトリウムが65℃以上の溶液中で速やかに分解してしまうのと、主成分のマクロゴール4000の特異なにおいが出る可能性があるため、30～40℃まで冷ましてから溶解します[8]。また、水以外の飲料に溶かした場合は、なるべく速やかに服用する必要があります。

モビコールがどうしても飲めない子どもは一定の割合でおり、薬局でもフォローアップしていきたい問題です。投薬時に「飲めないときは薬局に電話してくださいね」と伝えることも大事です。

Q PFAPA症候群でシメチジンが処方されました

A 体重に応じて用量調整するため錠剤を粉砕する必要がありますが、苦くなります。飲むのを嫌がる場合は砂糖を加えたり、練乳やアイスに混ぜて飲みやすくしてください。

以前から定期的に来局する3歳男児がいます。2歳ごろから頻繁に39℃超の熱を出し、そのたびに扁桃腺が腫れたとのことで、解熱薬などの処方箋を持って来局していました。

ある日、髄膜炎の疑いで入院し（結果的に髄膜炎ではなかったそうですが）、入院中からシメチジン（商品名タガメット他）を服用していたとのことで、退院後に「シメチジン錠200mg（粉砕）1回0.75錠、1日2回（1日1.5錠）」の処方箋を持って来局しました。

この年齢で消化性潰瘍を疑うことはまずないかと思います。シメチジンは適応外使用の多い薬剤の1つですので、当然、本来の適応症とは異なる目的で処方されたと推測します。ざっと調べる

表 15 ● PFAPA 症候群の Thomas の診断基準

❶ 規則的に反復する発熱が 5 歳以前に出現

❷ 上気道感染症がなく、アフタ性口内炎、頸部リンパ節炎、咽頭炎のうち少なくとも 1 つを伴って全身症状が見られる

❸ 周期性好中球減少症の除外

❹ エピソード間欠期は完全に症状を欠く

❺ 成長、発達は正常

と、同薬は石灰沈着性腱板炎、慢性蕁麻疹、帯状疱疹、尋常性疣贅など、炎症が見られる様々な疾患に使われているようです。

　保護者に「胃潰瘍の薬が出ていますが、今日はどうされたのですか」と尋ねてみると、「頻繁に発熱して扁桃腺が腫れるので、大きな病院で診察してもらったところ、PFAPA 症候群と診断され、『この薬をしばらく飲んでください』と言われました」とのこと。

　PFAPA 症候群とは、その主な症状である周期性発熱（Periodic Fever）、アフタ性口内炎（Aphthous stomatitis）、咽頭炎（Pharyngitis）、頸部リンパ節炎（cervical Adenitis）の頭文字を取ったもので、乳幼児期に発症することが多い疾患です。主要症状は、39℃以上の発熱が 3 〜 6 日続くエピソードを 3 〜 8 週間周期で規則的に繰り返し、発熱以外にも咽頭炎、アフタ性口内炎、リンパ節炎などを特徴とします[9]。**表 15** の Thomas の診断基準[10] を見ると、意外と日常的に遭遇する疾患ではないかと思います。

　PFAPA 症候群の原因としては、細胞性免疫やサイトカイン調節機能の異常などが推測されていますが、詳しいことは分かっていません。治療薬としては、シメチジンやファモチジン（ガスター他）などの H_2 受容体拮抗薬や副腎皮質ステロイドといった抗炎症薬が使用されるようです。シメチジンの用量は、15 〜 30 mg/kg/日を 1 日 2 回に分けて使用することが多いようです[10]。

　シメチジンの予防的投与により、3 分の 2 の患者さんの発作を抑制でき、3 分の 1 程度の患者さんの発作を完全に消失させることができるとされていましたが、最近は約半数の患者さんで発作が完全に消失したとも報告されています[11]。作用機序はよく分かっていませんが、シメチジンの免疫調節作用が関与していると推測されています。

　冒頭の 3 歳男児の薬歴を改めて確認すると、2 〜 3 カ月に 1 回

は発熱で近隣の小児科を受診していましたが、医療機関を受診せずに様子を見た発熱を含めると、より頻繁に発熱していたのかもしれません。PFAPA症候群は、症状が長引く場合もあるようですが、10歳を目安に自然に症状が見られなくなるとも言われていますので、保護者にはその旨を伝えました。

では、シメチジンを粉砕した際の味はどうなのでしょうか。インタビューフォームを見ると、原薬の味は「苦い」と書いてあります。粉砕すると苦くなってしまうので、保護者には「苦いので、飲むのを嫌がる場合は砂糖を加えたり、練乳やアイスに混ぜて飲みやすくしてください」とアドバイスしました。次の来局時に確認したところ、チョコレートと一緒に飲ませたら、飲んでくれたとのことでした。

改めてPFAPA症候群の診断基準を見ると、1～2カ月おきにこのような症状が出るお子さんは意外といるのではないかと思います。実際、当薬局ではもう1人PFAPA症候群としてシメチジンを調剤した児がいました。もし、シメチジンの処方箋を見たら、PFAPA症候群を想起し、薬歴で発熱の既往をチェックしてみてください。

参考文献

1）病院薬学 1980; 6:55-8.
2）週刊日本医事新報 2014;4706:60-4.
3）日本小児救急医学会「小児急性胃腸炎診療ガイドライン 2017年版」
4）Cochrane Database Syst Rev.2010; 11:CD003048.
5）J Infect Chemother.2013;19:1109-15.
6）新薬と臨床 1996;45:871-6.
7）日本小児科学会雑誌 2020;124:967-74.
8）持田製薬ウェブサイト「製品Q&A」
　　https://med.mochida.co.jp/qa/mvc_hd-h.html
9）日本臨床免疫学会会誌 2011;34:401-7.
10）J Pediatr.1999;135:15-21.
11）Int J Rheum Dis.2019;22:1489-97.

COLUMN
コラム

牛乳アレルギーに禁忌の整腸薬がなくなった！

　医薬品に食物アレルギーの原因となる成分が入っている場合、アレルギーの既往がある患者さんに対しては「禁忌」または「注意」となりますが、食物アレルギー発症率は0歳児が最も多く（31.5％）、11歳以下までで90.7％を占めます[1]。発症率は年齢とともに激減し、成人で発症することは極めてまれです。このため、小児における投薬では食物アレルギーの既往を確認することがとても重要となります。

　食物アレルギーの患者に対する禁忌は、時代とともに変わっていきます。例えば、鶏卵の卵白から精製され、小児の慢性副鼻腔炎などに用いていたリゾチーム塩酸塩（商品名アクディーム錠やノイチーム錠など）は、鶏卵アレルギーの人には禁忌で、かつて最も注意していたものです。ところが、2012〜16年にかけて行われた再評価の結果、慢性副鼻腔炎や気管支炎への効果が認められず、これらは薬価収載が取り消されました。最近まで、リゾチームを含む薬剤としては、慢性結膜炎に効能・効果を有するムコゾーム点眼液がありましたが、これも2023年1月に経過措置が切れましたので、流通している薬剤でリゾチーム塩酸塩を含む薬剤はありません。

　一方、牛乳アレルギーの患者に禁忌と書かれている薬剤で特に注意するのは整腸薬ですが、こちらも最近事情が変わってきています。

牛乳アレルギーへの禁忌が外れたラックビーR散

　例えば、整腸薬のラックビーR散（一般名耐性乳酸菌）は、製造工程で牛乳由来成分（スキムミルク）を用いているため牛乳アレルギーの患者には禁忌となっていました。ところが、2022年6月に添付文書が改訂され、牛乳アレルギーの患者への禁忌が外れ[2]、有効期限内のラックビーR散は牛乳アレルギーの患者にも

使用可能となりました。

　ラックビーR散は耐性乳酸菌製剤に分類されますが、乳酸菌ではなくビフィズス菌の生菌製剤です。ビフィズス菌は嫌気性菌で酸素がある環境では生存できないので、空気中でも安定化させるためにスキムミルクでコーティングされていました。同じビフィズス菌の生菌製剤であるラックビー微粒Nは、2005年に安定化剤をスキムミルクから糖に変えて、牛乳アレルギーの患者にも使えるようになっています。ラックビーR散では大変苦労したそうですが、ラックビー微粒Nと同様に、スキムミルクから糖に変えることに成功したようです。

　一方、耐性乳酸菌製剤の耐性乳酸菌散10%「トーワ」やエンテロノン-R散では、有効成分の菌を増殖させる培地に脱脂粉乳を使用しているため、牛乳アレルギーの患者には禁忌となっています。しかし、この2剤は、2022年1月に販売中止が告知されました。エンテロノン-R散は23年3月で、耐性乳酸菌散10%「トーワ」は24年3月で経過措置期間も終了しましたので、24年度には、牛乳アレルギーに禁忌の整腸薬はなくなるものとみられます。

　最後に、現時点での牛乳アレルギー患者が注意を要する薬剤を**表A**にまとめました。これは、禁忌および慎重投与に「牛乳」などの単語が入っている薬剤を医薬品医療機器総合機構（PMDA）の医療用医薬品情報検索で調べたものです（2024年7月末時点）。

　ラックビーR散のように食物アレルギー患者への禁忌が変化するケースもあります。患者さんにも最新の情報で説明ができるように注意していきましょう。

参考文献

1）アレルギー 2020;69:701-5.
2）興和「使用上の注意改訂のお知らせ」

表A ● 牛乳アレルギーの患者に注意を要する主な医療用医薬品（筆者まとめ）

分類	商品名	記載内容
止瀉薬	タンニン酸アルブミン	**禁忌** 牛乳アレルギーのある患者［ショックまたはアナフィラキシー様症状を起こすことがある。］
整腸薬	耐性乳酸菌散10％「トーワ」 （2024年3月末経過措置終了）	**禁忌** 牛乳に対してアレルギーのある患者［アナフィラキシーを起こすことがある。］
	エンテロノン-R散 （2023年3月末経過措置終了）	
経腸栄養剤	エネーボ配合経腸用液	**禁忌** 牛乳蛋白アレルギーを有する患者［本剤には牛乳由来の蛋白質が含まれているため、ショック、アナフィラキシーを引き起こすことがある。］
	エンシュア・H	
	エンシュア・リキッド	
	ラコールNF配合 経腸用半固形剤、液	
	イノラス配合経腸用液	
肝不全用経口栄養剤	アミノレバンEN配合散	**禁忌** 牛乳に対しアレルギーのある患者［本剤は添加剤としてカゼインを含有する。］
緩下・制酸薬	ミルマグ錠	
抗インフルエンザ薬	イナビル吸入粉末剤	**特定の背景を有する患者に関する注意** 乳製品に対して過敏症の既往歴のある患者
	リレンザ	
副腎皮質ホルモン薬	ソル・メドロール静注用	

注意：フルタイド、セレベント、アドエア、アノーロエリプタ、エンクラッセエリプタ、メプチンスイングヘラーおよびオーキシスタービュヘイラーはそれぞれ乳糖を添加しており「夾雑物として乳蛋白を含む。」との記載あり。エクリラジェヌエア、ウルティブロ、オンブレス、シーブリは、添加剤として乳糖水和物の記載あり。

第 **7** 話

抗てんかん薬

Q ダイアップ坐剤の 2 回目はいつ入れる？

A 先生にはどのように説明を受けていますか。1回目の使用から8時間後も37.5℃以上の発熱が続いていれば、2回目の坐薬を入れてください。

　熱性けいれんは発熱後24時間以内に生じることが圧倒的に多いので、発熱後24時間は効果を持続させるためにも2回目の投与が重要です。日本小児神経学会の「熱性けいれん（熱性発作）診療ガイドライン2023」では、発熱時のジアゼパム（商品名ダイアップ）の投与量、投与方法について、「37.5℃を目安として、1回0.4〜0.5mg/kg（最大10mg）を挿入し、発熱が持続していれば、8時間後に同量を追加する」としています[1]。

　また、ガイドラインでは、ジアゼパム使用上の注意事項として、「使用時は鎮静・ふらつきなどの副反応の出現に留意し、これらの既往がある場合は、少量投与にするなどの配慮を行いつつ、注意深い観察が必要」としています。

　ダイアップは水溶性の坐薬であり、アセトアミノフェン坐薬（カロナール他）と同時に投与すると血中濃度の立ち上がりが抑えられます。そのため、必ず先にダイアップ坐剤を入れて、30分たってからアセトアミノフェンの坐薬を入れるように指導してください。間違って先にアセトアミノフェンの坐薬を入れた場合は、待たずにすぐにダイアップ坐剤を入れるように指導してください。けいれん発作のリスクが高い患児が発熱した場合は、ダイアップ坐剤を早く挿入して、熱性けいれんを予防することが重要です。

Q 抗てんかん薬はどんな味？

A お薬によって味が違います。飲みにくい味のものもありますので、お子さんが嫌がる場合にはご相談ください。

　小児科の調剤をする薬局では必ず、薬の味見をしますが、抗てんかん薬を味見したことがある薬剤師は少ないと思います。実をいうと、筆者もありませんでした。抗てんかん薬をなめてみるきっかけになったのは、あるお子さんについての問い合わせでした。

　もうすぐ4歳になる男児（体重14kg）。咳が続くので近隣の診療所を受診し、処方箋を持参しました（**症例7**）。その際に、母親から現在、近隣の広域病院でてんかん（部分てんかん）の治療を受けていると聞きました。テグレトール細粒（一般名カルバマゼピン）を長期で服用していますが、薬を飲んでいても発作を起こすとのことでした。この患児は、これまではA薬局でテグレトール細粒を調剤してもらっていたのですが、その隣にあるB薬局で調剤してもらうと、同じ先発品のテグレトール細粒を間違いなく交付しているにもかかわらず、「今までの薬とは味が違う！」と嫌がったそうです。B薬局から当薬局に相談があり、初めてテグレトール細粒を味見することになりました。

　テグレトール細粒は甘味はなく、後から少し苦い程度でしたが、なめた後で舌がしびれた感覚になりました。初めてなめた抗てんかん薬の味は衝撃的でした。同時に、これまで何度も調剤してきたのに、一度も味を調べたことがなかったことを反省しました。

症例7　4歳男児（14kg）、てんかん

[処方箋]

ムコサールドライシロップ1.5%　1回0.3g（1日0.9g）
ベラチンドライシロップ小児用0.1%　1回0.2g（1日0.6g）
　　　　　1日3回　　朝昼夕食後　　5日分

一般に、添付文書やインタビューフォームには製剤の味が書かれています。例えば、ジスロマック細粒（アジスロマイシン水和物）では添付文書に「特異な芳香があり、甘みがある」と書かれています。また、オゼックス細粒（トスフロキサシントシル酸塩水和物）はインタビューフォームに、「臭い：芳香、味：甘味」とあります。しかし、小児に処方される抗てんかん薬に関しては、意外なことに、ほとんどの薬で味の記載がありません（**表16**）。

では実際はどんな味なのでしょうか。当薬局にある抗てんかん薬（**写真3**）を味見してみました。結果が**表17**です。今回気付いた点を次にまとめます。

表16 ● 添付文書やインタビューフォームに記載されている抗てんかん薬の味（筆者作成）

商品名	一般名	添付文書・インタビューフォームでの記載
アレビアチン散10％	フェニトイン	においおよび味はない*
テグレトール細粒50％	カルバマゼピン	味は初めないが、後にわずかに苦い*
フェノバール散10％	フェノバルビタール	においはなく、味はやや苦い
プリミドン細粒99.5％「日医工」	プリミドン	においはなく、味はわずかに苦い*
エクセグラン散20％	ゾニサミド	味は初めないが、後にわずかに苦い
デパケン細粒20％、40％ デパケンシロップ5％	バルプロ酸ナトリウム	メントール様の特異な味（細粒）、甘味（シロップ）
ザロンチンシロップ5％	エトスクシミド	記載なし
セルシン散1％	ジアゼパム	味は甘く、後やや苦い
ベンザリン細粒1％	ニトラゼパム	記載なし
ネルボン散1％	ニトラゼパム	記載なし
リボトリール細粒0.1％、0.5％	クロナゼパム	記載なし
ランドセン細粒0.1％、0.5％	クロナゼパム	記載なし
マイスタン細粒1％	クロバザム	記載なし
ガバペンシロップ5％	ガバペンチン	記載なし
トピナ細粒10％	トピラマート	味は苦い*
イーケプラドライシロップ50％	レベチラセタム	記載なし
ダイアモックス末	アセタゾラミド	味はわずかに苦い*
ディアコミットドライシロップ	スチリペントール	記載なし
サブリル散	ビガバトリン	記載なし
ビムパット	ラコサミド	記載なし
フィコンパ	ペランパネル	記載なし

＊原薬の味として記載

① シロップは香りが強い

シロップは、おいしそうなイメージでしたが、意外と香りが強く、飲みにくいと感じる子もいるのではないかと思いました。特にザロンチンシロップ（エトスクシミド）の味は強烈でした。味付けが濃く、香りもきつい印象です。苦くはないけれど、味付けで吐きそうになりました。デパケンシロップ（バルプロ酸ナトリ

写真3 ● ワタナベ薬局上宮永店にある抗てんかん薬

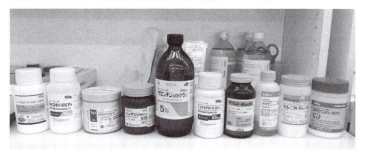

表17 ● 小児で使用する各種抗てんかん薬とその味（筆者の個人的な感想）

商品名	一般名	味見の結果
デパケンシロップ		甘い：ミントの香り
デパケン細粒	バルプロ酸ナトリウム	甘味はないが、苦味もない。独特の味が少しする
セレニカR顆粒		味は甘くなく、後からちょっとだけ苦いくらいで、気にならない（噛んでみた感想）
テグレトール細粒	カルバマゼピン	甘味はなく、後から少し苦い程度
エクセグラン散	ゾニサミド	なめてすぐ、苦味が分かる。それから全体に苦味が広がる
ザロンチンシロップ	エトスクシミド	ちょっときつい味。苦くはないが独特の味で、子どもは嫌がりそう
ベンザリン細粒	ニトラゼパム	意外とシンプルな甘さ（砂糖っぽい）。若干苦い
リボトリール細粒	クロナゼパム	口に入れるとすぐ溶ける。ほんのり甘く、全く苦みなし
マイスタン細粒	クロバザム	最初はほのかに甘い程度。後から若干苦くなるが、気になるほどではない
イーケプラドライシロップ	レベチラセタム	味付けを強くし過ぎているのか、すごく味が濃い。原薬も少し苦いのか、後味もよくない
プリミドン細粒	プリミドン	甘味はない。最初はほんのり苦く、後から苦味が来る
トピナ細粒	トピラマート	甘味はなく、少し苦味を感じた後、少し間を置いて強い苦味が来る。サラサラしている
ビムパットドライシロップ	ラコサミド	口の中ですぐ溶けて甘みを強く感じるが、もともと苦味が強いので後から苦味が来る
フィコンパ細粒	ペランパネル	少し甘く、その後感じる苦味も比較的軽い

ウム）は甘くて、メントールの香りがあり、個人的には好きでしたが、メントールの香りが嫌いな子もいるかもしれません。

② 古い細粒（顆粒）より新しいドライシロップの方が飲みにくいこともあります

デパケン細粒、セレニカR顆粒（バルプロ酸ナトリウム）、テグレトール細粒、ベンザリン細粒（ニトラゼパム）、リボトリール細粒（クロナゼパム）、マイスタン細粒（クロバザム）の甘味は強くないのですが、苦味もそれほど強くありませんでした。しかし、イーケプラDS（レベチラセタム）は味付けが濃くて、一生懸命に味を消している感じがしましたが、その分、飲みづらい印象を持ちました。

また、エクセグラン散（ゾニサミド）は、添付文書に「味は初めないが、後にわずかに苦い」と書かれていましたが、飲んですぐに口の中に苦味が広がりました。結構はっきりした苦味で、今回試した中では最も苦い気がしました。飲みづらいというお子さんのためにも、食品などと混ぜたときの相性なども調べてみる必要があると感じました。

③ 新しく小児用製剤が発売された抗てんかん薬の中ではフィコンパが飲みやすい

なお、写真3の薬剤の味見を行った後、新たに3つの抗てんかん薬、トピラマート（商品名トピナ他）、ラコサミド（ビムパット）、ペランパネル水和物（フィコンパ）に小児用の製剤が発売されました。そこで、前回味見をしなかったプリミドン（プリミドン「日医工」）と併せて試飲してみました。

プリミドンとトピナは甘味はあまりなく、なめた後にしばらくして苦味が広がりました。これらに比べて、ビムパットはすぐ口の中で溶け、やや強い甘味を感じましたが、その後に強い苦味が来ました。イーケプラDSと同様、苦味を無理やり甘味で消そうとしているような印象を受けました。

フィコンパはなめた瞬間ほんのり甘味を感じましたが、その他の抗てんかん薬と異なりその後も強烈な苦味はなく、今回試飲した中では一番飲みやすく感じました。

Q ペランパネルの単剤療法の最高用量は?

A 併用療法の場合、1日最高用量は12mgですが、単剤療法では8mgまでとなります。

以前、抗てんかん発作薬が併用から単剤に変更となったときに、「突合点検調整額連絡票」が送られてきました。

患者は高校生の女子です。1歳のときに初めて熱性けいれんを起こし、その後も数回繰り返しました。8歳のときに小学校で急に意識が消失し、けいれん発作と診断され入院となりました。その際に、複雑部分発作を起こす側頭葉てんかんと診断されて薬物療法が開始され、当薬局に通うようになりました。中学生のときは、下記の薬剤を処方されていました（症例8）。

ペランパネルが最大用量となってからは、てんかん発作が安定しましたが、当時、ペランパネルは併用療法しか認められていなかったのでレベチラセタムを中止できませんでした。

このように、併用療法でしか認められていない抗てんかん発作薬は多く、特に第二世代の抗てんかん薬で散見されます（236ページ表18）。単剤療法が認められていない薬剤の場合は、てんかんの薬物療法において最初から使用することができません。

しかし、2020年、部分発作に対してペランパネルの単剤療法が認められました。これを受けて、上記の患児もレベチラセタムが中止され、ペランパネルだけとなりました。

ペランパネルだけでもてんかん発作が出なかったので安心していましたが、ある時、支払基金より「突合点検調整額連絡票」が

症例8 14歳女子、側頭葉てんかん

[処方箋]
(1)【般】レベチラセタム錠250mg　1回1錠（1日1錠）
　　　1日1回　夕食後　30日分
(2) フィコンパ錠4mg　1回3錠（1日3錠）
　　　1日1回　就寝前　30日分

表18 ● 抗てんかん薬の小児適応と単剤投与の可否 (各薬剤の添付文書を基に筆者作成)

分類	一般名	代表的な商品名	剤形	小児適応	単剤
第一世代	フェニトイン	アレビアチン、ヒダントール	錠、散	○	○
	エトトイン	アクセノン	末	○	○
	フェノバルビタール	フェノバール	錠、散、原末、エリキシル、注	○[1]	○
	フェノバルビタールナトリウム	ルピアール、ワコビタール、ノーベルバール	坐薬、注	○	○
	プリミドン	プリミドン「日医工」	錠、細粒	○	○
	エトスクシミド	エピレオプチマル、ザロンチン	散、シロップ	○	○
	バルプロ酸ナトリウム	セレニカ、デパケン	錠、徐放錠、細粒、徐放顆粒、シロップ	○[2]	○
	カルバマゼピン	テグレトール	錠、細粒	○	○
	クロナゼパム	ランドセン、リボトリール	錠、細粒	○[2]	○
	ジアゼパム	ダイアップ	坐薬	○[2]	○
	クロバザム	マイスタン	錠、細粒	○[3]	×
	ゾニサミド	エクセグラン	錠、散	○[3]	○
	ホスフェニトインナトリウム水和物	ホストイン	注	2歳以上	○
	アセチルフェネトライド	クランポール	錠、末	○[1]	○
第二世代	ガバペンチン	ガバペン	錠、シロップ	3歳以上	×
	トピラマート	トピナ	錠、細粒	2歳以上	×
	ラモトリギン	ラミクタール	錠	○[4]	△[7]
	スチリペントール	ディアコミット	ドライシロップ、カプセル	1歳以上	×
	レベチラセタム	イーケプラ	錠、ドライシロップ	6カ月以上[5]	△[8]
	ルフィナミド	イノベロン	錠	4歳以上	×
	ビガバトリン	サブリル	散	生後4週以上	○
	ペランパネル	フィコンパ	錠、細粒	4歳以上[6]	△[8]
	ラコサミド	ビムパット	錠、ドライシロップ、注	4歳以上	△[8]

単剤→○：可、△：一部可、×：不可

1）小児等を対象とした臨床試験は実施していない。
2）低出生体重児または新生児を対象とした有効性および安全性を指標とした臨床試験は実施していない。
3）1歳未満の乳児を対象とした臨床試験は実施していない。
4）低出生体重児、新生児、乳児または2歳未満の幼児、および定型欠神発作以外の単剤療法に対する国内臨床試験は実施していない。
5）併用療法（強直間代発作）は4歳以上。
6）併用療法（強直間代発作）は12歳以上。
7）定型欠伸発作以外の小児てんかん患者に用いる場合には、他の抗てんかん発作薬と併用して使用すること。
8）本剤を強直間代発作に対して使用する場合には、他の抗てんかん発作薬と併用すること。

表19 ● ペランパネルの成人および12歳以上の小児における部分発作（二次性全般化発作を含む）に用いる場合の用法・用量

（添付文書を基に筆者作成）

	単剤療法	併用療法	
本剤の代謝を促進する抗てんかん薬注*の併用	−	なし	あり
投与方法	1日1回就寝前経口投与	1日1回就寝前経口投与	
開始用量	2mg/日	2mg/日	
漸増間隔	2週間以上	1週間以上	
漸増用量	2mg/日	2mg/日	
維持用量	4～8mg/日	4～8mg/日	8～12mg/日
最高用量	8mg/日	12mg/日	

用量はペランパネルとしての量を示す。
＊本剤の代謝を促進する抗てんかん薬：フェニトイン、ホスフェニトイン、カルバマゼピン

来てしまいました。「A. 療養担当規則等に照らし、医学的に保険診療上適応とならない」という内容でした。結果、ペランパネルについて、1日量12mg（4mgを3錠）から8mg（4mgを2錠）に減額されました。

――これは、なぜでしょうか。ペランパネルは単剤療法と併用療法で最高用量が異なることがポイントです。

併用療法では、ペランパネルの1日最高用量は12mgなのですが、単剤療法では8mgまでとなります（**表19**）。今回、単剤療法なのに併用でしか認められていない最高用量になってしまっていたので、突合点検でチェックされたようです。併用療法と単剤療法で最大用量が異なる抗てんかん発作薬には他にラモトリギン（商品名ラミクタール他）もあります。

さて、この患児は、ペランパネルが減量になったのでラコサミドが追加になりました。その結果、てんかん発作は出なくなり、現在も安定しています。このように、抗てんかん薬の調剤時は、添付文書の併用禁忌の項目だけでなく、用法・用量の細かいチェックが必要です。

参考文献
1）日本小児神経学会「熱性けいれん（熱性発作）診療ガイドライン2023」（診断と治療社）

第8話

発達障害とその関連の薬

　ADHD（Attention Deficient Hyperactive Disease：注意欠如・多動症）は、「不注意」「多動性」「衝動性」の3症状を特徴とする発達障害の一つです。原因は、大脳の前頭前野の機能低下です。前頭前野はコミュニケーションを取ることや集中することなどに深く関わっているため、機能が低下すると上記3症状が現れます。

　前頭前野の機能には、中枢性のドパミン神経とノルアドレナリン神経が大きく関与します。前頭前野に向かって、ドパミン神経は腹側被蓋野から、ノルアドレナリン神経は青斑核から出ています（図11）。ADHDの患児では、前頭前野のシナプスにおいてカテコラミン神経の興奮がうまく伝播されず、ドパミンやノルアドレナリンが低下し前頭前野の機能が障害されています。ADHD治療薬はカテコラミン神経を活性化することで症状を改善します。

　ADHDの薬物療法の開始は6歳以上が原則です（6歳未満の児には臨床試験が行われておらず、有効性・安全性は確立されて

図11 ● ADHDの発症メカニズム

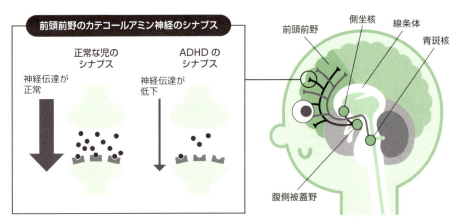

ADHDは、前頭前野の機能低下が原因とされ、中でもドパミンとノルエピネフリンの寄与が一番大きい。それぞれ腹側被蓋野および青斑核から前頭前野に投射されているが、その前頭前野でのシナプスの伝播が悪いため、神経伝達が低下し発症すると考えられている。

いません）。2024年6月現在、ADHDの適応を有する薬剤としては、中枢神経刺激薬であるメチルフェニデート塩酸塩（商品名コンサータ）およびリスデキサンフェタミンメシル酸塩（ビバンセ）、非中枢神経刺激薬であるアトモキセチン塩酸塩（ストラテラ他）およびグアンファシン塩酸塩（インチュニブ）──の計4剤が発売されています。

ADHDの薬物選択の考え方は？

　ADHDの診療ガイドラインには、第一選択薬は明記されていません（240ページ**図12**）[1]。薬物治療は、患児の症状に合わせてリスデキサンフェタミン以外の3薬剤（メチルフェニデート、アトモキセチン、グアンファシン）のいずれかを選択し、単剤で始めます（第1段階）。単剤療法で十分な効果が認められなかったり、有害反応が出たりした場合は第1段階で使用した薬剤以外のうちの2剤から選択し投与します。それにより症状の改善が認められれば、選択した薬剤で維持療法に移行します。第1段階もしくは第2段階のどちらかでメチルフェニデートを積極的に使用することを推奨しています。

　第2段階でも改善が見られなければ、①リスデキサンフェタミン、②メチルフェニデート＋アトモキセチンもしくはグアンファシン、③第2段階までに使用しなかったリスデキサンフェタミン以外の最後の1薬剤、④薬物療法の中止──から選択します（第3段階）。併用療法は効果に十分なエビデンスがないため、有害反応を承知した上で選択する必要があります。

　第4段階ではリスデキサンフェタミンを使用しなかった場合のみリスデキサンフェタミンの単剤療法を検討します。同薬で改善が認められれば維持療法に移行しますが、第4段階まで薬物療法を行っても症状の改善が見込まれない場合は中止を考慮します。薬物療法を中止しても、生じている症状や社会的問題が深刻な場合は抗精神病薬や気分安定薬の使用が試みられることがあります。しかし、これらの治療法は適応外使用なので、ガイドラインでは推奨されていません。使用する場合も使用目的と予想される有害反応を保護者もしくは本人に説明し同意を取り、有害反応を常にモニタリングする必要があります。

図12 ● ADHD治療薬による薬物治療の基本フロー図（文献1より改編）

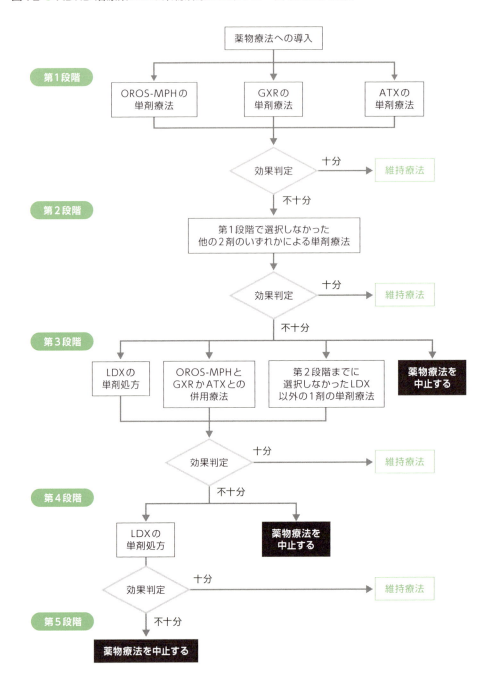

OROS-MPH：メチルフェニデート徐放錠（コンサータ）
ATX：アトモキセチン（ストラテラ他）
GXR：グアンファシン徐放錠（インチュニブ）
LDX：リスデキサンフェタミン（ビバンセ）

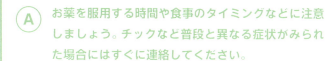

ADHDの治療薬のうち、まずは、中枢神経刺激薬であるメチルフェニデート（商品名コンサータ）とリスデキサンフェタミン（ビバンセ）の注意点を記します。

メチルフェニデートは、浸透圧を利用した放出制御システムを応用した徐放錠です。リスデキサンフェタミンはd-アンフェタミンのプロドラッグで、徐々に加水分解されることによって1日1回の投与で効果が12時間持続します。両薬剤共に、神経終末部にあるドパミンとノルアドレナリンのトランスポーターを抑制することで再取り込みを阻害します（242ページ図13）。

中枢神経刺激薬は速効性があり、服用した日から明らかな効果が認められます。前述の3症状を抑えて落ち着きある行動が取れるようになり、自身の行動に注意を払えるようになります。一方で、チック、食欲不振、不眠などの副作用が高率に発症するため注意が必要です。なお、中枢神経刺激薬は依存リスクがあるため、「ADHD適正流通管理システム」下で処方・交付されます（243ページColumn参照）。

中枢神経刺激薬交付時には、副作用の丁寧な説明が大切です。副作用の一つであるチックは、思わず起こってしまう素早い身体の動きや発声です。メチルフェニデートの添付文書によると、小児臨床試験でのチックの発現頻度は7.1%でした。まばたきや咳払い、首振りや奇声が本人の意思に関係なく繰り返すような症状が認められれば薬剤変更の必要があり、処方医に連絡します。チックの原因は、黒質-線条体のドパミン受容体の過感受性による異常興奮とされています。中枢神経刺激薬は前頭前野だけでなく黒質-線条体のドパミン神経も活発にするためチックの症状を悪化させます。なお、チックの既往歴・家族歴のある児は中枢神経刺激薬は禁忌であり、非中枢神経刺激薬が選択されます。特に、グアンファシンは欧米ではチックの治療薬としても用いてお

図13 ● ADHD治療薬の作用点

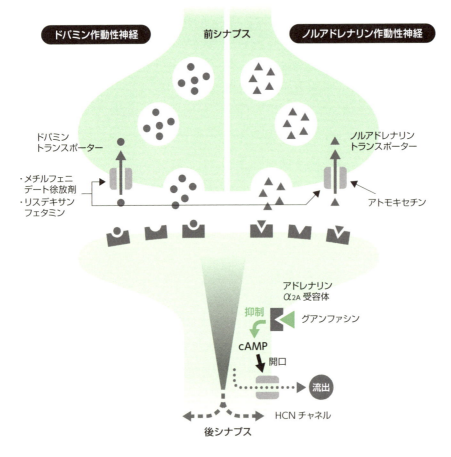

HCNチャネル：過分極活性化環状ヌクレオチド依存性チャネル

り、使用が勧められます。

　食欲不振も頻度の高い副作用症状の1つです。ドパミンはアセチルコリンの遊離を抑制し、消化管運動を低下させ、吐き気、胸やけ、食欲不振を生じます。中枢神経刺激薬を服用するとほとんどの児は給食を食べられなくなるため、給食を少なめにしてもらうよう学校に相談することを保護者に勧めます。昼に取れない分は夕食の量を増やしたり間食で補います。

　ドパミン神経が活発になると睡眠が阻害されるため、不眠を来すこともあります。朝に服用すれば夜には効果が切れるよう設計されていますが、服用時間が午後にずれると夜の睡眠がとれなくなるため、必ず朝食後に服用するよう伝えます。朝食後に服用し続けても不眠が続く場合は、薬剤の変更も考慮します。

> COLUMN
> コラム

中枢神経刺激薬の「ADHD 適正流通管理システム」とは

　小児期のADHD治療薬のメチルフェニデート塩酸塩（商品名コンサータ）は、乱用や横流し防止のため、一定の基準を満たす医療機関、薬局でのみ処方や調剤が可能でした。そんな中、2019年9月、厚生労働省はコンサータの流通管理システムについて、新たに患者情報の登録を義務付けるなど厳格化する旨を通知しました。これは、同年12月に発売されたビバンセ（一般名リスデキサンフェタミンメシル酸塩）の承認申請の際に、コンサータの不正使用が問題となったことが発端です[1]。この変更に伴い、薬局ではe-ラーニングを受講し、「ADHD適正流通管理システム」（以下、管理システム）に登録することが必要となりました。

　新しいe-ラーニングは、「ADHDの診断・治療、薬物乱用と薬物依存、適正流通管理体制について」「コンサータ錠 薬剤師のためのe-ラーニング」「ビバンセカプセル 薬剤師のためのe-ラーニング」の3本立てで、それぞれ受講後に修了テストがあり、合格すれば修了です。「登録申請事項確認書兼同意書（調剤責任者・薬局用）」に必要事項を記載し、捺印後、書類データを管理システム」にアップロードして承認されれば、調剤が可能になります。

　管理システムでは、患者の症例登録が必須となります。そのため調剤前にまず、処方箋と、同時に医師から交付される患者カード、身分証明書──の3点の確認が必要になります（244ページ図A）。さらに、患者カードから以下の6点を確認して、調剤内容を管理システムに登録した後に、やっと調剤ができます。

（1）処方箋が真正のものである
（2）その処方箋による調剤がまだなされていない
（3）処方箋、患者カード、身分証明書を患者が持参している
（4）処方医師・処方箋発行医療機関が登録システムに登録済み
（5）患者カードに記載されているID番号より得られた登録システム上の患者情報と身分証明書の患者情報を照合した結果、

図A ● コンサータ（メチルフェニデート塩酸塩）調剤時の流れ

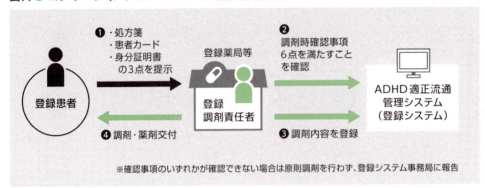

処方箋を交付された人物と患者カードの情報に矛盾がない
（6）患者カードに記載されているID番号より得られた登録システム上の患者情報および処方内容を確認した結果、患者が重複投与ではないこと、かつ不適正使用の可能性がない

　コンサータの処方箋を受ける薬局も大変ですが、処方箋を発行する医師はもっと大変です。従来はe-ラーニングなどの研修で良かったのですが、登録条件として日本小児科学会か日本精神神経学会の専門医である必要があり、さらに指定の学会の会員であることが必須となりました。該当しない場合は、先の2項目をクリアした医師2人以上から推薦された医師のみに処方が認められます。さらに、ADHDの症例を2例以上報告するか、ADHDに関する論文を発表しなくてはいけません。
　コンサータ処方時には、患者のイニシャル、性別、生年月日、第三者から得た患者の症状に関する情報源などの情報を登録し、登録事務局にIDカードを交付してもらい、患者さんに渡します（IDカードの交付が間に合わないときは、初回のみ紙にID番号を印刷しても良いようです）。その後、処方内容を管理システムに入力してから、やっと処方箋が発行できます。
　コンサータは、服薬を中断するとすぐに症状が再発してしまいます。患者が不利益を被ることのないよう、薬局も病院に協力して管理システムへの登録作業を進めていく必要があります。

参考文献
1）厚生労働省薬事・食品衛生審議会医薬品第一部会議事録（2019年2月21日）

Q ストラテラ（またはインチュニブ）が処方されました。何に気を付ければいいですか？

A 効果が出てくるまでに時間を要します。気になる副作用の症状があればお知らせください。お薬の服用をご自身の判断で中止しないでください。

非中枢神経刺激薬であるアトモキセチン（ストラテラ他）とグアンファシン（インチュニブ）は、いずれもドパミン神経には直接作用しないため依存性の心配がなく、中枢神経刺激薬のような処方の制約がありません。副作用もマイルドであり、禁忌項目が少ないこともメリットです。ただし、効果発現までに時間を要する欠点があります。

アトモキセチンはノルアドレナリントランスポーターの阻害薬で、ノルアドレナリンの前シナプスへの取り込みを抑制し、シナプス間隙のノルアドレナリンの遊離量を増加し、ノルアドレナリン神経の伝達を促進します（**図13**）。服用2週間後くらいから徐々に効き目を感じ、1〜2カ月すると、周囲の人も何となく効いていることが実感できます。

ストラテラのインタビューフォームによると、頭痛（22.3％）、食欲減退（18.3％）、傾眠（14.0％）、腹痛（12.2％）、悪心（9.7％）の副作用が報告されており、これらは服用開始時によく見られ、体が慣れてくると徐々に軽くなることもあります。忍容性を確認しながら1週間以上の間隔を空けて漸増し、至適維持量を決めます。しかし、効果を感じるより先に副作用が現れて自己判断で服薬を中止する可能性もあるため、服薬指導時には、作用・副作用の発現を時系列で丁寧に説明する必要があります。

一方のグアンファシンは、他の3つのADHD治療薬とは異なり、トランスポーターに作用するのではなく、後シナプスのアドレナリンα_{2A}受容体を刺激することで神経伝達を増強します。投与後1週間前後で、アトモキセチンよりも早い効果発現が期待できます。しかも消失半減期（$t_{1/2}$）が13〜15時間と長く、効果が24時間持続するため、学校だけでなく帰宅後の家庭で症状が続く場合にも有効性が高いと考えられます。

最も多い副作用は眠気で、大半は軽度ですが、高所に登ったり

する遊びや、組体操や倒立などの運動には要注意です。眠気が気になる場合は夕食後の服用に変えることで対応できます。

　また、グアンファシンはかつて降圧薬として流通していた薬剤であり、服薬後は血圧への影響も見られます。投与開始前と用量変更1～2週間後、至適用量決定後には血圧・脈拍数の測定が必要です。心電図のQT延長も報告されており、心血管系への影響を示唆する症状（徐脈、失神、ふらつき、動悸など）が現れた場合は適切な対処が求められます。特に、自己判断で服薬を中断すると、血圧の急激な上昇や頻脈が見られることがありますので、服用中は自己判断で服薬をやめないよう伝えることが不可欠です。なお、服薬中止時には原則3日間以上かけて1mgずつ漸減します。その際も血圧・脈拍の測定など、患者の状態をよく観察しながら減薬し休薬します。

Q お薬はずっと飲み続けなければ　いけないのでしょうか

> A　お薬は、お子さんが学校や家庭で落ち着いて過ごせるよう後押しするためのものです。必要がなくなればいつでもやめられます。

　ADHD治療薬は錠剤またはカプセル剤なので小児に特有の味覚に関するアドヒアランスの低下は起こりません。むしろ、ADHDの病態や治療の意義について理解を深める必要があり、薬剤師は保護者への教育とともにADHD児への語りかけも必要となります。

　アドヒアランス低下の原因に、薬物治療に対する漠然とした不安があります。大守らが行ったADHD患児と保護者の服薬アドヒアランスを調べた研究を見ると、保護者が薬物治療を否定的な評価をする要因には副作用を含めた長期的な影響への不安があります[2]。服薬指導で筆者は、「薬は補助で、学校や家庭で落ち着いて過ごせるように後押しするだけ」と説明し、「ずっと飲み続けてもよいし、また必要がなくなればいつでもやめてよい薬」と伝えています。

　薬剤の効果が分かりづらいことも、服薬継続をためらう要因の

一つです。特に、非中枢神経刺激薬は効果発現まで時間を要し、効果をすぐに実感できない欠点があるため、服薬指導中は、どんな小さなことでもよいので効果を共有します。第三者である学校の先生方は変化を実感することが多いので、学校での様子を聞いてみると効果が分かることもあります。

また、ADHDの児は決まった時間に薬を飲むのが苦手です。薬を飲むのが面倒になると服薬中断につながりますので、本人への声掛けは必須です。また、眠気が強かったりすると授業などに支障が出て服薬を拒否する場合もあるため、服薬開始時には副作用を丁寧に説明します。また、「悪いところを治すために薬を使うのではなく、個性のために損をしないように、個性を活かすための薬」であることを筆者は伝えています。

Q 夜、なかなか眠れないため睡眠薬が出ました

A 十分な睡眠は、日中の活動にもいい影響を与えます。お薬を飲み始めて日中うとうとしたり、頭痛の訴えがあったりしたら、教えてくださいね。

2020年3月25日、日本でもメラトニン受容体作動性入眠改善薬のメラトニン（メラトベル）が製造販売承認されました。

小児でも大人と同様に、眠れないという睡眠問題がよく起こります。不眠、日中の強い眠気、覚醒困難、概日リズム睡眠障害など、何らかの睡眠上の問題を抱えている子どもは4人に1人いると言われています。自閉スペクトラム症などの発達障害を有する子どもは特に顕著で、慢性的な睡眠不足と睡眠覚醒リズムの問題を抱えています。

睡眠不足は多動や過活動を起こす傾向にあり、発達障害の症状を悪化させ、日常生活に悪影響を及ぼします。さらに、このことが睡眠の問題に悪循環を引き起こします。睡眠の問題を解決すれば、見かけ上、重症化していた発達障害の中核症状を改善する可能性があるのです。しかし、これまで小児期の発達障害に伴う睡眠障害の適応を有する薬剤はありませんでした。

そのような状況の中、ノーベルファーマが2013年から開発を開始し、19年1月に日本小児神経学会の早期承認の要望書にも

図14 ● メラトニンの作用機序のイメージ （筆者作成）

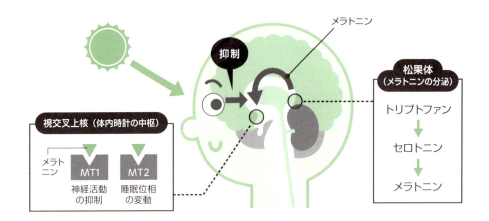

メラトニンは松果体でトリプトファンよりセロトニンとなり、最終的にメラトニンが合成される。メラトニンは視交叉上核のメラトニン受容体に作用し、睡眠を促す。日光は目を介してメラトニンの合成を抑制し、覚醒状態を保つ。日が沈むとその抑制が解除されてメラトニンが合成され、睡眠が促される。

後押しされ、2020年にメラトニンが承認されました。

　メラトニンはトリプトファンを原料に、セロトニンを経て合成される内因性のホルモンです。メラトニンは体内時計に働きかけるホルモンの一種で、夜になると分泌量が増えて眠気を引き起こし、明るくなると光の刺激で分泌量が減少して活動性を高めるという、睡眠・覚醒を含む概日リズムの維持・調整を担っています。メラトニン受容体にはメラトニン（MT）1とMT2受容体の2種類があり、それぞれ視交叉上核に分布しています。MT1受容体が神経活動を抑制し、MT2受容体が睡眠位相を変動させることによって催眠を促します（**図14**）。

　メラトニン受容体に作用する薬剤には他にラメルテオン（ロゼレム）がありますが、添付文書には「小児に対する安全性は確立していない（使用経験がない）」と書かれており、発達障害での入眠困難改善のエビデンスはありません。海外では、メラトニンがサプリメントとして広く使用されています。実際、メラトニンの服用によって睡眠開始時間が短縮し、中途覚醒回数が減少するとともに総睡眠時間を延長することが報告されています[3]。

　では、メラトニンの効果を見てみましょう。メラトベルのインタビューフォームに、睡眠障害の自閉スペクトラム症の児を対象に、メラトニン1mg、4mg投与群とプラセボ群を比較した第

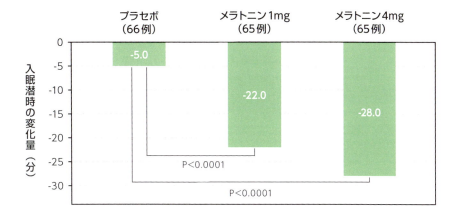

図15 ● プラセボに対するメラトニンの有効性の検証（メラトベルのインタビューフォームを基に作成）

2/3相試験のデータが掲載されていました。睡眠開始時間は、スマートフォンを用いた睡眠日誌で記録していたようです。それによると、プラセボ群に比べてメラトニン群では有意に入眠潜時（入眠までの時間）が短縮していました（図15）。

　入眠潜時の短縮は、ADHDや知的障害を併発していても認められ、これらの疾患に対しても催眠効果が期待できます。メラトニンの入眠改善効果は26週間後も持続し、耐性が生じることもなかったようです。プラセボ群で見られた異常行動（興奮性、多動、不適切な言動）も、メラトニン群では有意に改善されました。

　最も多く見られた副作用は傾眠で、作用機序によるものと思われます。次に頭痛、まれに肝機能障害が報告されていますが、重篤な副作用はないようです。メラトニンは肝臓で代謝され、排泄されます。主な代謝酵素はCYP1A2で、フルボキサミンマレイン酸塩（デプロメール、ルボックス他）は併用禁忌です。同薬は小児で唯一使用できる選択的セロトニン再取り込み阻害薬（SSRI）なので、併用の可能性があり、注意が必要です。

Q チックに向精神薬が処方された？

A 向精神薬はチックの症状に使用されることがあります。お子さんが学校で過ごしやすくなるように一時的に使用して症状を軽減するのが目的です。

　症例9のような処方箋を受け取ったことはありませんか。小児科の薬を扱っている薬局では経験があると思います。統合失調症の患者さんの処方箋ではありません。リスパダール（一般名リスペリドン）は小児期の自閉スペクトラム症に使用される他、ADHDなどの発達障害を持つお子さんに適応外で使用されます。

　この処方箋はチックのお子さんの処方箋です。チックというのは本人がやろうとしているわけではないのに、体の一部が素早く動き、それが何度も繰り返す状態をいいます。まばたきや、首ふりなどの体の動きだけではなく（運動チック）、口や鼻や喉の動きとなれば言葉の繰り返しとして表れます（音声チック）。

　チックはありふれた症状で、一度でもチックを経験したことのある子どもは10〜24%といわれています。チックの症状は一過性で、100人中95人はそのまま忘れるようにして症状は消えていきます。ただ、残り5%はチックが継続し、慢性型に移行します（有病率は0.05%程度）。特に、音声チックと運動チックが同時に起こるトゥレット症候群は、思春期以降も継続することがあります[4]。

　薬は生活に支障がなければ使われません。薬物療法の目的は完全に症状を消すのではなく、ひどい症状を軽くするために行われます。言い換えると、このような処方箋を持ってきた患者さんは、

症例9　7歳女児（23kg）、チック

[処方箋]

リスパダール内用液 1mg/mL　1回0.1mL（1日0.1mL）
　　1日1回　就寝前　14日分

表20 ● 小児チック障害に用いる向精神病薬とその用量

一般名	代表的な商品名	成人初期量	小児初期量	通常維持用量
ハロペリドール	セレネース	0.5 mg/日	0.01 mg/kg/日	～0.05 mg/kg/日
リスペリドン	リスパダール	0.5 mg/日	0.01 mg/kg/日	～0.05 mg/kg/日

（文献5より引用、一部改変）

チックで学校や友達との関係に支障を来している可能性があるということになります。

薬物はドパミン D_2 受容体拮抗薬、いわゆる抗精神病薬がよく用いられます（**表20**）[5]。これはチックの原因が黒質線条体の D_2 受容体の過感受性（hypersensitivity）にあるためです。

すなわち、皮質 - 線条体 - 視床 - 皮質回路の脱抑制による、運動亢進と考えられています。かつては、よくハロペリドール（商品名セレネース他）が用いられていました。しかし、錐体外路症状が発現する恐れがあるので、その頻度が少ないリスペリドンやアリピプラゾール（エビリファイ他）を使うことが多くなっています。それでも、アカシジアやジスキネジアなどの不随意運動が起こることがあるので要注意です。また、高プロラクチン血症に伴う副作用にも注意が必要です。

薬を飲み始めると、症状は緩和し、比較的早期に効果が見られます。時々、症状が出ることもありますが、症状を完全に抑えることは必ずしも必要ではなく、症状を軽くすることで、楽しい学校生活を送ることができればよいという考え方で治療します。

ADHD 合併例に メチルフェニデートは禁忌

チックの患児への処方で注意することは2つです。まず、ADHD の既往を持っている子がチックを合併することがあります。トゥレット症候群の患者さんでは約半数で ADHD を合併しているという報告があるくらいです。ADHD ではメチルフェニデートが治療に使われます。コンサータ錠はメチルフェニデート

の放出制御型の徐放製剤ですが、ドパミン取り込みを抑制するので、チックの症状を悪化させます。このため、トゥレット症候群を含む運動チックを有する患児には禁忌であり、アトモキセチン（ストラテラ他）などの他の薬剤に変更する必要があります。ちなみに、強迫性障害の合併率も高く、トゥレット症候群では3〜4割といわれています。

もう1つ知っておきたいのは、溶連菌感染症の後にチックが発現したり、悪化したりすることです。これは、溶連菌感染をきっかけに、自己抗体ができ、脳の機能を傷害し、チックを発現させたり、悪化させたりする場合があるためで、PANDAS（Pediatric Autoimmune Neuropsychiatric Disorders Associated with Streptococcal infection；溶連菌感染症に関連した小児自己免疫性神経精神疾患）と呼ばれています。

自己抗体のできやすさは体質によって異なり、必ずしも溶連菌感染でチックが生じるというわけではありません。PANDASが原因と考えられるケースはトゥレット症候群の5％程度といわれています。むしろ、溶連菌感染症でまず思い浮かぶのは急性糸球体腎炎やリウマチ熱だと思います。いずれにせよ、溶連菌感染症の場合、早い段階で抗菌薬を服用してしっかり治療すればPANDASは予防できますので、薬局で適切な服薬指導が必要です。

＜参考文献＞
1）齊藤万比古「注意欠如・多動症-ADHD-の診断・治療ガイドライン 第5版」
　　（ADHDの診断・治療指針に関する研究会ほか編、じほう、2022、p34）
2）岡山大学大学院教育学研究科研究集録 2020;174:9-14.
3）PLoS One.2013;8:e63773.
4）星加明徳『チックとトゥレット症候群がよくわかる本』（講談社、2010）
5）小児内科 2010;42増刊号:786.

第**9**話

小児に処方されるその他の薬

Q スミスリンシャンプーを使っても、
アタマジラミが完全に除去できませんでした

A スミスリンの成分であるピレスロイドに抵抗性のあるアタマジラミもいます。ジメチコン製剤を使うと駆除できる可能性があります。

アタマジラミ──。春から夏にかけて、小児科付近の薬局ではよく聞く言葉です。保護者から、処方薬に関する内容ではなく「スミスリンシャンプーありますか」という問い合わせが来ることもあります。保育園や幼稚園に通う子どもたちは、集団生活の中で、お昼寝の寝具やタオル、帽子などからアタマジラミに感染します。「毎日お風呂に入れて、頭も洗っていたのに……」。自分の子どもにアタマジラミを見つけた保護者はショックを受けるものです。

スミスリンLシャンプータイプ（第2類医薬品）の主成分は、殺虫成分として家庭用殺虫剤などで使用されているピレスロイド系化合物の1つ、フェノトリンです。フェノトリンは、昆虫細胞の膜電位依存性ナトリウム（Na）チャネルを開口状態にして脱分極を持続し、神経を麻痺させることで殺虫効果を示すと考えられています。哺乳類にはこのタイプの膜電位依存性Naチャネルがないので、一般的に安全といわれています。

しかし、1994年ごろから、ピレスロイド製剤の効かないアタマジラミが、同製剤を使用していた各国で報告されてきました[1]。英国、オーストラリア、ウルグアイのピレスロイド抵抗性のアタマジラミ検出率は、ほぼ100%といわれています。アタマジラミのピレスロイド抵抗性は、作用点である膜電位依存性Naチャネルの3箇所で遺伝子変異（ミスセンス変異）が生じることで獲得されます。

我が国では、大部分のアタマジラミにピレスロイド製剤が有効

なので、スミスリンシャンプーを使用しても問題はありません。しかし地域差があり、沖縄県ではほぼ全て（96%）のアタマジラミがピレスロイド抵抗性で、現状ではスミスリンシャンプーが全く効かない状況です[2]。ピレスロイド抵抗性遺伝子を持ったアタマジラミは沖縄県以外でも徐々に報告されており、今後、日本でも主流になる可能性があります。

　さて、ピレスロイド抵抗性アタマジラミに対して、欧米ではジメチコン製剤が第一選択薬となっています。日本では、ジメチコン製剤として2021年にアース製薬（東京都千代田区）からアース シラミとりローション（防除用医薬部外品）が発売されました。

　ジメチコン製剤はシリコンの一種で、アタマジラミの気門を物理的に閉塞させ、成虫にも卵にも有効です。ピレスロイド抵抗性アタマジラミがまん延している沖縄で、2017年にジメチコン製剤の臨床試験が行われましたが、28人中25人でアタマジラミの駆除に成功したようです[3]。

　スミスリンシャンプーを使ったけれど、アタマジラミが完全に除去できなかったと相談を受けたら、ジメチコン製剤を紹介してあげてください。ちなみに、アース シラミとりローションに含まれているジメチルポリシクロキサンは、「胃腸管内のガスの腹部症状の改善」に適応を持つジメチコン（商品名ガスコン他）と同じ成分になっています。

Q 片頭痛予防になぜビタミンB2が効くの？

> A 片頭痛の患者さんには、細胞内のミトコンドリアの働きが悪い人が多いといわれています。ビタミンB2には、低下したミトコンドリアの働きを助ける作用があるとされています。

　成人の疾患というイメージの強い片頭痛ですが、小児科にもよく頭痛を訴える子どもがやってきます。文部科学省「学校基盤調査」によれば、片頭痛の有病率は小学校で3.5%（男4.0%、女2.9%）、中学生で4.8〜5.0%（男3.1〜3.3%、女6.5〜7.0%）、高校生で15.6%（男13.7%、女17.5%）と、高学年の女児に多

い傾向があります[4]。

　2021年、8年ぶりに日本神経学会、日本頭痛学会、日本神経治療学会による「頭痛の診療ガイドライン2021」が改訂されました。これまでの「慢性頭痛の診療ガイドライン2013」では、小児の片頭痛予防薬として、保険適用はないものの、トピラマート（商品名トピナ他）がグレードAで推奨されていました[5]。しかし、2017年に大規模なランダム化比較試験が行われ、トピラマートや、これまでよく使われていたアミトリプチリン塩酸塩（トリプタノール他）の片頭痛予防に対する有用性が否定されました。この試験では、小児の片頭痛予防には薬物療法より非薬物療法の方が有用性が高いことが明らかとなりました。

　「頭痛の診療ガイドライン2021」を見ると「小児・思春期の片頭痛予防薬で確立したものはない」とあり、アミトリプチリンなどは非薬物療法で改善しない例に対して、注意しながら少量より開始すると書かれています。実際、小児の片頭痛治療の項では、薬物療法（CQVII-5）より先に非薬物療法（CQVII-4）が記載されています。非薬物療法の中には片頭痛誘発要因の回避、自己管理などの患者教育、認知行動療法とともに、栄養補助食品としてビタミンB_2（リボフラビン）が有効な可能性があると書かれています（弱い推奨度／エビデンスレベルB）。片頭痛に有効な栄養補助食品には他にコエンザイムQ、マグネシウム、メラトニンなどが挙げられていますが、中でもビタミンB_2はエビデンスレベルが高いだけではなく、小児では10mgまたは40mgという少量でも片頭痛予防に有効で（256ページ**図16**）、筋緊張型頭痛を併発していない片頭痛の患児に有効性が高いと報告されています[6]。

　では、ビタミンB_2はなぜ片頭痛に効くのでしょうか。片頭痛患者のミトコンドリアが機能低下しているという説があるようです。ビタミンB_2は体内に吸収されると、フラビンモノヌクレオチド（FMN）、およびフラビンアデニンジヌクレオチド（FAD）に変換され、ミトコンドリアのエネルギー代謝に関わる補酵素として働き、機能低下したミトコンドリアを回復すると推測されています。

　ただ、医療用のビタミンB_2製剤であるリボフラビン酪酸エステル（ハイボン他）の適応症に片頭痛予防は記載されていません。もし処方される場合は、適応外使用になります。ビタミンB_2は水溶性ビタミンなので蓄積性は極めて少なく、過剰摂取しても尿

図16 ● リボフラビン30日間投与後の片頭痛発生頻度（回/月）の変化
68人の片頭痛患児に3カ月間服用してもらい、投与前後の片頭痛発生頻度を比較（$p < 0.05$）

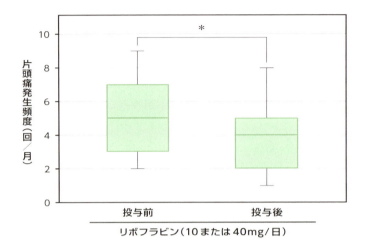

（文献6より引用、一部改変）

として排出されるので安全性は高いと考えられますが、副作用のない薬剤はありません。使用に際しては注意が必要でしょう。

> **Q 子どもが漢方薬を飲んでくれません**
>
> **A** 漢方薬の顆粒をミルでひいて粉末にすることをお勧めします。そのまま水に入れてかき混ぜれば、懸濁液のようになります。ヨーグルトやアイスなど他の食品に混ぜやすくもなります。

　漢方薬は小児が飲みにくい散剤の1つです。その味、風味、口触りなど、子どもたちには評判がよくありません。薬局でも、できる限り服薬アドヒアランスを上げるために、漢方薬と様々な食品との飲み合わせをスタッフと一緒に比較・検討し、結果をリーフレットにして服薬指導時に利用してきました。しかし、色々と服薬指導をしても飲めないお子さんは結構いるものです。たとえ本人の証に合っていても、飲めなければ当然効果はありません。
　そこで思いついたのが、漢方薬の顆粒を粉にすることです。漢

方薬が服用できない理由には、味やにおいの他に、「口触り」という問題があります。漢方薬はほとんどが顆粒状なので、そのまま飲むと口の中がザラザラします。さらに、水になかなか溶けにくいという問題点もあります。しかし、顆粒をミルでひくと、細かい粉になります。これだと口触りも良いし、そのまま水に入れてかき混ぜれば、懸濁液のようになります。漢方薬が粉状になっていれば、ヨーグルトやアイスなど他の食品に混ぜるのが容易になりますので、服用方法にも幅が広がります。

　早速、日ごろ錠剤を粉末にするために用いているミルを使って漢方薬をひいてみました。1回量50ｇを30秒かけて粉砕したところ、細かい粉末状になりました（**写真４**）。粉にした漢方薬を水に混ぜると、最初は小麦粉のように上に浮いてきましたが、よくかき混ぜると均一に懸濁化されました（258ページ**写真５**）。

　単シロップを加え、スタッフが味見したところ、「意外と飲みやすい」との評価だったため、子どもたちの間で「飲みにくい」との声が最も多かった小青竜湯を粉にして分包し、併せて単シロップを処方に追加してもらいました。その結果、最初の３人は問題なく飲めました。以降、保護者には「粒のある顆粒と、ミルで粉にした漢方薬のどちらを希望しますか」と聞くと、大半の保護者が後者を希望しました。そこで、他の漢方薬も同じようにミルでひいて調剤するようにしました。現在、小青竜湯、小建中湯、大建中湯、六君子湯を粉にしています。

　一方で、課題もあります。漢方薬をミルで粉末化すると粒子が

写真４ ● **漢方薬をミルで粉砕する前（A）と粉砕後（B）**
用いた漢方薬はツムラ桂枝加芍薬大黄湯エキス顆粒（医療用）

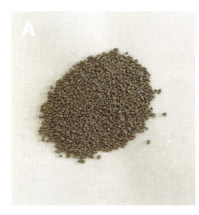
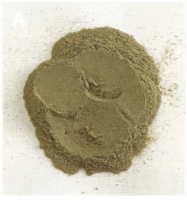

（筆者撮影、写真５、６も）

かなり細かくなり、てんびんで計量中に舞い上がることがありました。また、分包機のセルに付着することもありました（**写真6**）。当然ですが、後から分包した散剤に混じる可能性があるので、分包機の掃除に結構手間がかかります。この傾向は、大建中湯や小建中湯で顕著でした。

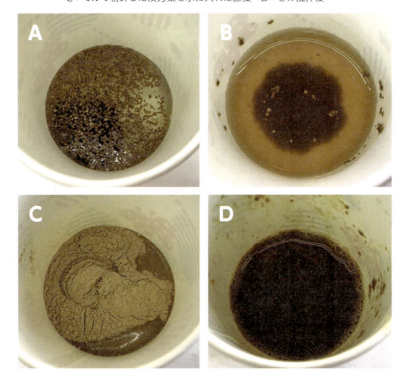

写真5 ● ミルで粉砕した漢方薬と粉砕していない漢方薬を水に混ぜた場合
A：粉砕していない漢方薬を水に入れた直後　B：Aの攪拌（かくはん）後
C：ミルで粉砕した漢方薬を水に入れた直後　D：Cの攪拌後

写真6 ●
ミルで粉砕した漢方薬が
分包機のセルに付着

顆粒を粉末にする際に一番心配していたのは、粉末にすると水を吸いやすくなるのではないかという点です。アルミ包装している漢方薬を薬局で再分包すると、吸湿して変質します。粉末化すると吸湿性がさらに悪化するのではないかと懸念しました。しかし、粉末化した漢方薬と、粉末化していない漢方薬を分包して1カ月観察しても、吸湿性に差はありませんでした。また、冷蔵庫に入れたり、乾燥剤と一緒に保存したりすれば、吸湿性は顆粒の状態で保存した場合と変わらず、この問題は解決しました。

参考文献
1) Lancet.1994;344:1724-7.
2) Japan J Dermatol.2021;48:1343-9.
3) J Dermatol.2021;48:1343-9.
4) 頭痛の診療ガイドライン作成委員会「頭痛の診療ガイドライン 2021」
5) 頭痛の診療ガイドライン作成委員会「慢性頭痛の診療ガイドライン 2013」
6) Brain Dev.2020;42:523-8.

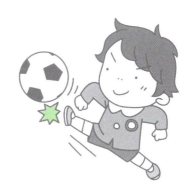

COLUMN
コラム

サプリメントで
子どもの身長は伸びるか？

　ある日、お父さんがお子さんと一緒に処方箋を持って来局しました。薬の交付が済んだとき、お父さんから「子どもの身長を伸ばすサプリメントがあるけれど、あれを飲むと本当に身長が伸びるのかな？」と質問されました。お子さんは男児で小学校に通っています。言われてみると確かに、年齢の割にはやや小柄ですが、発育上特に問題はなさそうなので、質問に少し驚きました。

サプリメントを利用する子どもは増加傾向

　健康食品・サプリメントの推定市場規模は、2022年度1兆3729億円で、調査が始まった13年度から市場の拡大傾向が続いています。また、利用者数も5048万人と、既にOTC薬の市場規模を凌駕（りょうが）しています。

　こうした中、成人だけでなく小児を対象としたサプリメントも近年流通してきました。21年に、4933人の子どものうち、6.8％が栄養補助食品の使用者で、そのうち35.1％は毎日使用していたと報告されています[1]。

　では、実際にどのようなサプリメントを摂取しているのでしょうか。最も多いのは、非ビタミン、非ミネラルサプリメントで、約74％を占めています（**図A**）。その内訳は、アミノ酸・蛋白質が最も多く、n-3脂肪酸または魚油、植物性、プロバイオティクスと続きます。その他マルチビタミンやミネラルも摂取されています。

　さて、冒頭のお父さんから相談のあった「子どもの身長を伸ばすサプリメント」の主成分はアルギニン、いわゆるアミノ酸です。下垂体前葉から分泌される成長ホルモンは視床下部由来のソマトスタチンにより抑制されています。アルギニンはソマトスタチンの分泌を抑制することで、成長ホルモンの遊離を亢進するといわれています。アルギニンは成長期に不足するので、小児期では必

図A ● 小児が摂取しているサプリメントの種類

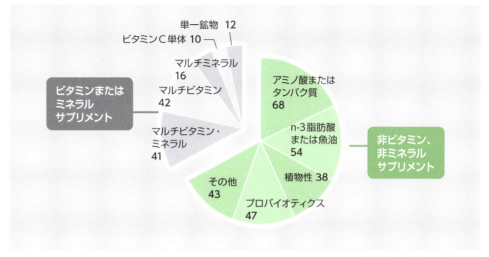

（文献1より引用、一部改変）

須アミノ酸となっています。アルギニンをたくさん摂取すれば、それだけソマトスタチンの分泌が抑制され、成長ホルモンが分泌されるようになるので、身長が伸びるというロジックです。

アルギニンの発育への有効性にエビデンスはない

では、ヒトでアルギニンの発育への効果は証明されているのでしょうか。国立健康・栄養研究所のウェブサイトにある「『健康食品』の素材情報データベース」のアルギニンに関する項目を見てみましょう[2]。そこには、アルギニンの「骨・筋肉」および「発育・成長」への有効性を示した報告はないと書かれています。

実際に、2013年に日本小児内分泌学会も、「『身長を伸ばす効果がある』と宣伝されているサプリメント等に関する学会の見解」を公表し、その中で、「『成長ホルモン分泌促進薬』が効くとは全く考えられない」と否定しています[3]。

この見解では、効果について否定的と考える2つの理由が説明されています。1つ目の理由は、用量や吸収率の観点から、効果に疑問符が付くことです。アルギニンは、成長ホルモンが正しく分泌されているかどうかを調べるための「成長ホルモン分泌刺激試験」において、成長ホルモンの分泌を刺激する薬として用いられますが、その際、使用される薬の量は、500mg/kgという高用量で、しかも点滴で投与されます（体重30kgであれば15g）。

つまり、アルギニンをサプリメントとして同じ量、経口摂取しても、吸収や代謝を考慮すると、ごく一部しか視床下部に到達しない可能性が考えられるのです。

否定的と考えられるもう１つの理由は、理論上は成長ホルモンの分泌を刺激する物質を摂取しても、実際に効果が得られるとは限らない点です。過去に成長ホルモンの分泌刺激作用を持つ薬（スプレー製剤）の開発が試みられたことがありますが、効果が得られなかったことが明らかになっています。

アルギニンは日常的に摂取しているアミノ酸なので、比較的安全であるとも言えますが、冒頭のような質問を保護者から受けたら、効果については科学的に証明されているわけではないことを分かりやすく伝えたいものです。

かかりつけ薬剤師や健康サポート薬局制度がスタートし、健康食品やサプリメントについての相談を薬局で受ける機会は、今後ますます増えていくと思われます。薬局で、健康食品やサプリメントに関する問い合わせを受けたら、有効性や安全性、相互作用などの情報が網羅されている国立健康・栄養研究所ウェブサイト内の「『健康食品』の安全性・有効性情報」（https://hfnet.nibiohn.go.jp/）が参考になります。

サプリメントを利用しているお母さんほど、子どもにもサプリメントを飲ませていることが分かっています。投薬中にお母さんがサプリメントを使っていることが分かったら、他のお薬との飲み合わせの問題などもあるため、「お子さんもサプリメントを飲まれていませんか？」とぜひ聞いてみてください。

参考文献

1）Environ Health Prev Med.2021;26:63.
2）国立健康・栄養研究所「『健康食品』の素材情報データベース」（https://www.nibiohn.go.jp/eiken/info/hf2.html）
3）日本小児内分泌学会「『身長を伸ばす効果がある』と宣伝されているサプリメント等に関する学会の見解」（2013年3月29日公表、2023年3月15日改訂）（http://jspe.umin.jp/medical/kenkai.html）

5章

薬局で経験する
小児の副作用

小児では、抗菌薬による下痢、β_2刺激薬による頻脈や振戦、抗ヒスタミン薬による眠気やけいれんの誘発などの副作用が問題になる。薬剤ごとに起こりやすい副作用を把握し、拾い上げや保護者への対応を行いたい。

第 **1** 話

問い合わせの多い副作用は、眠気、便の異常、発疹

> **❗ ここがポイント**
>
> 未就学児は副作用の症状を訴えることが難しい。対応が遅れると重篤化するものもあるため注意する。

　小児、特に未就学児は自分で症状を訴えることができないので、第三者が気付きやすい副作用が報告される傾向があります。当薬局において、保護者からの電話での問い合わせ内容を調べたところ、副作用に関する問い合わせが全体の1割弱を占めました（28件/315件）[1]。副作用症状で多かったのが、眠気（9件）、便の異常（8件）、発疹（5件）などでした。

　副作用は、①眠気や便の異常などの普段よく目にする副作用で、場合によっては服用を続けるもの、②薬疹など、あまり目にすることがない副作用で、症状が出たらすぐに服薬を中止すべきもの——に分けられます。①としては、眠気や抗菌薬による便の緩み、抗ヒスタミン薬による眠気などがあります。一方、②としては、薬剤アレルギー（薬物過敏症）や薬理効果による低血糖や喘息症状があります。さらに副作用には、抗インフルエンザ薬による異常行動など薬剤との関連が明確でないものや、便や尿の色の変化など副作用と判断すべきか悩ましいものもあります。中には、対応が遅れると重篤化する副作用もあるため、注意が必要です。

参考文献
1）日本薬剤師会雑誌 2008;60:607-11.

第**2**話

薬局でよく遭遇する 抗菌薬による下痢

> **❗ ここがポイント**
>
> 抗菌薬による下痢は薬局でよく出合う副作用。症状が
> 出ても、軽度の場合は治療を継続する。

　抗菌薬を服用すると下痢をしやすいことは、多くの保護者が
知っています。そのため、抗菌薬を服用して便が緩くなると、「抗
生物質の副作用では？」と薬局に電話が掛かってきます。

　症例1は日曜日（4月8日）に急に熱が出て、休日診療の当番医
を受診した2歳の男の子です。休日診療所の当番医にメイアクト

症例1

2歳10カ月男児（13.4kg）

［処方箋1］　4月8日、休日診療所の当番医

メイアクトMS小児用細粒10％　1回0.5g（1日1.5g）
　　　　1日3回　朝昼夕食後　2日分

● 日曜日（4月8日）に急に熱が出て、休日診療所を受診し、メイアクトMS小児用細粒10％
（一般名セフジトレンピボキシル）が処方された。

［処方箋2］　4月9日、かかりつけの小児科

ミヤBM細粒　1回0.5g（1日1.5g）
　　　　1日3回　朝昼夕食後　4日分

● 翌日（4月9日）に、熱は下がったが、下痢（水様便）をしているとのことで、かかりつけの小児
科を受診。
● メイアクトは中止となり、ミヤBM細粒（酪酸菌）が処方された。

図1 ● 抗菌薬により下痢を来す機序

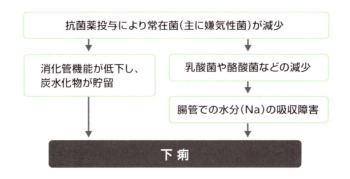

（文献1より引用）

　MS小児用細粒10％（一般名セフジトレンピボキシル）が処方されました（処方箋1）。翌日、熱は下がったものの、ひどい下痢をしているとのことで、かかりつけの小児科を受診し、整腸薬のミヤBM細粒（酪酸菌）が処方されました（処方箋2）。

　抗菌薬による下痢は、抗菌薬投与による常在菌（主に嫌気性菌）の減少が原因です（**図1**）[1]。常在菌が減少すると、消化能力が低下し、未消化の炭水化物が貯留します。また、乳酸菌や酪酸菌は腸内のpHを酸性に傾け、ミネラルの吸収を促進する役割を果たしていますが、抗菌薬により乳酸菌や酪酸菌が減少すると腸内pHが上がり、ミネラル、特にナトリウムの吸収が阻害され、さらに水の吸収も阻害されることで、下痢が起こりやすくなります。

　当薬局でも「おなかが緩くなった」程度の症状も含めると、抗菌薬を処方された患児の3割に下痢を認めました[2]（268ページColumn参照）。抗菌薬による下痢は、抗菌薬の系統によらず起こる可能性があり、年齢が低い児で発症頻度が特に高い傾向があります。

　一般に抗菌薬で下痢になっても、下痢の症状が重くなければ抗菌薬は中止せず、整腸薬を併用して様子を見ます。抗菌薬の服用を続けても、途中から下痢症状が改善する例もあります。

　症例1の男児の場合は、これ以上の抗菌薬は必要ないものの、下痢症状が強いとの判断で、かかりつけの小児科では整腸薬のミヤBM細粒のみが処方されました。下痢はその後、徐々に回復しました。

抗菌薬は飲み切ることが重要と伝えよう

　抗菌薬による下痢は、薬局でしばしば遭遇する副作用です。一般に、便が少し緩くなった程度であれば、感染症の治療を優先して治療を継続するよう保護者に伝えます。その際は、抗菌薬を飲み終えれば症状は治まることも伝えましょう。

　抗菌薬の服用に伴って下痢を来せば、服薬アドヒアランスの低下につながります。副作用の出現の可能性について投薬時にあらかじめ説明し、必要に応じて下痢予防のための整腸薬を適切に服用するように伝えることが、アドヒアランスの向上につながるのではないかと思います。

参考文献
1） 薬局 2011;62:356-60.
2） 日本薬剤師会雑誌 2016;68:233-5.

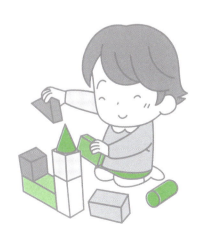

COLUMN
コラム

抗菌薬による下痢の発症率は？

　抗菌薬による下痢は、薬局でしばしば遭遇する副作用ですが、発症率などは、意外と明らかになっていません。文献を調べると、第3世代のセフェム系抗菌薬で軒並み10%以下、当薬局でよく交付するセフポドキシムプロキセチル（商品名バナン他）は、わずか1.4%でした[1]。しかし、「おなかが緩くなった」例も含めると実際にはもっと多い印象があります。そこで、当薬局で、抗菌薬が処方された子どもの便の性状について聞き取り調査を行いました[2]。

　調査では、便の硬さを7段階に分けた国際的な分類、ブリストルスケール（図A）を保護者に見せて、抗菌薬投与後の子どもの便の性状変化を調べました。整腸薬を服用した例や、明らかに抗

図A ● ブリストルスケール

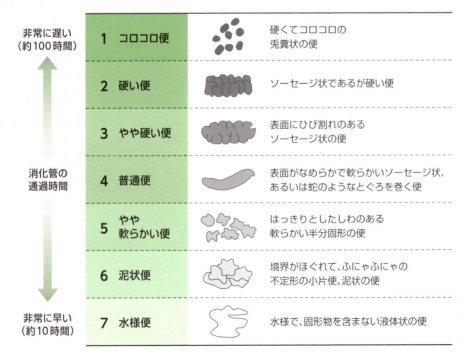

図B ● 抗菌薬服用後の下痢の頻度

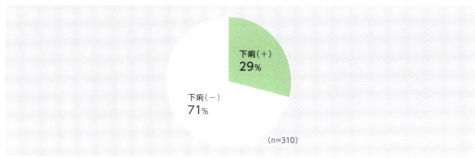

（文献2より引用）

図C ● 抗菌薬の系統（マクロライド系、セフェム系、ペニシリン系）による下痢の頻度の差

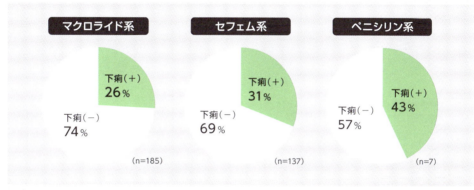

（文献2より引用）

菌薬によるとは考えられない下痢を来した例（ウイルス性腸炎や細菌性の下痢など）は除きました。2013年3月〜5月末の約3カ月間で延べ429人（男女比52：48、平均年齢2.9±2.4歳）に聞き取り調査を行ったところ（有効回答数310人）、ブリストルスケールで1段階以上、便が軟らかくなった例が、抗菌薬を服用した子どもの29％に認められました（図B）。

下痢の頻度を抗菌薬の系統別に見ると、マクロライド系で26％、セフェム系で31％であり、例数は少ないですが、ペニシリン系では43％と最も多くなりました（図C）。また、年齢別に見ると、抗菌薬による下痢の頻度は1歳がピークで、年齢とともに減少しました（270ページ図D）。

症状の経過には2つのパターンがありました。抗菌薬服用中に下痢が続いた例が約6割、服薬直後に下痢をしたが、その後、徐々に回復し、抗菌薬を服用している間に正常な便に戻った例が約4割ありました（270ページ図E）。抗菌薬の服用を続けても途中か

図D ● 抗菌薬による下痢の年齢による発生頻度の差異

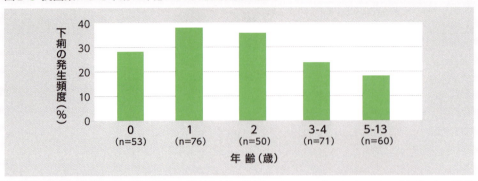

（文献2より引用）

図E ● 抗菌薬による下痢症状の経過

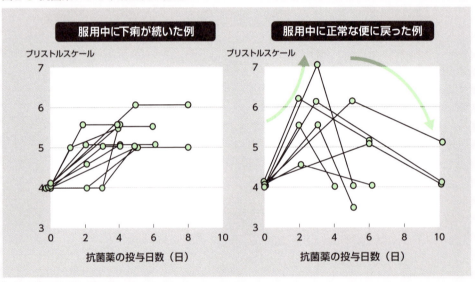

（文献2より引用）

ら改善する例があることを興味深く感じました。

参考文献

1）小児科臨床 1998;51:2409-14.
2）日本薬剤師会雑誌 2016;68:233-5.

第**3**話

ピボキシル基による低血糖

> **❗ ここがポイント**
>
> ピボキシル基を有する第3世代セフェム系や経口カルバペネム系の抗菌薬では、副作用の低血糖に注意。

　第3世代のセフェム系抗菌薬や経口カルバペネム系抗菌薬には、腸管吸収を高めるためにピボキシル基が付いています。セフジトレンピボキシル（商品名メイアクトMS他）による低血糖の副作用には、このピボキシル基が関係しています。

　セフジトレンによる低血糖の症例は当薬局でも1例経験があります（**症例2**）。とある土曜日の夕方、仕事が終わって薬歴を書いていると、お父さんと思わしき人が処方箋を手に薬局に入って来

症例2

1歳6カ月男児（10.5kg）、中耳炎

[処方箋]

① 【般】**セフジトレンピボキシル細粒小児用10%**　1回0.33g（1日1.0g）
　　1日3回　朝昼夕食後　5日分

② 【般】**オフロキサシン耳科用液0.3%　5mL**　1回3〜5滴
　　1日2回　朝と就寝前に両耳に使用

[症例の経過]

● 耳鼻咽喉科で中耳炎と診断され、セフジトレンピボキシル（メイアクトMS他）が処方された。

● 同薬服用開始から3日目の昼過ぎに男児がぐったりしたので、保護者が広域病院に連れて行き、低血糖症と診断された。

● 男児はセフジトレンピボキシル服用中に、朝食が食べられず、そのことが低血糖の原因であると判明した。

271

て、「先日、息子が薬を飲んで低血糖になった。心配だから、あんたのところで調剤してくれないか」と不安そうに話しました。

早速、お薬手帳を見せてもらい、低血糖を起こした時の処方を確認すると、耳鼻咽喉科診療所を受診して、セフジトレンが処方されていました。

お父さんによると、セフジトレン服用開始から3日目の昼過ぎにぐったりしたので、心配になり広域病院を受診させたところ低血糖症と診断されたそうです。男の子はこの日、たまたま朝食が食べられなかったのだそうです。

2012年にPMDAから注意喚起

記憶にある方も多いと思いますが、2012年に医薬品医療機器総合機構（PMDA）から「ピボキシル基を有する抗菌薬投与による小児等の重篤な低カルニチン血症と低血糖について」という注意喚起が出されました[1]。

前述のように、第3世代のセフェム系抗菌薬や経口カルバペネム系抗菌薬には、腸管吸収を高めるためにピボキシル基が付いています（**図2**）。ピボキシル基は代謝されてピバリン酸になり、カルニチンと結合して尿中に排泄されます。この代謝過程でカルニチンが使われるので、血中のカルニチン濃度が低下します。

血中のカルニチンが低下すると問題になるのが、脂肪酸代謝です。脂肪酸、特に長鎖脂肪酸のβ酸化にはカルニチンが必須です。どこで使うかといえば、脂肪酸がミトコンドリアの内膜内に入る時に必要となります（274ページ**図3**）。

低カルニチン血症になったからといって、すぐ低血糖になるわけではありませんが、症例2の男の子の場合、朝食を食べていませんでした。身体が飢餓状態になると、不足したブドウ糖を補うために肝臓が糖新生を行い、脂肪酸のβ酸化が必要になります。しかし、この男の子はセフジトレンにより低カルニチン血症になっていたので、肝臓での糖新生が十分行えず、その結果、低血糖になったものと考えられます。

カルニチンは、成人では必要量の10～25％は体内で合成されていますが、乳幼児期は合成能が未熟で、摂取量が少ないとすぐ欠乏症になるため、小児、特に乳幼児に対してピボキシル基を

図2 ● ピボキシル基を有する抗菌薬とカルニチンとの代謝（筆者作成）

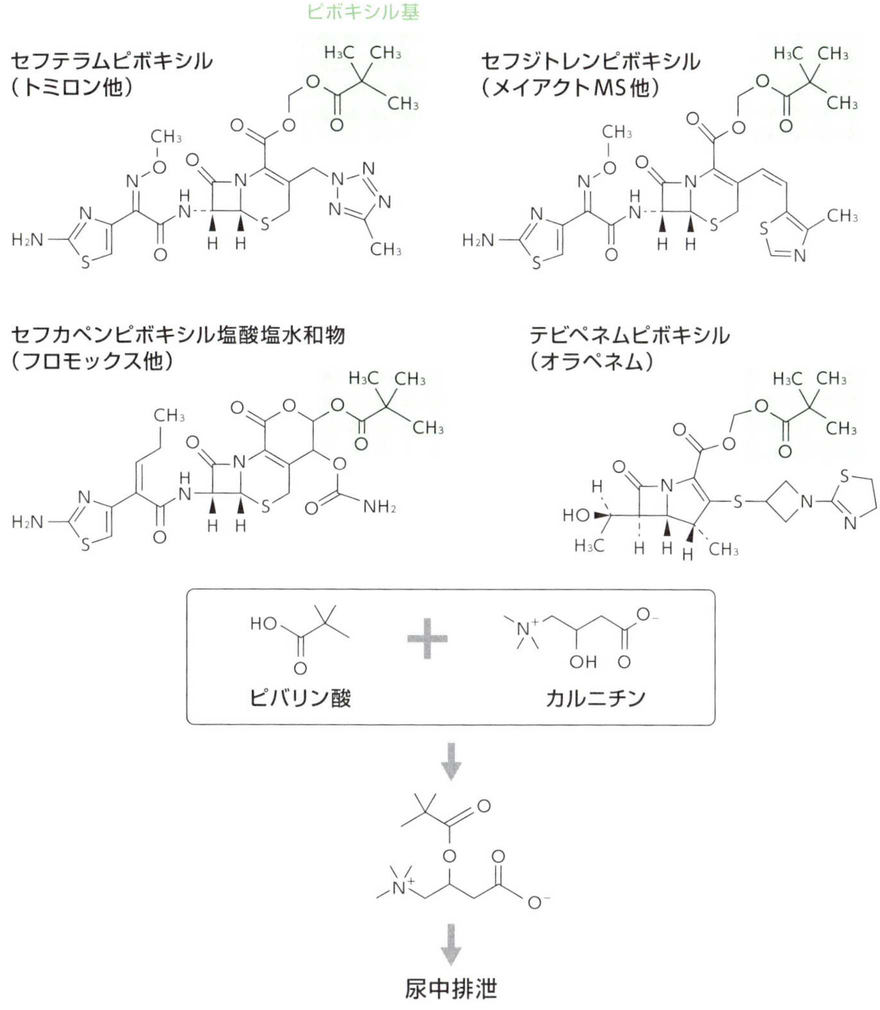

ピボキシル基

セフテラムピボキシル
（トミロン他）

セフジトレンピボキシル
（メイアクトMS他）

セフカペンピボキシル塩酸塩水和物
（フロモックス他）

テビペネムピボキシル
（オラペネム）

ピバリン酸 ＋ カルニチン

尿中排泄

有する抗菌薬を投与する際には、血中カルニチンの低下に伴う、低血糖症状（意識レベルの低下、けいれんなど）に注意する必要があります。

　第3世代のセフェム系抗菌薬でも、セフジニル（セフゾン他）、セフィキシム水和物（セフスパン）、セフポドキシムプロキセチル（バナン他）にはピボキシル基は付いてないので、こうした問題は起こりません。そのため、低血糖を起こしやすいと考えられるお子さんでは、抗菌薬をこれらに変更するのも一案だと思います。症例2の男の子のお薬手帳には「ピボキシル基を有する抗菌

図3 ● **脂肪酸のミトコンドリア内膜への輸送におけるカルニチンの関与**（筆者作成）

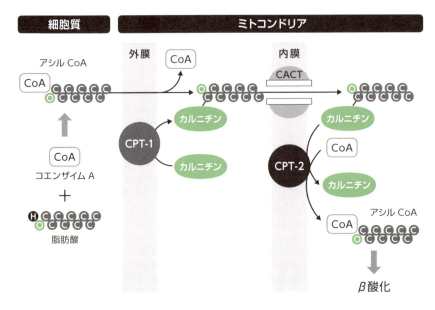

CPT：カルニチンパルミトイルトランスフェラーゼ　　CoA：コエンザイムA

脂肪酸はコエンザイムA（CoA）と結合しアシルCoAとして細胞質に存在する。アシルCoAは外膜でカルニチンと結合して複合体を形成し、カルニチンアシルカルニチントランスロカーゼ（CACT）によりミトコンドリア内膜へ輸送される。その後、CPT-2により再度、アシルCoAへ転換され、β酸化を受ける。

薬（第3世代セフェム、経口カルバペネム）投与による低血糖に注意！」と赤字で記して、医師や薬剤師に注意喚起しました。

参考文献
1）医薬品医療機器総合機構（PMDA）からの医薬品適正使用のお願い「ピボキシル基を有する抗菌薬投与による小児等の重篤な低カルニチン血症と低血糖について」（2012年4月）https://www.pmda.go.jp/files/000143929.pdf

第 **4** 話

セフジニル細粒で便が赤色に

> **❗ ここがポイント**
>
> 小児の薬には、便や尿の色を変える薬が多い。保護者を不安にさせないために、事前に説明する。

　小児の薬には、便や尿の色を変える薬が意外とたくさんあります。便や尿の変化は保護者が気付きやすい体調の変化です。薬を服用し便や尿の色が変わると、保護者は「薬の副作用では？」と心配になります。

　セフジニル（商品名セフゾン他）はとても甘い抗菌薬で、小児科や耳鼻咽喉科でよく処方されます。鮮やかなピンク色をしているのですが、服用後に便や尿が赤色になるケースが報告されています。実際に、同薬を交付した患児の保護者が、便や尿の色に驚いて、薬局に電話を掛けてくることがよくあります。そういう時は、「よくあることなんです。ピンク色の抗生物質の色が便に付いて赤くなっただけですので、心配は要りません。便や尿の色は、薬を飲み終わると元に戻りますので様子を見てください」と答えています。

　セフジニルのように薬自体の色が出る薬のほかに、薬の代謝物によって色が出る薬、体内で錯体を形成して尿や便の色を変える薬などがあります。いずれも害はありませんが、保護者は驚きますので薬局で説明が必要です。276ページ**表1**に、服用すると便や尿の色が変わるとこれまでに報告された薬剤をピックアップしました。ただし、尿や便の着色は、必ず起こるわけではないことにも留意してください。

表1 ● 服用すると尿や便の色が変わる薬剤（筆者作成）

尿の色	薬品名（主な商品名）	添付文書、インタビューフォームの記載
赤	チペピジンヒベンズ酸塩 （アスベリン錠・散・ドライシロップ・シロップ）	本剤の代謝物により、赤味がかった着色尿がみられることがある。
紫赤～赤褐色	クロルプロマジンフェノールフタリン酸塩 （ウインタミン細粒）	尿色調変化（紫赤～赤褐色）を起こすことがある。
黄色～黄赤色	サラゾスルファピリジン錠・腸溶錠 （サラゾピリン錠、アザルフィジンEN錠）	本剤の成分により皮膚、爪および尿・汗などの体液が黄色～黄赤色に着色することがある。また、ソフトコンタクトレンズが着色することがある。
赤	チメピジウム臭化物水和物 （セスデンカプセル）	本剤の代謝物により、赤味がかった着色尿が表れることがあるので、ウロビリノーゲンなどの尿検査には注意すること。
赤	セフジニル （セフゾン細粒小児用・カプセル）	尿が赤色調を呈することがある。
黄褐色～赤色	センノシド （アローゼン顆粒、プルゼニド錠）	尿を黄変させ、臨床検査値に影響を与えることがある。
黄褐～茶褐色、緑、青	ミノサイクリン塩酸塩 （ミノマイシン錠・顆粒・カプセル）	本剤の投与により尿が黄褐～茶褐色、緑、青に変色したという報告がある。

便の色	薬品名（主な商品名）	添付文書、インタビューフォームの記載
黒色	溶性ピロリン酸第二鉄 （インクレミンシロップ）	本剤の投与により、一過性に便が黒色を呈することがある。また、一過性に歯または舌が着色（黒色など）することがある。
赤	セフジニル （セフゾン細粒小児用・カプセル）	粉ミルク、経腸栄養剤など鉄添加製品との併用により、便が赤色調を呈することがある。
白色の残渣	バルプロ酸ナトリウム （デパケンR錠、セレニカR錠）	本剤の白色の残渣が糞便中に排泄される。これは有効成分が放出された後の抜け殻のようなもの（水に不溶なマトリックスおよび徐放性被膜）である。また、白色の残渣が糞便中に排泄され、錠剤の形状が保たれていたとしても、服薬してから10時間以上たっていれば薬効成分の吸収に大きな問題はないと考えられる（デパケンR錠）。

第5話

ジアゼパム坐薬による
ふらつきは筋弛緩作用が原因

> **！ ここがポイント**
>
> ジアゼパムの副作用症状はふらつきや眠気のほか、興
> 奮や過敏など多彩。ふらつきによる転倒・けがについ
> て保護者に注意喚起する。

　熱性けいれんの予防薬、ジアゼパム坐薬（商品名ダイアップ）
は多彩な副作用を生じます。これはあらかじめ、保護者に説明し
ておかなければ、副作用が出たときに驚かれてしまいます。ダイ
アップ坐剤のインタビューフォームでは、4560例中の副作用は、
「ふらつき」229件（5.02％）、「眠気」206件（4.52％）、「興
奮」16件（0.35％）となっていますが、薬局で保護者に尋ねた
印象では発症頻度はもっと高い気がします。少し古い論文ですが、
4大医学雑誌の1つ、The New England Journal of Medicine
（NEJM）誌にジアゼパムの副作用について報告されていました

表2 ● ジアゼパム坐薬の副作用

運動失調（症）、（歩行）失調	30.0％
無気力	28.8％
興奮性または過敏	24.2％
不明瞭な言葉（unclear speech）	5.9％
過活動	5.9％
不眠	5.2％
幻覚	0.7％
その他	1.3％
何らかの副作用がある例	38.6％

（文献1より引用、一部改変）

（**表2**）[1]。

　最も気を付ける必要があるのは、ふらつき（運動失調、歩行失調）です。ダイアップが属するベンゾジアゼピン系の抗不安薬には筋弛緩作用があります。そのため転倒して頭を打つ恐れもあります。

　もう1つ、あまり知られていない副作用として、興奮や過敏といった症状が出たという話も保護者からよく聞きます。ベンゾジアゼピン系抗不安薬は大脳皮質などの上位中枢からの抑制を解放し、興奮性を高めます。ちょうどお酒が入って、気分が良くなった状態と似ています。物を投げたり、暴れたりすることがあることを保護者に認識してもらい、患児がけがをしないよう注意してもらうことが必要です。

参考文献
1）N Engl J Med.1993;329:79-84.

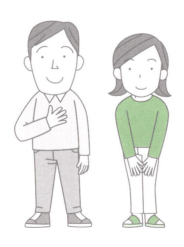

第**6**話

抗てんかん薬での
「イライラ」は意外と高頻度?

> ❗ **ここがポイント**
>
> 抗てんかん薬を開始後、怒りっぽくなった、イライラ
> しているなどの場合は副作用の可能性が考えられる。
> 第2世代抗てんかん薬でも注意が必要。

　てんかんの治療を行っていた13歳のお子さんのお母さんが来
局され、相談を受けました。今回からレベチラセタム(商品名イー
ケプラ)が追加されましたが、医師から「興奮するかもしれませ
ん」と言われたそうで、「最近、子どもがテストで忙しいとイライ
ラしているので、心配です」と言われました。

　実は、副作用が少ないはずの第2世代の抗てんかん薬で、こう
した精神症状の副作用が少なくないことが明らかになってきまし
た。添付文書を見ると、レベチラセタムをはじめ、ペランパネル
水和物(フィコンパ)、ラコサミド(ビムパット)、ラモトリギン(ラ
ミクタール他)では「重要な基本的注意」で、易刺激性、興奮、攻
撃性などのリスクが上がることがあると注意喚起しています。

　精神症状の発症頻度は、報告に差があります。レベチラセタム
のインタビューフォームによれば、小児臨床試験での精神症状
の副作用は部分発作で73例中に攻撃性1例(1.4%)、激越1例
(1.4%)、強直間代発作では13例中に攻撃性1例(7.7%)でし
た[1]。一方、小児難治性てんかんの小児40例(症候性部分18例、
症候性全般17例、未決定てんかん5例)にレベチラセタムを短期
併用したところ、初期増量中に7例(17.5%)と、結構な割合で
易刺激性や過興奮・攻撃性を観察したとの報告もあります[2]。

　なぜ、このような精神症状を生じるのでしょうか。レベチラセ
タムをラットに投与すると一時的に抑制性神経(GABA)活性を

阻害することから、脱抑制による可能性が指摘されています[3]。一方、ドパミン受容体の機能低下がある患者さんではリスクが上がることから、ドパミン受容体との関係性も指摘されています[4]。しかし、そのメカニズムはいまだ解明されていません。

ただ、こうした副作用の危険因子として、精神疾患の既往、精神疾患の家族歴、急速な増量、知的障害、発達障害などが挙げられていますので[5]、該当する場合は特に注意が必要となります。

精神症状を生じる抗てんかん薬は他にも複数あり（**表3**）、添付文書には具体的には書いていないこともありますので要注意です。このような精神症状を予防するためには、他の副作用と同様ですが、少量から少しずつ増量するのが一番の手段のようです。

抗てんかん薬の副作用といえば傾眠が一番多く、イライラはさほど気にしていないかもしれませんが、薬局でのチェックは大事です。新たに抗てんかん薬を内服し始めてから、怒りっぽくなったり、イライラしているなど、お子さんの様子が普段と明らかに異なる場合は、抗てんかん薬の副作用の可能性を考えましょう。

さて、冒頭で紹介したお母さんには、この副作用が全ての人に出るわけではないことを説明し、何か様子が異なることがあれば連絡してくださいと伝えました。1カ月後、再び来局された際に確認したところ、レベチラセタムを服用してもイライラが悪化す

表3 ● 抗てんかん薬の精神面への作用

薬剤名	精神症状
バルビツール酸系 （フェノバルビタール、プリミドン）	抑うつ 多動、易刺激性、攻撃性（小児、知的障害）
フェニトイン	精神病（高濃度で）
エトスクシミド	精神病
ベンゾジアゼピン系	多動、易刺激性、攻撃性（小児、高齢者、知的障害）
ゾニサミド	精神病、抑うつ、易刺激性
ラモトリギン	多動、易刺激性、攻撃性（知的障害）
ガバペンチン	多動、易刺激性、攻撃性（小児、知的障害）
トピラマート	精神病、抑うつ、易刺激性
レベチラセタム	易刺激性、攻撃性、精神病、抑うつ

（文献5を参考に筆者作成）

図4 ● ペランパネルにおける精神症状関連の有害事象の発症頻度

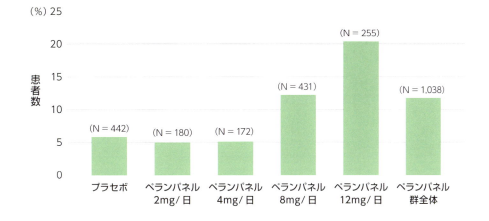

部分発作患者を対象とした3つの第3相試験データを解析。8mg/日から12mg/日にかけて用量依存性が認められる。

(文献6のデータを基に筆者作成)

ることはなかったそうで、お母さんも安心していました。

　しかしその1年後、ペランパネルが追加されてからイライラが多くなり、時には興奮して攻撃的になるとの相談を受けました。前述したように、ペランパネルも攻撃性の副作用が添付文書で注意喚起されています。ある研究で、部分発作患者を対象とした臨床試験の安全性データを分析した結果、8mg/日から用量依存的な攻撃性を示唆する有害事象の増加が認められました（図4）[6]。米食品医薬品局（FDA）はこれを受け、ペランパネルについて「深刻な精神医学的および行動的変化を引き起こす可能性がある」としてブラックボックス警告を出しました。警告には、このような症状が発症した場合はペランパネルを減薬し、症状が悪化した場合は中止する旨が書かれています。

　幸いイライラが日常生活に影響するほどではなく、治療経過が良好だったので、経過観察となりました。

参考文献
1) イーケプラ「インタビューフォーム」
2) 脳と発達 2013;45:463-4.
3) Epilepsia. 2012;53:469-76.
4) Epilepsia. 2013;54:36-44.
5) 精神経誌 2019;121:19-23.
6) Epilepsia. 2015;56:1252-63.

第**7**話

抗てんかん薬による
発汗抑制と高熱に注意

> ❗ **ここがポイント**
>
> ゾニサミドやトピラマートには発汗減少を引き起こし、体温を上昇させる作用がある。炎天下での運動を控え、早めのクールダウンを心掛けるよう指導する。

　ある日の夕方、熱発したお子さん（1歳9カ月、体重8.5kg）を受診させた後に、解熱薬などが処方された処方箋を持って来局されたお母さんがいました。熱は、前夜に39℃まで上がり、受診時も38.6℃あったそうです。このお子さんは、普段から汗をかきにくいとのことでしたが、これだけ熱が上がっても汗を全くかかないので、お母さんは心配されていました。

　通常、かぜなどで熱が上がると、体温調節中枢が働いて血管を拡張し、体の熱を外へ逃がすとともに、発汗し皮膚の表面に出た汗の水分蒸発によって体熱を下げます。しかし、汗をかけないとうまく熱を逃がすことができずに、高熱になる可能性があります。薬歴を見返してみると、このお子さんは広域病院でてんかんの治療を受けており、第2世代の抗てんかん薬のトピラマート細粒10％（商品名トピナ他）を50mg/日（分2）で服用していました。

熱中症を発症した例も

　ご存知の方も多いと思いますが、ゾニサミド（エクセグラン他）や新規抗てんかん薬のトピラマートには発汗減少を引き起こし、

体温を上昇させる作用があり、添付文書でも注意喚起されています。

文献を調べたところ、実際に、小児を中心に、同薬服用により発汗減少を来した症例が幾つか報告されていました[1〜3]。典型例は、小児において夏の暑くなり始めた頃に、感染症状のない異常な体温上昇として気付かれるというものです。時に熱中症のようになります。発症頻度は比較的高く、ゾニサミド服用中の患者の2.6〜24.8％に発汗障害があるとの報告もあります。

冒頭のお子さんが服用していたトピラマートは、新規の抗てんかん薬で、他の抗てんかん薬で十分な効果が認められなかったてんかん患者の部分発作に対する併用療法として認められています。2007年7月に認可された後、2014年5月に細粒10％の剤形が発売され、小児でも使われるようになりました。同薬による発汗抑制は、成人の臨床試験においても少数に認められていましたが、小児での臨床試験では、乏汗症15.1％、熱中症1.2％と比較的高頻度に発汗抑制作用が認められました。このうち「熱中症」として報告された1例（1.2％）は、高熱を伴い、重篤な副作用として報告されました。

作用機序には諸説ありますが、ゾニサミドやトピラマートが有する炭酸脱水酵素阻害作用が関与しているという説が有力です

図5 ● トピラマートとゾニサミドの発汗抑制の作用点（筆者作成）

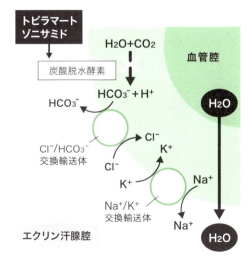

炭酸脱水酵素は二酸化炭素（CO_2）と水（H_2O）から重炭酸イオン（HCO_3^-）を作る。HCO_3^-は能動輸送によりエクリン汗腺腔に輸送され、それに伴いNa^+も輸送される。Na^+の移動により、H_2Oも血管腔からエクリン汗腺腔に移動し、汗が作られる。トピラマートやゾニサミドは炭酸脱水酵素を阻害することで、これら一連の作用を阻害し、汗の産生を抑制する。

（**図5**）[3]。ヒトのエクリン汗腺には炭酸脱水酵素があり、汗の調節を行っています。ゾニサミドはエクリン腺中の炭酸脱水酵素を抑制し、汗腺への水の移動を抑制し発汗を阻害すると考えられています。

炎天下での運動を控え、早めのクールダウンを指導

　発汗障害は、一般的に気温の上昇や運動負荷により生じることが多いようです。また、投与中止後速やかに正常に回復するため、可逆的な抑制であると考えられます。ゾニサミドやトピラマートを服用中の患者には、投薬時に発汗が抑制されることを説明し、炎天下での運動を控え、早めのクールダウンを心掛けるよう指導する必要があります。また、炭酸脱水酵素阻害作用による利尿作用があるので、失われた水分を補給することも大事です。特に夏の暑い時期は熱中症になりやすいので注意が必要です。

　その他、炭酸脱水酵素阻害作用がある薬剤では、腎・尿路結石や代謝性アシドーシスにも注意が必要です。特に、トピラマートによる代謝性アシドーシスは、成人より小児に多いと言われており、こちらも併せて服薬指導で注意喚起したいですね[1]。

参考文献
1 ）皮膚 2000;42:58-62.
2 ）てんかん研究 2013;31:19-29.
3 ）日集中医誌 2015;22:519-22.

第8話

β_2刺激薬による頻脈、振戦

> ### ❗ ここがポイント
>
> 剤形の変更時に特に注意。服薬アドヒアランスへの影響を考慮し、副作用の伝え方を工夫。

β_2刺激薬は喘息の発作や喘息性の咳によく用いられます。気管支拡張薬であり、喘息発作時や気管支炎の症状を緩和し、呼吸を楽にしますが、一方で、患児によっては、副作用として頻脈や手先のふるえ（振戦）が表れることがあります。

286ページ**症例3**は11歳の女の子で、かぜを引いて咳が出たため、プロカテロール塩酸塩水和物（商品名メプチンミニ他）が処方されました。処方箋の薬を交付した翌日の昼にお母さんから不安そうな声で、「昨夜と今朝、『薬を飲んだら体が震えた』と子どもが言うのですが、薬の副作用ではないですか」と電話がありました。早速、処方医に連絡したところ、同薬の服用はしばらく中止となりました。

β_2刺激薬の頻脈は散剤より錠剤の方が多い？

β_2刺激薬で頻脈や振戦が出ると、患児やその保護者は不安になります。不思議なことに、散剤が処方された患者ではこうした訴えを聞くことは少なく、錠剤、特にプロカテロール錠に処方が変わると訴えが多くなる印象がありました。そこで、プロカテロールと同じくβ_2刺激薬であるツロブテロール塩酸塩（ホクナリン他）の副作用の件数をインタビューフォームで調べてみたところ、やはり、振戦と心悸亢進のいずれも、散剤（ドライシロップ）より錠剤の方が、発症頻度が高くなっていました（286ページ**図6**）。

> 症例3

11歳女児（41kg）、かぜ、咽頭炎

[処方箋]

① 【般】プランルカスト錠112.5mg　1回1錠（1日2錠）
　【般】カルボシステイン錠250mg　1回2錠（1日4錠）
　メプチンミニ錠25μg　1回1錠（1日2錠）
　　1日2回　朝、就寝前　10日分

② 【般】クラリスロマイシン錠小児用50mg　1回1錠（1日2錠）
　　1日2回　朝、夕食後　7日分

③ カロナール錠200　1回2錠
　　38.5℃以上の発熱時　10錠

[症例の経過]

- かぜを引いて、発熱。喉の痛みがあり、咳も出ている。併用薬はなし。
- メプチンミニ（一般名プロカテロール塩酸塩水和物）を1錠から2錠へ増量。帰宅してから夜の分を服用。
- 翌日の昼に母親から不安そうな声で、「昨夜と今朝、『薬を飲んだら体が震えた』と子どもが言うのですが、薬の副作用ではないですか」と電話あり。処方医に連絡し、メプチンミニの服用をしばらくやめることになった。

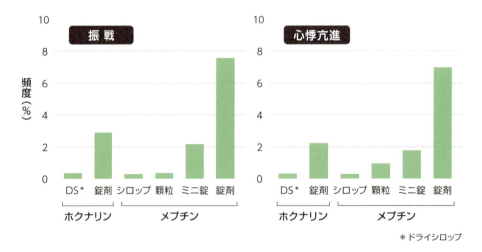

図6 ● β₂刺激薬における剤形別副作用の発生頻度（承認時）

＊ドライシロップ

（ホクナリンとメプチンのインタビューフォームを基に筆者作成）

表4 ● β_2受容体作動薬の固有活性に基づく分類

分類	一般名（商品名）
フルアゴニスト	硫酸イソプロテレノール回臭化メチルアトロピン（ストメリンD エアロゾル［販売中止］）
ストロング・パーシャルアゴニスト	プロカテロール塩酸塩水和物（メプチン他）、インダカテロールマレイン酸塩（オンブレス）、ホルモテロールフマル酸塩水和物（オーキシス）
ウィーク・パーシャルアゴニスト	ツロブテロール塩酸塩（ホクナリン、ベラチン他）、サルブタモール硫酸塩（サルタノール、ベネトリン他）、サルメテロールキシナホ酸塩（セレベント、アドエア［配合薬］）

（文献1より引用、一部改変）

　一方、薬剤別に見ると、振戦や心悸亢進の発生頻度は、ツロブテロールよりプロカテロール（メプチン）の方が高くなっています。それぞれのインタビューフォームから引用したデータであり、正確な比較ではありませんが、服薬指導をしていると、確かにプロカテロールは頻脈や振戦などの副作用が多い印象があります。

　これには、両薬のβ_2受容体への固有活性の差が影響しているものと思われます。固有活性とは、受容体に結合した際の最大効果を発揮する能力のことで、固有活性が高い完全作動薬をフルアゴニスト、固有活性が低い部分作動薬をパーシャルアゴニストと分類します。臨床で使用されている主なβ_2刺激薬はこの2つに分類され、パーシャルアゴニストの中でも固有活性が強いものをストロング・パーシャルアゴニスト、弱いものをウィーク・パーシャルアゴニストと呼びます（**表4**）[1]。

　プロカテロールはストロング・パーシャルアゴニストに、ツロブテロールはウィーク・パーシャルアゴニストに分類されます。プロカテロールは固有活性が強い分、副作用も出やすいと考えられます。

副作用情報は相手の理解度に合わせて伝える

　当薬局では、ツロブテロールドライシロップからプロカテロール錠に薬が変更になるお子さんがよくいます。服薬指導時に、お子さんと保護者には「このお薬を飲むと、時々胸がドキドキした

り、手が震えたりすることがあるので、そのときは電話してください」と伝えています。しかし、プロカテロールの副作用を強調し過ぎると、思わぬアドヒアランスの低下を来すことがあるので注意が必要です。

　祖母に連れられて来局した9歳の女の子にプロカテロール錠を交付したときに、上記のように伝えたところ、翌日の昼に、祖母から「食後服用したら動悸がして気分が悪いと孫が訴えている」と電話がありました。しかし、よく聞いてみると、実は祖母は薬剤師の説明を聞いてプロカテロールを飲ませるのが怖くなり、服用させていなかったことが判明しました。服用しても大丈夫だと電話で伝えたのですが、それでも飲ませず、結局、夜間に喘息の症状が悪化して救急外来を受診したそうです。

　副作用の説明に対して、特に年配者は過剰反応をすることがあります。情報は、相手の理解度に合わせて伝える必要があります。この一件以来、プロカテロールの副作用を説明するときは気を付けるようにしています。

参考文献

1）アレルギー・免疫 2009;16:1604-14.

第9話

モンテルカストの副作用に FDAが再警告

> ### ❗ ここがポイント
>
> 罹患期間の長い重症な喘息患者が不安や不眠を訴える場合などは、モンテルカストの服用に関して、お薬手帳などでチェックしよう

4大医学雑誌の1つ、NEJM誌の2020年3月初旬のトピックに「Montelukast to Get Boxed Warning」という記事がありました[1]。モンテルカストナトリウム（商品名シングレア、キプレス他）は一般的な気管支喘息・アレルギー性鼻炎の治療薬で、小児科でもよく処方される薬の1つです。

Boxed Warning（枠組み警告）は処方箋医薬品のリスクの可能性についてラベルに記載される警告文で、深刻で時には生命に関わる副作用を引き起こすリスクを伴う場合に使われます。警告の文面が黒枠で囲まれることから黒枠警告（black box warning）とも呼ばれ、米食品医薬品局（FDA）による添付文書変更要請の中で最も強い警告に当たります。

自殺念慮および行動などの精神症状

今回の警告は、モンテルカストの自殺念慮および行動などの精神症状を含む副作用についてでした。モンテルカストは既に2009年にFDAから精神神経系の症状が出ると注意喚起されており、FDAが改めて警告したことになります[2]。日本でも2010年に添付文書が改訂され、「重要な基本的注意」の項に「本剤との因果関係は明らかではないが、うつ病、自殺念慮、自殺及び攻撃

的行動を含む精神症状が報告されているので、患者の状態を十分に観察すること」と追記されました。

その発症は極めてまれで、インタビューフォームにもPhilipらの論文を引用して「プラセボ対照臨床試験41試験を対象に統合解析を行った結果、本剤投与群9929例中1例において自殺念慮が認められたのに対して、プラセボ群7780例において自殺念慮は認められなかった[3]。また、プラセボ対照臨床試験46試験を対象に統合解析を行った結果、行動変化に関連する事象（不眠、易刺激性等）が、本剤投与群1万1673例中319例（2.73%）、プラセボ群8827例中200例（2.27%）において認められたが、統計学的な有意差は認められなかった[4]」と記載されており、私もあまり注意していませんでした。

しかし、ある程度のリスク上昇を認めた研究も幾つか見られます。中でもGlockler-Laufらのコホート内症例対照研究では、モンテルカスト服用者と非服用者の間で精神神経系イベントで入院する割合を比較したところ、服用者の方が約2倍多かったと報告されました（オッズ比1.91）[5]。不安感が48.6%を占め、不眠が26.1%でした。このような精神神経系の症状は、年長者より若年者で多く発症しています。この論文は入院や救急搬送という重篤な状態をピックアップしており、実臨床において軽症の患者はもっと多いと指摘されています。

また最近では、2022年にPaljarviらが報告した、15万4946人の電子カルテ情報のコホート研究によると、モンテルカストを服用した喘息患者では、あらゆる精神神経学的転帰のオッズ比が1.11（95%信頼区間［CI］：1.04-1.19）、アレルギー性鼻炎患者では1.07（95% CI、1.01-1.14）であったとされています[6]。

日本からも報告があります。朝、起床前に激しい咳を訴えた7歳の男児にモンテルカストを処方したところ、内服開始2日後から2日続けて睡眠時に異常行動が生じ、モンテルカストを中止すると症状は速やかに消失したため、モンテルカストによる睡眠時遊行症様症状と診断したという報告です[7]。

精神神経系の症状が起こるメカニズムはまだ明らかではありません。Haarmanらはモンテルカストが脳内に入り、セロトニンやノルアドレナリンなどの神経伝達物質の産生を阻害しているのではないかと考察していますが[8]、実証はされていません。モ

ンテルカストの結合部位であるシステイニルロイコトリエン1（CysLT1）受容体は気管支平滑筋に最も多く発現し、肺胞マクロファージやマスト細胞、好酸球などの骨髄血球系細胞にも発現していますが、脳神経には発現していません。中枢神経系の副作用は、ロイコトリエン拮抗作用によるものではないのかもしれません。

罹患期間の長い喘息患者などでは
モンテルカストの服用をチェック

　FDAは声明の中で、疾患の症状が軽度で他の薬で適切に治療されている場合、モンテルカストを処方する必要はないと述べています。花粉症は、抗ヒスタミン薬やステロイド点鼻薬などで改善しない場合のみとし、喘息は処方前に利点とメンタルヘルス面のリスクを考慮することを勧めています。添付文書には自殺念慮などの注意書きが書かれていますが、このリスクをほとんどの医療関係者が意識していないと思われることから、FDAは今回、あえて強く警告したと考えられます。

　罹患期間の長い重症な喘息患者が不安や不眠を訴えることはよくあります。今後は、モンテルカストの服用に関して、お薬手帳などでチェックする必要がありそうです。

　さて、同じロイコトリエン受容体拮抗薬であるプランルカスト水和物（オノン他）はどうでしょうか。モンテルカストと異なり、プランルカストは欧米で発売されておらず、前述のような大規模な解析は行われていません。従って精神神経系の副作用リスクが「無い」とは言えないので、添付文書にも「他のロイコトリエン拮抗剤を投与した患者で、因果関係は明らかではないがうつ病、自殺念慮、自殺及び攻撃的行動を含む精神症状が報告されているので、本剤の投与にあたっては患者の状態を十分に観察すること」と書かれています。モンテルカスト同様に注意する必要があるでしょう。

参考文献

1） NEJM誌2020年3月5日MedicalNews「Montelukast to Get Boxed Warning」
2） https://www.fda.gov/media/135840/download
3） J Allergy Clin Immunol. 2009;124:691-6.
4） J Allergy Clin Immunol. 2009;124:699-706.
5） Glockler-Lauf SD, et al. J Pediatr. 2019;209:176-82.
6） JAMA Netw Open.2022;5:e2213643.
7） 日本小児アレルギー学会誌 2018;32:96-101.
8） Pharma Res Per. 2017;5:e00341.

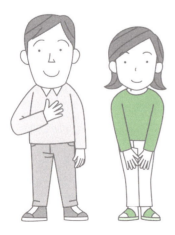

第**10**話

カルボシステインの薬疹は
夜飲むと起こりやすい

> **❗ ここがポイント**
>
> カルボシステインの固定薬疹の報告は意外に多く、小児での発症例もある。服用後2〜3日経過してから発症するのが特徴。

　昔々、筆者が製薬会社から薬局に転職してすぐの薬剤師1年目の時に、「ムコダイン（一般名L-カルボシステイン）を服用して、薬疹が出た」という患者さんがいました。医師に相談したところ、「これまで頻繁に処方してきたが、このような経験は初めて」と言われた記憶があります。それから十数年して、2016年の日本薬剤師会学術大会でL-カルボシステインの固定薬疹の話を聞く機会がありました[1]。

　文献検索すると、カルボシステインの固定薬疹についての報告

症例4　　8歳女児

[主訴]
右前胸部から腋窩の色素沈着（数年前より同部位に痛みを伴う紅斑が出現し、色素沈着を残していた）。

[処方薬]
オゼックス細粒（一般名トスフロキサシントシル酸塩水和物）、ビオフェルミン配合散（ラクトミン）、ムコダイン（L-カルボシステイン）、シングレア（モンテルカストナトリウム）、フスコデ、カロナール（アセトアミノフェン）、ホクナリン（ツロブテロール）

[検査]
発疹出現部位への内服薬のスクラッチパッチテストは陰性。しかし、ムコダイン錠250mgを服用させるとその日には薬疹は出ず、1日2回で2日間服用して色素沈着部に紅斑と掻破による膨疹が見られた。なお、それ以外の内服薬も常用量〜その半量を内服し翌日判定したが、全て陰性だった。

（文献2を基に筆者作成）

表5 ● カルボシステインによる小児固定薬疹の報告例

症例		皮疹	カルボシステイン内服日数	カルボシステインパッチテスト
年齢	性別			
10歳	男	単発	3日	陰性
11歳	女	単発	2日	陰性
8歳	女	不明	3日	陰性
6歳	男	多発	2日	陰性
8歳	女	多発	2日	陰性

（文献2より引用）

は意外に多く、小児でも報告されていました。例えば、山本らは8歳女児の症例を日本小児皮膚科学会の会誌に報告しています[2]。その概要をまとめたのが293ページ症例4です。

また、この論文で著者は、国内では26例報告があり、うち5例が15歳以下であったと報告しています（表5）[2]。全ての症例でパッチテストは陰性で、内服試験によって確定診断されていました。また、服用後2〜3日経過してから発症している点も共通していました。

2日以上内服した例で固定薬疹の症状が出ている理由として、主剤のカルボシステインではなく、カルボシステインの代謝産物が関与していると推測されています。

ちなみに、ムコダインのインタビューフォームには、「代謝部位および代謝経路について、健康成人にカルボシステイン1gを経口投与し、2〜4時間尿について検討したところ、未変化体が主であり、次に2,2' チオジグリコール酸（TDGA）が確認され、無機硫酸塩は検出されなかった」と書かれています。

これに対して、Steventon は、時間帯によって主代謝物が異なることを報告しています[3]。昼間に服用した場合は、カルボシステインの主代謝経路は、酸化カルボシステイン（S-カルボキシメチル-L-システイン-S-オキサイド）です（図7のA）。ところが、カルボシステインを夜間に服用すると、チオジグリコール酸（2,2' チオジグリコール酸）が主代謝経路となります（同図7のB）。これはカルボシステインから酸化カルボシステインへの代謝に関わる硫黄酸化酵素の活性が昼間は高く、夜間は低いことによるそうです。

図7 ● カルボシステインの代謝

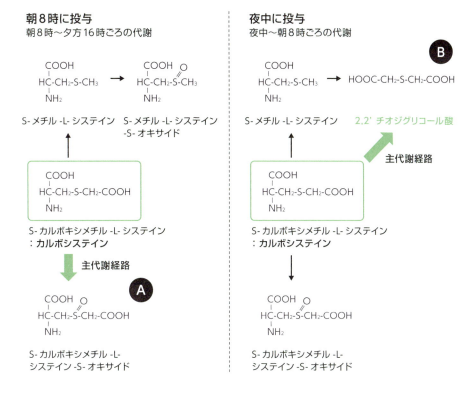

日中と夜間で代謝経路が異なる。

（文献3より引用、一部改変）

　足立らが最初に報告した、カルボシステインで固定発疹を起こした2人も、カルボシステインでパッチテストをしても陰性でしたが、夜間の代謝物である2,2'チオジグリコール酸でパッチテストをすると陽性でした[4]。このことからも、カルボシステインの固定薬疹は未変化体ではなく、夜間の代謝体が関与している可能性が考えられます。

　一方、カルボシステインによる薬疹には、①パッチテストで陽性例、②チオジグリコール酸のパッチテストで陰性例、③朝の内服で19時間後に誘発例——なども報告されているようです。すなわち、カルボシステインの固定薬疹の原因には、カルボシステイン自体やチオジグリコール酸以外の代謝物などが関連した例もあるようです[5]。

　一般的には薬疹と思われる反応が出た場合、その薬物の薬剤リンパ球刺激試験（DLST）やパッチテストで原因薬剤の確定診断を

行います。しかし、もしカルボシステインの代謝体が原因で固定薬疹が起こるのであれば、上記のような試験を行っても、検出できない可能性があります。カルボシステインはその使用頻度の割に副作用報告が少ないと思っていましたが、ひょっとしたら原因不明の薬疹にカルボシステインが関与している例がもっとあるのかもしれません。薬局でも気を付けてみていきましょう。

参考文献

1） 第49回日本薬剤師会学術大会、P-078、2016
2） 日本小児皮膚科学会雑誌 2014;33:141-4.
3） Drug Metabolism and Disposition 1999;27:1092-7.
4） British Journal of Dermatology 2005;153: 226–8.
5） 皮膚臨床 2017;59:21-5.

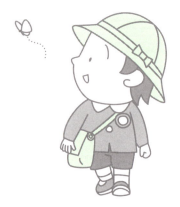

第**11**話

アセトアミノフェンによる薬疹で顔に紫斑

> **⚠ ここがポイント**
>
> アセトアミノフェンの投与中止後も、症状が1カ月以上続くケースも。代替薬にはイブプロフェンが適当。

　薬を服用中の患児に発疹が見つかると、保護者は「薬の副作用では?」と疑い、夜間でも電話が掛かってきます。大抵は単なるかぶれやウイルス性疾患による発疹で、薬が原因ではないことが多いのですが、薬の副作用が含まれている可能性もあるので、聞き取りと受診勧奨が重要です。

代替薬としてイブプロフェンを提案

　298ページ**症例5**は、アセトアミノフェンによる薬疹が疑われた2歳男児です。熱が朝から38℃まで上がって受診。かぜと診断され、処方薬が出されました。ところが、アンヒバ坐剤(一般名アセトアミノフェン)を使用したところ、顔に紫斑が出たため直ちに受診し、医師により同薬による紫斑と判断されました。以後、この男児にはアセトアミノフェンは使わないこととなりました。この男児の場合、紫斑は1カ月後も残っていたようです。

　その後、この男児は、大学病院の皮膚科でアセトアミノフェンとジクロフェナクナトリウム(商品名ボルタレン他)、ロキソプロフェンナトリウム水和物(ロキソニン他)のパッチテストを受け、アセトアミノフェンに特異的な薬疹であることが判明しました。

　さて、アセトアミノフェンは小児の解熱薬の第一選択薬として、

症例5

2歳男児（11kg）、かぜ

［処方箋］

① **クラリスドライシロップ10％小児用** 1回0.9g（1日1.8g）
　　1日2回　朝夕食後　3日間

② **ムコサールドライシロップ1.5％** 1回0.2g（1日0.6g）

　ベラチンドライシロップ小児用0.1％ 1回0.2g（1日0.6g）
　　1日3回　朝昼夕食後　3日間

③ **アンヒバ坐剤小児用100mg** 1回1個
　　38.5℃以上の発熱時　5個

［症例の経過］

● 熱が朝から38℃まで上がって、受診。かぜと診断され、上記処方箋が出された。

● 翌朝アンヒバ坐薬（一般名アセトアミノフェン）を入れたところ、顔に紫斑が出たため直ちに受診。アセトアミノフェンによる紫斑と診断された。紫斑は1カ月後も残っていた。

● その後、大学病院の皮膚科でパッチテストを行い、アセトアミノフェンに特異的な薬疹であることが判明した。

発熱時の解熱だけでなく、鎮痛薬としても広く使われています。同薬が使えないとなると、発熱時には他の解熱鎮痛薬を使用する必要があります。

　この男児は皮膚パッチテストでは、ジクロフェナクやロキソプロフェンが陰性でしたが、書籍「小児の薬の選び方・使い方（第5版）」（南山堂、2020）では、両薬とも「小児の解熱薬として絶対に使うべきではない」と記載されていますので、使用できません[1]。小児の解熱薬の第二選択薬はイブプロフェン（ブルフェン他）ですので、この患児には、イブプロフェンを提案しました。

　イブプロフェンの経口負荷試験が実施され、安全性が確認されました。その後、この男児はアセトアミノフェンの代わりにブルフェン顆粒も使用しましたが、アセトアミノフェンで見られたような副作用を発症することはありませんでした。

参考文献

1）「小児の薬の選び方・使い方（第5版）」（南山堂、2020）

第12話

抗インフルエンザ薬と
異常行動との関連は？

> **❗ ここがポイント**
>
> 抗インフルエンザ薬の服薬の有無にかかわらず、インフルエンザ罹患時には異常行動が一定数起こる。保護者に注意喚起を。

2007年にタミフル（一般名オセルタミビルリン酸塩）を服用した中学生が自宅マンションから転落死するという痛ましい事例が2例報道され、「タミフルによる異常行動」として社会問題となりました。厚労省は注意喚起しましたが、その後も転落する事例が報告されたため、同年、タミフルの添付文書に「10歳以上の未成年の患者へは本剤の使用を原則として差し控えること」との記載が追加されました。

タミフル服用後の異常行動は10代患児だけではなく、幼児でもよく報告されています。300ページ**症例6**は当薬局での経験例です。インフルエンザと診断されタミフルを処方された2歳10カ月の女児で、タミフルを服用した日の晩から、興奮して叫ぶ症状が続いたという事例です。

では、本当にタミフルは異常行動を増やすのでしょうか。それを調べるために、国の予算で研究が行われてきました。

厚生労働省の研究班が2007年に行った研究によると、05/06年のインフルエンザシーズンのデータを解析したところ、タミフル使用による異常行動の発症リスク（ハザード比）が1.16となり、若干リスクはあるものの有意ではないという結果になりました[1]。一方、06/07年のデータを解析したところ、タミフル未使用者に比べてタミフル使用者のハザード比（多変量調整解析）はせん妄で1.51（p＝0.0840）、意識障害で1.79（p＝0.0389）

| 症例6 | 2歳10カ月女児（15.2kg）、インフルエンザ |

[処方箋]

① タミフルドライシロップ3% 1回1.0g（1日2.0g）
　　　　1日2回　朝夕食後　5日分

② 【般】アセトアミノフェン細粒20% 1回0.8g
　　　　38.5℃以上の発熱時　5回分

[症例の経過]
● 近医にてインフルエンザと診断されタミフル（一般名オセルタミビルリン酸塩）を処方される。
● 服用した夜に、興奮して叫んだ。
● 翌日の日中は特に問題なかったが、夜になるとまた叫んだので母親が心配になり、3日目の夜に当薬局に電話で「今日の夜はタミフルを飲んだ方がよいか」と相談があった。
● 毎日夜になると症状が出ていること、母親がかなり心配していること、さらにタミフルは3日間服用していることを考慮して、「できれば飲ませた方がいいが、どうしても心配で今晩服用しない場合は翌日、かかりつけの医療機関を受診するように」と伝えた。
● 翌日女児の状態を尋ねたところ、結局3日目の夜も飲ませたら、同様に夜中に興奮して叫んだとのこと。すぐに再診させるようアドバイスした。

と、有意にリスクが上がるという結果になりました[2]。

　その後、さらに厚労省研究班がインフルエンザ患者と異常行動との関連を分析したところ、09〜16年の100万処方当たりの10代の異常行動の報告数は、タミフル服用患者で6.5件、イナビルは3.7件、リレンザは4.8件、ラピアクタは36.5件、この4種類を服用しない患者で8件ありました[3]。年齢別に見ると**図8**のようになります。つまり、インフルエンザの異常行動はタミフルの有無に関わらず発症することと、他の抗インフルエンザ薬を服用している患者にも同様に発症していることが明らかとなりました。

　この結果から、異常行動の原因をタミフルに限定することは誤ったメッセージになる可能性があり、2018年8月にタミフルの添付文書から前述の記載が削除となりました。しかし、今でもタミフルが処方されると、「タミフルで異常行動が出ないのでしょうか？」と保護者から尋ねられます。そのような場合は、「異常行動はタミフルではなく、インフルエンザによるものであること」と、「インフルエンザに感染すれば異常行動を起こす可能性があ

図8 ● 抗インフルエンザ薬ごとの異常行動の報告数

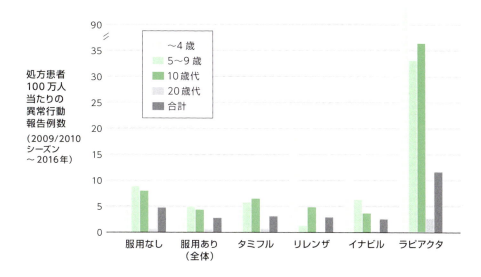

服用した抗インフルエンザウイルス薬の種類および年齢層ごとの異常行動の100万人当たりの報告数を調べた
（文献3を基に筆者作成）

るので注意が必要であること」を説明しています。厚労省からも「インフルエンザの患者さん・ご家族・周囲の方へ」というインフルエンザの異常行動による転落や事故を防ぐためのお願いを書いたリーフレットを作成していますので、利用できると思います。

タミフルの誤解は解けたのですが、インフルエンザの異常行動とはどの様なものがあるのでしょうか？日本医療研究開発機構から報告されている「インフルエンザ罹患に伴う異常行動研究」を見てみると、最も多いのが「突然走り出す」という症状です。それ以外にも「おびえ・恐怖」、「わめく・泣きやまない」、「暴力・興奮状態」、「激しいうわごと・寝言」、「無いものが見えると言う」、「会話中、突然話が通じなくなる」など様々です。中には「飛び降り」という事象もみられており、インフルエンザ罹患時には注意が必要です。

なお、異常行動がみられたケースで、インフルエンザによる発熱からの時間経過を302ページ図9で示します。これをみると、発熱から2日目に多くみられることが分かります[4]。異常行動が起こりやすいのは受診して抗インフルエンザ薬をもらって帰宅した後なので、投薬時に「今日と明日は異常行動が起こるリスクが高いので、誰か大人が付き添ってください」と呼びかけることが

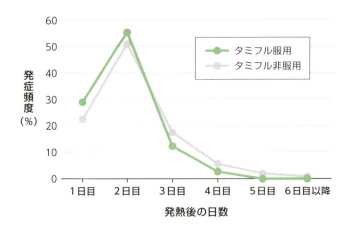

図9 ● インフルエンザの発熱から重度の異常行動が発症する頻度

（文献4を基に筆者作成）

重要です。一方、3日目以降になると、発症頻度は急速に低下するので、発熱から4日間経過すれば異常行動に関してはほぼ心配しなくていいでしょう。

参考文献
1）厚生労働科学研究費補助金・平成17年度分担研究報告書「インフルエンザに伴う随伴症状の発現状況に関する調査研究」
2）Jpn J Pharmacoepidemiol.2010:15;73-95.
3）厚生労働省「タミフルと異常行動等の関連に係る報告書」
4）厚生労働省「インフルエンザ様疾患罹患時の異常行動に係る全国的な動向に関する研究」

第 **13** 話

抗ヒスタミン薬の
中枢作用に注意

❗ ここがポイント

中枢移行性の低い第2世代が主流になったが、熱性け
いれんやてんかんの既往がある患者には注意が必要。

　抗ヒスタミン薬には中枢抑制作用があり、眠気を促すことが知
られています。抗ヒスタミン薬は、脳内移行性の高い第1世代と、
脳内移行性の比較的低い第2世代に大別されます。シプロヘプタ
ジン塩酸塩水和物（商品名ペリアクチン他）や d- クロルフェニラ
ミンマレイン酸塩（ポララミン他）などの第1世代の抗ヒスタミ
ン薬は、脳内移行性が高く、添付文書には「自動車の運転等危険
を伴う機械の操作には従事させないよう十分注意すること」と記
載されています。

　一方、第2世代の抗ヒスタミン薬は、ヒスタミンH_1受容体選
択性が高くなるとともに、脳内移行性が低下しています。特に、
フェキソフェナジン塩酸塩（アレグラ他）、ロラタジン（クラリチ
ン他）、デスロラタジン（デザレックス）、ビラスチン（ビラノア）
は、使用上の注意に運転等に関する記載がありません。また、エ
バスチン（エバステル他）、エピナスチン塩酸塩（アレジオン他）、
ベポタスチンベシル酸塩（タリオン他）については、運転などに
対する注意が記載されているものの、第1世代抗ヒスタミン薬よ
りも弱い表現となっています。

　抗ヒスタミン薬による眠気が強いと、乳幼児が長時間昼寝をし
たり、学童が授業中眠気を訴えたりすることがあります。こうし
た訴えがあったときには処方医に伝え、夜間だけの服用にする、
薬を変更するなどの対応が必要になります。

乳幼児、未就学児では興奮性の亢進も

さて、抗ヒスタミン薬の中枢性の副作用としては、小児の場合、眠気だけではなく興奮性の亢進もあります。未就学児童、それも乳幼児などの年齢が低いお子さんで時々見られます。

症例7は、下痢と鼻水を主訴に小児科を受診した1歳7カ月の男の子です。3日後再診した際に、「ペリアクチンを飲み始めてグズグズ言うようになった」と母親が訴えました。その結果、ペリ

症例7　1歳7カ月男児（9.3kg）、下痢・鼻水

[処方箋1]　3月14日

ミヤBM細粒　1回0.33g（1日1g）

ムコダインDS50％　1回0.2g（1日0.6g）

ペリアクチン散1％　1回0.1g（1日0.3g）
　　1日3回　朝昼夕食後　5日分

[症例の経過]
- 嘔吐はしてないが下痢をして、鼻水が出ているため、3月14日に近隣の小児科診療所を受診。
- 3日後再診。母親が薬局で、「ペリアクチンを飲み始めてから子どもの機嫌が悪くなった」と話す。
- 処方医に相談したところ、ペリアクチンの処方が中止された。

[処方箋2]　3月24日

① バナンドライシロップ5％　1回0.6g（1日1.8g）

　ムコダインDS50％　1回0.2g（1日0.6g）

　ペリアクチン散1％　1回0.1g（1日0.3g）
　　1日3回　朝昼夕食後　5日分

② アンヒバ坐剤小児用100mg　1回1個
　　38.5℃以上の発熱時　肛門に挿入　5個

[症例の経過]
- 3月24日、40℃近い熱が出て、小児科診療所を再診し、再びペリアクチンが処方された。
- 来局した母親にペリアクチンの副作用への注意を促し、気になることがあればすぐ電話するよう伝えた。
- 5日後の再診時に、母親が「ペリアクチンを服用中に暴れて頭を壁に叩きつけることがあった」と話したため、医師はこの男児に対して、同薬を当面処方しないことを決めた。

図10 ● 興奮性神経、抑制性神経とヒスタミンの関係（筆者作成）

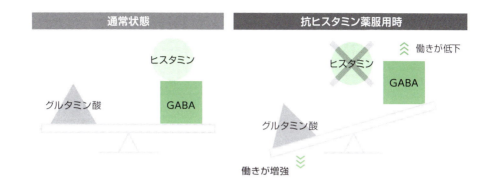

アクチンの処方は中止となったのですが、その後40℃近い熱が出て、再度受診したときに、ペリアクチンが再び処方されました（処方箋2）。

前回のことがあるので、お母さんには注意を促し、気になることがあればすぐ電話してくださいと伝えました。すると、5日後に再診したときに、「今度はペリアクチンを服用中に暴れて頭を壁に叩きつけた。医師からもしばらくはペリアクチンを処方しないと言われた」と話してくれました。

さて、抗ヒスタミン薬はなぜこのような異常行動を引き起こすのでしょうか。

脳内では、グルタミン酸などの興奮性神経伝達物質とγアミノ酪酸（GABA）やヒスタミンなどの抑制性神経伝達物質が互いにバランスを取り機能しています（図10）。ところが、抗ヒスタミン薬によってヒスタミンの抑制が外れると、バランスが崩れ、興奮性が増し異常な行動を起こします。特に乳幼児期には抑制性神経が未発達なので、大人よりも興奮作用が顕著に表れるのかもしれません。

また、ペリアクチンには抗ヒスタミン作用以外に抗セロトニン作用もあります[1]。この作用も異常な行動に関係している可能性があります。

抗ヒスタミン薬と熱性けいれん

　小児への抗ヒスタミン薬の処方では、けいれんの閾値を下げる作用も問題となります。特に注意が必要なのは、低年齢の児とてんかんの既往のある児です。

　添付文書を読むと、クレマスチンフマル酸塩（タベジール他）やシプロヘプタジン塩酸塩水和物（ペリアクチン他）は乳幼児にはけいれんなどの理由で慎重に投与することとなっています。また、シプロヘプタジンやd-クロルフェニラミンマレイン酸塩（ポララミン他）は低出生体重児や新生児は禁忌となっています。

　てんかんやけいれんの既往がある児の場合は、鎮静性の抗ヒスタミン薬の投与は避けます。日本神経学会の「てんかん治療ガイドライン2018」（医学書院）では、クリニカルクエスチョン（CQ3-8）の「てんかん患者で注意すべき併用薬はなにか」において、てんかん閾値を下げる薬物として、抗ヒスタミン薬が紹介されています[2]。

　さらに、抗ヒスタミン薬は、熱性けいれんの既往がある患児への使用も推奨されていません。熱性けいれんは、乳幼児期に起こる、38℃以上の発熱時に起こる発作性疾患で、感染症や代謝異常などの原因がみられないものと定義されています[3]。小児の3～11%に認められるよくある疾患で、実際、薬局で発作を起こし、そのまま病院に搬送することもあります。

　日本小児神経学会の「熱性けいれん（熱性発作）診療ガイドライ

表6 ● 熱性けいれんの既往がある小児で注意すべき薬剤に関するクリニカルクエスチョン

Q. 発熱性疾患に罹患中に鎮静性抗ヒスタミン薬を使用して良いか	A. 熱性けいれんの既往のある小児に対しては、発熱性疾患罹患中における鎮静性抗ヒスタミン薬使用は熱性けいれんの持続時間を長くする可能性があり、注意を要する＊

＊ただし、熱性けいれんにはもともとエビデンスが少ないため、エビデンスレベルグレードC（推奨するだけの根拠が明確でない）とされている。

（文献3より引用、一部改変）

図11 ● 熱性けいれんと抗ヒスタミン薬投与の有無

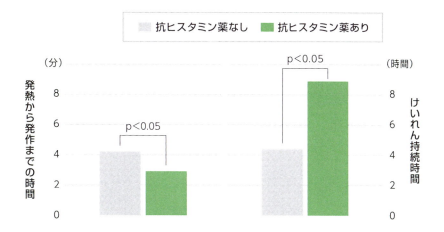

熱性けいれんを起こした患児の発熱から発作までの時間、けいれん持続時間を、抗ヒスタミン薬服用群と非服用群で比較した。

(文献5より引用、一部改変)

ン2023」(診断と治療社)では、熱性けいれんの既往がある小児に対する鎮静性抗ヒスタミン薬の使用について、「発熱性疾患罹患中における鎮静性抗ヒスタミン薬使用は熱性けいれんの持続時間を長くする可能性があり、注意を要する」としています(**表6**)[3]。

PubMedで「febrile seizure」と「antihistamine」で検索してみると、古い論文は1949年からありました[4]。熱性けいれんを起こした患児は抗ヒスタミン薬の服用率が22人中10人 (45.5%) であったのに対して、非熱性けいれん群では44人中10人 (22.7%) と有意に低いという報告です。対象の選定方法などに多少問題がある気もしますが、昔から抗ヒスタミン薬と熱性けいれんの関係は指摘されていました。

そんな中、2012年に発表された興味深い報告を見つけました。サウジアラビアの病院に熱性けいれんで運ばれた患児を抗ヒスタミン薬服用者と非服用者に分けて、発熱からけいれんまでの時間および持続時間を比較した報告報告です(**図11**)[5]。抗ヒスタミン薬を服用していた患児は、服用してない患児と比べてけいれんまでの時間は有意に短く、かつけいれん持続時間は有意に長いことが分かりました。両群間で、男女比、年齢、熱性けいれんの既往歴に差はなく、少なくとも、抗ヒスタミン薬を服用すると、熱性けいれんを助長する可能性があることが分かります。

図12 ● 熱性けいれんと抗ヒスタミン薬の関係

熱性けいれんを起こした患児の発熱から発作までの時間、けいれん持続時間を第1世代および第2世代の抗ヒスタミン薬服用群と非服用群で比較した。

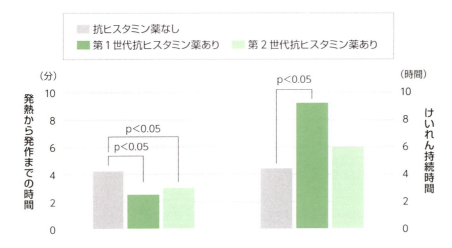

(Pediatr Int.2010;42:277-9.より引用、一部改変)

同じような研究は国内でも行われています[6]。49人の熱性けいれん患児（単純型熱性けいれんが14人、複合型が25人）を、抗ヒスタミン薬服用の有無で分けると、抗ヒスタミン薬を服用していた患児の方が、発熱からけいれんまでの時間は短く、けいれん持続時間は長いという結果でした。この研究も、熱性けいれんの患者に抗ヒスタミン薬を投与すると、抑制性のヒスタミン作動性ニューロンを抑え、発作の閾値を下げると結論付けています。

また、この研究の興味深いところは、第1世代と第2世代の抗ヒスタミン薬を分けて比較している点です。確かに第1世代の抗ヒスタミン薬の方が発熱からけいれんまでの時間短縮、およびけいれん持続時間の延長は顕著でした。ただし、第2世代の抗ヒスタミン薬服用者においても有意に発熱からけいれんまでの時間を短縮し、かつ有意ではないものの持続時間もやや長めになっています（図12）。

これらの論文を読むと、鼻水が出るからといって、熱性けいれんの既往のある患児に安易に抗ヒスタミン薬を飲ませるべきでないということが分かります。少なくとも、ダイアップ坐剤（一般名ジアゼパム）などの熱性けいれんの予防薬を使用している患児では、抗ヒスタミン薬の服用は控える必要があると思います。

また、OTC薬の小児用かぜ薬にはほとんど、第1世代の抗ヒスタミン薬であるクロルフェニラミンマレイン酸塩が入っています。手軽に入手でき、味も甘くて飲ませやすいので、子どもを病院に連れて行けないお母さんはよく使いますが、OTC薬を扱う薬局としても、安易に薦めないよう留意する必要があります。

参考文献

1）J Pharmacol Exp Ther.1961;131:73-84.
2）日本神経学会「てんかん診療ガイドライン 2018」（医学書院）
3）日本小児神経学会「熱性けいれん（熱性発作）診療ガイドライン 2023」（診断と治療社）
4）J Am Med Assoc.1949;141:18-21.
5）Int J Gen Med.2012;5:277-81.
6）Pediatr Int.2010;42:277-9.

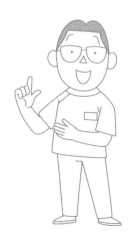

第14話

NSAIDs過敏喘息は
COX阻害作用が原因

> **❗ ここがポイント**
>
> NSAIDs過敏喘息は、小児でも報告例がある。ロキソニンテープで喘息発作を起こした報告もあり、剤形を問わず注意する。

　アスピリン喘息は、アスピリンや非ステロイド抗炎症薬（NSAIDs）により誘発される副作用です。鼻閉や流涙なども伴うため、近年では「aspirin-exacerbated respiratory disease（AERD）」と呼ばれています。また、アスピリンだけでなく、NSAIDs全般でも起こり得るため、「NSAIDs-exacerbated respiratory disease（N-ERD）」「NSAIDs過敏喘息」とも言われます。アスピリンに対するアレルギー反応ではなく、プロスタグランジン（PG）合成酵素であるシクロオキシゲナーゼ（COX）阻害作用、特にCOX1阻害作用により発症します。

　COX阻害作用がある薬剤の使用によりCOX1/COX2が阻害されると、アラキドン酸の代謝が**図13**の左側へシフトし、システイニルロイコトリエンと総称されるLTC$_4$、LTD$_4$、LTE$_4$が増えてきます。これらは炎症性のメディエーターであり、鼻閉や鼻汁、喘息発作などの強い気道症状を誘発します。同時に、抗炎症作用があるPGE$_2$が減少することでAERDが起こりやすくなります。通常、気管支では炎症性メディエーターと抗炎症性のメディエーターがバランスを取り合っていますが、アスピリンなどのNSAIDsにより、COXが抑制されると、このバランスが崩れて炎症性メディエーターが優位となり、AERDを生じるというわけです。

図13 ● AERD（NSAIDs過敏喘息、N-ERD、アスピリン喘息）の発症機序 (筆者作成)

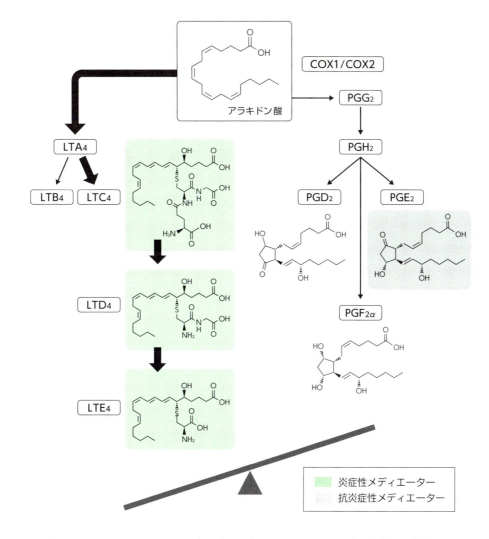

アスピリンによりシクロオキシゲナーゼ（COX）が阻害されると、アラキドン酸の代謝が、図左側にシフトする。これにより、炎症性メディエーターであるシステイニルロイコトリエン（LTC₄、LTD₄、LTE₄）が増加し、これらが喘息発作を誘発する。加えて、COX代謝が抑制されることで、COX代謝体であり抗炎症作用があるPGE₂が減少することも、アスピリン喘息を誘発する。

貼付薬による小児発症例の報告も

　AERDは、成人の喘息患者の約5〜10％を占めるといわれます。15歳未満の小児にはそもそもNSAIDsが使われないため、小児ではまれとされていますが、全く起こらないわけではありません。

> **症例8**

16歳男児（35.4kg）、ガングリオン

[既往歴]

気管支喘息、食物アレルギー（そば・甲殻類［エビ・カニ］）あり。さらに、鶏卵アレルギーの既往もあり。鶏卵アレルギーは現在、血液検査でスコア0と改善されているが、5歳の時にアナフィラキシーショックを起こし10日間入院した経験がある。そば・甲殻類（エビ、カニ）は現在も完全除去をしている。

[症例の経過]

● 足首にガングリオン（良性の腫瘍）ができ、靴を履くとき痛みを感じるようになった。
● 近隣の整形外科診療所を受診し、ロキソニン（一般名ロキソプロフェンナトリウム水和物）テープが処方された。
● 処方医は痛みがある時にテープを1枚貼るように指示。早速、ロキソニンテープを貼付。痛みが少し薄れてきた時に、咳が出始めた。
● 咳き込みは徐々に強くなり、咳が改善しないためロキソニンテープを剥がした。

　症例8は、整形外科診療所で処方されたロキソニン（一般名ロキソプロフェンナトリウム水和物）によるAERDが疑われた16歳の男児です。この男児は整形外科を受診する2週間前に喘息の発作が出て小児科診療所を受診し、ムコダイン（L-カルボシステイン）、メプチンミニ（プロカテロール塩酸塩水和物）、オノン（プランルカスト水和物）を14日分処方されていました。ロキソニンテープ貼付時には喘息症状は落ち着いていたものの、発作を起こしやすい状態であったと考えられます。その後、この男児はロキソニンテープの貼付を中止し、喘息発作を起こすことはなくなったそうです。

　論文を検索したところ、ロキソニンテープによるAERDの発症についての報告は見つけることができませんでした。しかし、モーラス（ケトプロフェン）テープの添付文書には、「重大な副作用」として、0.1%未満と頻度は低いものの、「喘息発作の誘発（アスピリン喘息）」が報告されており、AERDの患者への使用は禁忌となっています[1]。ロキソニンテープでも発作が発現する可能性は十分あると考えられます。

　さて、貼付薬にはロキソニンだけでなく、様々なNSAIDsが使われています。また、第3類医薬品の貼付薬には、サリチル酸メチルが含まれている場合があるので、OTC薬についても、AERDの既往のある患者には注意が必要です。

AERD発症例の10～20％に、香料（ミント）やそれを含んだ練り歯磨きに対する過敏症状（主に咳）を認めるとの報告があり、その理由として、香料の構造式がサリチル酸塩に類似していることが挙げられています[1]。

また、パラベンや亜硫酸塩の添加物などを含んだ医薬品の急速な投与で、過敏反応が生じる場合もあります。特に、喘息の発作にも使用する静注用ステロイド薬には注意が必要です。ステロイドは水に難溶性なので、静注薬はコハク酸やリン酸を付加したエステル構造で製剤化されています。AERD患者では、コハク酸エステル型ステロイド製剤（商品名ソル・コーテフ、水溶性プレドニン、ソル・メドロールなど）の急速静注で喘息発作を増悪し、重篤化につながる場合があります。

リン酸エステルステロイド静注薬も、AERD患者が反応しやすい亜硫酸塩やパラベンなどの添加物を含んだ水溶液であり、その急速投与はやはり安全とはいえないので、「1～2時間以上かけて投与すること」と、成人喘息のガイドラインである日本アレルギー学会の「喘息予防・管理ガイドライン2021」（協和企画）には書かれています。

AERDで使用可能な薬剤は？

では、AERDの患者が鎮痛薬を使いたいときは、どの鎮痛薬を使えばいいのでしょうか。

アスピリン喘息のNSAIDsによる誘発閾値は、常用量の1/5～1/10程度と極めて感受性が高いので、少量のアスピリンやNSAIDsでも注意が必要です。前述のガイドラインには、たとえ医師の目の前であっても、常用量を投与してNSAIDs過敏症を確認することは救命不能の発作を生じる可能性があり、極めて危険であるとしています。過敏症状は注射薬＞坐薬＞内服薬の順に迅速かつ重篤です。前述の通り、貼付薬でも誘発される可能性があるので、NSAIDsを含む貼付薬や点眼薬も禁忌と考えます。

また、同ガイドラインでは、AERDに対する使用可能な薬剤の一覧を紹介しています（314ページ**表7**）。これは成人のガイドラインなので、小児には当てはまりませんが、参考にお示しします。

表7 ● AERD（NSAIDs 過敏喘息、N-ERD、アスピリン喘息）に対する使用可能な薬剤（成人の場合）

1. 多くの AERD で投与可能
ただし喘息症状が不安定なケースで増悪が生じることがある（COX-1 阻害の可能性がある） 特に④〜⑥は安全性が高い ① PL 配合顆粒＊（アセトアミノフェン＊などを含有） ② アセトアミノフェン＊1回300mg以下 ③ NSAIDs を含まずサリチル酸を主成分とした湿布（MS冷シップ） ④ 選択性の高いCOX2阻害薬　エトドラク＊、メロキシカム＊（高用量でCOX1阻害作用あり） ⑤ 選択的COX2阻害薬（セレコキシブ＊、ただし重症不安定例で悪化の報告あり） ⑥ 塩基性消炎薬（チアラミド塩酸塩＊など、ただし重症不安定例で悪化の報告あり）
2. 安全
喘息の悪化は認めない（COX1阻害作用なし） ① モルヒネ、ペンタゾシン ② 非エステル型ステロイド薬（内服ステロイド） ③ 漢方薬（地竜、葛根湯など） ④ その他、鎮痙薬、抗菌薬、局所麻酔薬など、タートラジンなどの添加物のない一般薬は全て使用可能

＊添付文書ではアスピリン喘息において禁忌とされている薬剤。ただし、禁忌とされた薬剤でも医学的に根拠が乏しい場合もある（例:セレコキシブ）

（文献2より引用、一部改変）

　　　　塩酸ペンタゾシン（商品名ソセゴン他）や内服ステロイド薬、葛根湯などは安全に使用することができるとされています。

　　　アセトアミノフェン（カロナール他）は NSAIDs より発作を誘発しにくく安全といわれていましたが、米国でアスピリン喘息の患者に対して1回1000〜1500mgを投与した際に呼吸機能が低下した例が報告されたことなどから、「1回投与量を300mg以下にすべき」とされています（いずれも成人の場合）。

　　　比較的 COX2選択性が高いといわれているエトドラク（オステラック、ハイペン他）やメロキシカム（モービック他）、塩基性消炎薬（チアラミド塩酸塩［ソランタール］他）、選択的 COX2阻害薬も、添付文書上は禁忌となっていますが、ガイドライン上では「多くのアスピリン喘息患者で投与可能」となっています[2]。AERD の可能性がある小児には、アセトアミノフェンが使用されることが多いようです。

参考文献

1）日本内科学会雑誌 2013;102:1426-32.
2）日本アレルギー学会「喘息予防・管理ガイドライン2021」（協和企画）

第15話

トラニラストによる
難治性の膀胱炎

❗ ここがポイント

ケロイドや瘢痕の治療に用いるトラニラストには、アレルギー性出血性膀胱炎の副作用がある。服用時は排尿痛や血尿の出現に注意する。

　トラニラスト（商品名リザベン他）はケミカルメディエーター遊離抑制作用を有する抗アレルギー薬ですが、ケロイド・肥厚性瘢痕の予防や熱傷（やけど）の治療でよく用いられます。しかし、副作用として難治性の膀胱炎を起こすことが1980年代から報告されています。小児においても、手術やけが、熱傷などの治療に使われるため、小児の副作用報告もあります[1]。

症例9　3歳男児（16kg）

[主　訴]
排尿時痛み、肉眼的血尿。

[既往歴]
1歳の時にアモキシシリン内服で皮疹が出たことがある。そのほか、特記すべきことなし。

[症例の経過]
● 5月11日、夕食の準備中に誤って熱湯が患児の肩から体幹にかかった。
● A皮膚科で「1度熱傷」の診断で感染予防のための消毒と、ケロイド・肥厚性瘢痕の予防のために、トラニラスト（商品名リザベン他）5mg/kg/日の服用を開始した。
● 熱傷は回復したが、6月5日より排尿痛と

血尿が出現。白血球尿、血尿および蛋白尿以外の異常はなく、ウイルス性出血性膀胱炎と判断。
● しかし、膀胱刺激症状や尿所見が改善しないので、6月9日にB医院へ検査入院。
● 超音波検査で膀胱粘膜に浮腫がある以外は異常所見なく、10日間の入院中に尿は正常化し、ウイルス性出血性膀胱炎と診断され退院。
● 退院後、トラニラストを服用開始すると7月10日に再び排尿痛を訴え、B医院からC病院へ紹介された。

315

315ページ**症例9**は、皮膚科を受診し、「1度熱傷」の診断でトラニラスト5mg/kg/日の服用を開始した3歳の男の子です。熱傷は回復しましたが、6月5日より排尿痛と血尿が出現しました。ウイルス性出血性膀胱炎と判断されたものの、膀胱刺激症状や尿所見が改善せず、6月9日に転院し入院となりました。

10日間の入院中に尿は正常化し、ウイルス性出血性膀胱炎と診断され退院しました。ところが退院後、入院中は飲んでいなかったトラニラストの服用を再開したところ、7月10日に再び排尿痛が出現しました。

一般尿検査では血尿や白血球尿がありましたが、尿中細菌は陰性です。超音波検査では膀胱壁の肥厚および浮腫が認められました。薬剤誘発性リンパ球刺激試験（DLST：drug-induced lymphocyte stimulation test）で陽性を示し、トラニラストによるアレルギー性出血性膀胱炎と診断されました。

本症例はトラニラストを中止し、水分を大量摂取させて利尿を促したところ、3日後には膀胱炎症状が消失して、3週間後の尿検査では異常所見は見られませんでした。

トラニラストによるアレルギー性出血性膀胱炎の原因は分かっていません。膀胱生検では粘膜下浮腫と好酸球浸潤を認め、好酸球性膀胱炎の所見を示すことが多いようですが、これは同薬の本来の薬理作用と真逆の作用です。

副作用が出た場合は、トラニラストの服用を中止し、好酸球性膀胱炎の治療に準じて、二次感染予防として抗菌薬投与、抗ヒスタミン薬やグリチルリチン酸ーアンモニウム・グリシン・L-システイン塩酸塩水和物配合剤（強力ネオミノファーゲンシー他）などによる抗アレルギー療法、ステロイド療法などが行われます。

参考文献

1）日児腎誌 2005;18:123-6.

第 **16** 話

バナナと鉄剤シロップで
口の中が真っ黒に

❗ ここがポイント

バナナと鉄剤シロップで口の中が黒くなる原因は、タンニンと鉄の反応。薬剤と食品の相互作用に関する情報も集めておこう。

　副作用と言ってよいものか悩ましいですが、薬剤の中には服用後、口腔内の色を変えるものもあります。

　例えば、鉄欠乏性貧血でよく処方される鉄剤です。鉄欠乏性貧血は離乳期と思春期（女児）に起こりやすい疾患です。一般的に、貧血の症状には、顔面蒼白、易疲労感、動悸、頭痛、食欲不振などがありますが、乳幼児の場合は、貧血の進行が遅く、症状も軽微です。運動量が少なく、自分で訴えることもないので、多くは見過ごされており、熱発などで血液検査をした際に、貧血が見つかることがあります。

　鉄欠乏性貧血に対して、乳幼児ではシロップで飲みやすいという理由から、インクレミンシロップ5％（一般名溶性ピロリン酸第二鉄）が処方されます。インクレミンの味を試された方は分かると思いますが、鉄臭さがかなりマスクされて、飲みやすくなっています。

　さて、当薬局で経験した症例を紹介しましょう。Gくん（1歳3カ月）は発熱が続き、医師が念のため血液検査をしたところ、白血球やCRPが正常値だったので、「単なるかぜでしょう」と診断されました。しかし、血液検査の際に同時に測定したヘモグロビン（Hb）値が低く、「鉄欠乏性貧血だね」と言われたそうです。やっと熱が下がり、数日たったところで、インクレミンが処方されました。

貧血と診断されたことでお母さんが心配していたので、「乳幼児の貧血は珍しくありません。今回の検査で見つかってよかったですね」と伝えました。また、インクレミンには消化器症状の副作用があることや、便が真っ黒になるが心配する必要はないことも説明しました。お母さんは「数カ月も飲むのですね……」と言いながらも、納得して帰って行きました。

　ところが、2週間後の来局時に、お母さんから「バナナを食べた後にシロップを飲んだら、口の中が真っ黒になったけど、大丈夫でしょうか？」と聞かれました。そういう話は聞いたことがなかったので、さっそく調べてみました。

　バナナにはタンニンが多量に含まれています。特に皮の部分に多く、皮をむいておくと徐々に黒くなるのはタンニンなどのポリフェノールが酸化して高分子ポリフェノール色素に変化するためです。また、青いバナナは、渋柿やイナゴマメとともに三大渋み果実の1つで、その主成分はそれぞれタンニンといわれています。

　タンニンはポリフェノールの一種で、お茶や柿などに多量に含まれ、渋味の原因となっており、鉄イオンと結合し、錯体を作り黒色を呈します。

　今回、バナナを食べてインクレミンシロップを飲んだら口の中が黒くなった原因は、バナナのタンニンとインクレミンシロップの鉄が反応して、重合体を作ったためと考えられます。しかし、食物中のタンニンの含有量を調べた文献は少なく、唯一、ポリフェノールで比較した論文では、「ワイン＞緑茶＞バナナ」の順でした。

　そこで、実際にバナナを買ってきて、バナナにインクレミンを振りかけて、実験してみました。振りかけた直後は変化がなかったのですが、10分くらいして徐々に黒いブツブツが出現しました（**図14**）。恐らく、こうした変化が口の中で起こっていたものと推測されます。

　ところで、「鉄剤とお茶を一緒に飲んでも大丈夫」というのは皆さんもご存じですよね。でも、その昔は「ダメ！」と言われていました。実際、Disler PB らの報告では、塩化第二鉄を水で飲むと吸収率は21.7％でしたが、茶で飲むと6.2％と低下していました。硫酸第一鉄をアスコルビン酸と併用した場合、水での吸収率30.9％に比し、茶で飲むと11.2％に低下することも示されており、鉄吸収の抑制がみられています[1]。

　しかし、今から約30年前、熊本で開催された日本臨床血液学

図14 ● インクレミンシロップにバナナを浸すと生じる変化（筆者作成）

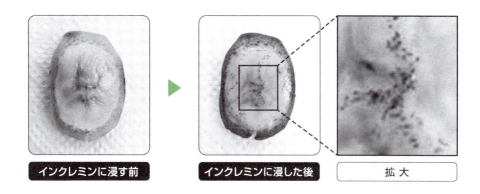

インクレミンシロップにバナナを浸して10分くらい置くと、バナナの切り口に小さな黒い粒が見える。これがタンニンと鉄の錯体。

会で原田契一先生が発表した「緑茶の飲用は徐放性鉄剤の効果に影響を与えない」という研究から、大きく変わりました[2]。それまでは「鉄剤の服用30分前から1時間前後の緑茶の飲用は控える」ということは医学・薬学の教科書だけでなく家庭医学書にも書かれていました。このことは当時、衝撃を持って迎えられ、様々なメディアに取り上げられたそうです。

その時の論文データをグラフにプロットし直してみました。市立川崎病院血液外科を受診した鉄欠乏性貧血の患者さんで、Hb値が7.0〜8.0g/dLで未治療の方をピックアップしました。フェロ・グラデュメット錠105mg（硫酸鉄）、1日1錠を水または緑茶で飲んでもらい、3カ月後まで観察しました。結果、両群とも同じような経過をたどり、両群間に有意な差は認められませんでした（320ページ図15）。

現在では、鉄欠乏性貧血では鉄吸収率は亢進しており、鉄剤に含まれる鉄量は50〜200mgと大量で、たとえ抑制があっても1日当たりの造血に用いられる鉄量0.4〜0.9mg/kgを大幅に下回ることはないので、ヘモグロビン値の回復には影響がないとされています。鉄剤の服用に際して、取り立ててお茶を禁じる必要はないとの見解が定着しています[3]。

さて最後に、前述のインクレミンの保存の際に、注意しなければならないこととして、遮光保存と、室温保存があります。インクレミンは日に当てると黒くなります。添付文書に「遮光保存」

図15 ● 緑茶で鉄剤を服用した場合のヘモグロビン値の変化

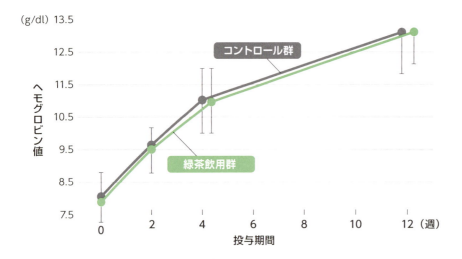

緑茶と一緒に鉄剤を服用しても、水で服用した場合と比較して有意差はなかった（値は平均値±標準偏差）。
（文献2より引用、一部改変）

となっているのはこのためです。実際、車中に置いていたらインクレミンが黒くなったということを聞いたことがあります。もともとインクレミンは3価の鉄ですが、光に当たって2価の鉄イオンになることが原因の1つではといわれています。2価の鉄イオンの方が吸収は良いので、飲んでも大丈夫ではないかと思いましたが、製薬会社に問い合わせたところ、「理論的にはそうですが、その安全性などは保証されていないので、控えてください」と言われました。

また、常温保存とされている理由は、0℃を下回る場合、インクレミンシロップの甘味成分であるD-ソルビトールの結晶が析出することがあるためです。なお、結晶が析出した場合、ぬるま湯にビンごと浸し、常温に戻すと溶解します（室温では再溶解するためには数日を要するようです）。

参考文献

1) Gut.1975;11:193-200.
2) 日本薬剤師会雑誌 1986;38:1145-8.
3) 日本鉄バイオサイエンス学会治療指針作成委員会「錠剤の適正使用による貧血治療指針」(2009)

第17話

薬物アレルギーは予測不可能で症状が多彩

> ⚠ ここがポイント
>
> 薬物アレルギーで最も頻度が高いのは、皮膚症状（薬疹）。アナフィラキシーや肝・腎障害などにも注意する。

　抗菌薬による下痢やβ_2刺激薬によるふるえ、抗ヒスタミン薬による眠気といった副作用は薬理作用に由来しますが、それに対して、本来の薬理作用とは異なる機序によって発生するのが「予測不可能な副作用」です。遭遇する機会はそれほど多くありません。

　このうち最も代表的なのが、薬物アレルギーです（図16）[1]。薬物アレルギーは別名、薬剤過敏症ともいわれ、アレルギーの機

図16 ● 薬物アレルギー（薬剤過敏症）の作用機構

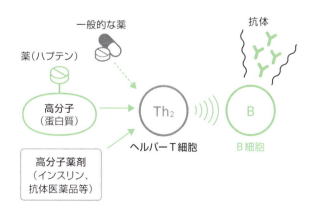

高分子薬剤以外の薬は、それ自体は抗原とならないが、一部の薬剤やその代謝物では、蛋白質などの高分子と結合すると抗原となり得るものがある。こうした薬剤やその代謝物を「ハプテン」と呼ぶ。ヘルパーT細胞がハプテンを抗原と認識すると、B細胞に信号を送り、抗体を産生、アレルギー症状が引き起こされる。

（文献1より引用、一部改変）

序に基づいて発症します。一般に、蛋白質であるインフリキシマブ（商品名レミケード他）などの抗体医薬品やインスリンなどの大きなペプチドには、免疫を直接刺激し抗体を産生させるものもありますが、大半の薬は分子量が小さいため、薬自体が免疫原になることはほとんどありません。しかし、薬やその代謝物が生体内の蛋白質と結合して抗原性を持つことがあり、このような薬やその代謝物を「ハプテン」と呼びます。

　例えば、ペニシリン系抗菌薬を小児に服用させると蕁麻疹がよく出ることが知られています。これはペニシリン系抗菌薬が分解し、その一部が蛋白質と結合し、抗原性を有することによって蕁麻疹を誘発すると考えられています。出現する症状は、アナフィラキシー（全身症状）や肝障害、腎障害、薬剤性肺炎など多彩ですが、最も頻度が高いのは皮膚症状（薬疹）です。

　薬疹は、体内に摂取された薬剤やその代謝物により皮膚や粘膜に生じた発疹の総称です。薬疹は様々な部位で、多様な皮膚病変を示します。光線過敏症や固定薬疹、蕁麻疹、播種状紅斑丘疹などの一過性で外来で対応できる軽症例がある半面、アナフィラキシーやスティーブンス・ジョンソン症候群（SJS）、中毒性表皮壊死症（Toxic epidermal necrolysis；TEN）のように生命に関わるものもあります。

　我が国における小児の薬剤に伴う副反応に関して、5412人の小児を対象に行った調査によれば、副作用のうち薬剤アレルギーと考えられる症例は、0 〜 3歳児群で2.4％でした[2]。アレルギーの原因薬物として最も多いのは抗菌薬であり、次に、解熱鎮痛薬、予防接種、消炎酵素薬の順でした。薬剤アレルギーは、アレルギーの病歴がある方が、起こしやすいと考えられています。

参考文献
1）こどもケア 2016;6:148-52.
2）小児科診療 2008;71:1193-200.

6章

小児の禁忌薬

小児の処方箋で特に気を付けたいのが、小児に対して禁忌となっている薬剤だ。グレイ症候群や高ビリルビン血症など重大な副作用が表れる可能性もあることから、どの薬剤がどの年齢に対して禁忌なのか、しっかり押さえておこう。

第1話

小児で禁忌の抗菌薬は？

> **❗ ここがポイント**
>
> 小児の禁忌薬で最も種類が多いのはニューキノロン系抗菌薬で、乳児に対して使えるのはトスフロキサシンのみ。

　小児や乳児、新生児の禁忌薬がどのくらいあるか、ご存じでしょうか。実は、医薬品医療機器総合機構（PMDA）の医療用医薬品情報検索のページから簡単に調べることができます。

　普段は一般名や商品名を検索窓に入れて添付文書やインタビューフォームを見ることが多いと思いますが、「禁忌（使ってはいけない状態等）」に小児と入れて検索すると、添付文書の「禁忌」の欄で小児という単語が入っている薬剤がヒットします。実際やってみたところ、330件ヒットしました（2024年7月3日時点）。このうち一般名で共通するものをまとめると、64種類の薬剤になりました。

　この章では、代表的な禁忌薬の種類やその理由をご紹介します。まずは、抗菌薬で禁忌とされている薬剤についてです。なお、あくまでも上記の方法で検索した結果ですので、全ての禁忌薬を網羅しているとは必ずしも言えないことをご了承ください。

11種のニューキノロン系抗菌薬、幼若動物で関節障害

　小児の禁忌薬で最も種類が多いのは、ニューキノロン系抗菌薬で、10種類あります（**表1**）。主な禁忌の理由は、安全性試験で報告されている幼弱動物の関節障害です。ニューキノロン系抗菌

表1 ● 小児などに禁忌の主な抗菌薬（筆者作成）

分類	一般名	主な商品名	禁忌	理由
ニューキノロン系	オフロキサシン	タリビッド錠	小児	小児等を対象とした臨床試験は実施していない。動物実験（幼若犬、幼若ラット）で関節異常が認められている
	シタフロキサシン水和物	グレースビット錠、細粒	小児	小児等を対象とした臨床試験は実施していない。動物実験（幼若犬）で関節部の軟骨障害が認められている
	ノルフロキサシン	小児用バクシダール錠	乳児	安全性は確立していない
	パズフロキサシンメシル酸塩	パシル点滴静注液	小児	小児等を対象とした臨床試験は実施していない。動物実験（幼若犬、成熟犬［16〜26カ月齢］、ラット［6週齢］）で関節異常が認められたとの報告がある
	プルリフロキサシン	スオード錠	小児	小児に対する安全性は確立していない（動物実験［若齢ラット、若齢犬］で関節異常が認められている）
	モキシフロキサシン塩酸塩	アベロックス錠	小児	小児等に対する安全性は確立していない（動物実験［幼若犬、幼若ラット］で関節部の軟骨障害が認められている）
	ラスクフロキサシン塩酸塩	ラスビック錠・点滴静注	小児	動物実験（若齢犬）で関節軟骨障害が認められている
	レボフロキサシン水和物	クラビット錠、細粒、点滴静注	小児	小児等を対象とした臨床試験は実施していない。動物実験（幼若犬、若い成犬［13カ月齢］、幼若ラット）で関節異常が認められている
	シプロフロキサシン	シプロキサン錠、注	小児[1]	動物実験（幼若犬、幼若ラット）で関節異常が認められている
	塩酸ロメフロキサシン	バレオンカプセル、錠	小児	動物実験（幼若犬、幼若ラット）で関節異常が認められている。小児等を対象とした有効性および安全性を指標とした臨床試験は実施していない
キノロン系	メシル酸ガレノキサシン水和物	ジェニナック錠	小児	小児等を対象とした臨床試験は実施していない。動物実験（幼若犬［3カ月齢］、若齢犬［8〜9カ月齢］、ラット［6週齢］）において、関節軟骨障害が認められている
クロラムフェニコール系	クロラムフェニコール	クロロマイセチン錠	低出生体重児、新生児	Gray syndrome（腹部膨張に始まる嘔吐、下痢、皮膚蒼白、虚脱、呼吸停止等）があらわれる
	クロラムフェニコールコハク酸エステルナトリウム	クロロマイセチンサクシネート静注用	低出生体重児、新生児	Gray syndrome（腹部膨張に始まる嘔吐、下痢、皮膚蒼白、虚脱、呼吸停止等）があらわれる
セフアロスポリン系	セフトリアキソンナトリウム水和物	ロセフィン静注用、点滴静注用	高ビリルビン血症の低出生体重児、新生児	in vitro の実験で、セフトリアキソンは他のセファロスポリン系薬剤と同様に血清アルブミンと結合しているビリルビンを遊離させることが報告されている。さらに低出生体重児、新生児は血液脳関門が未熟なため遊離ビリルビンが脳内へ移行し核黄疸を起こす恐れがある
	セフォチアム塩酸塩	パンスポリン筋注用	小児	小児に対する安全性は確立していない
	セフメノキシム塩酸塩	ベストコール筋注用	小児	小児に対する安全性は確立していない
その他の化学療法薬	スルファメトキサゾール・トリメトプリム	バクタ配合錠・顆粒	低出生体重児、新生児	高ビリルビン血症を起こすことがある

1）ただし、錠剤では炭疽に限り、治療上の有益性を考慮して投与。注射薬では複雑性膀胱炎、腎盂腎炎、嚢胞性線維症、炭疽の患児を除く。

6章

小児の禁忌薬

薬のうち、小児で使用が認められているのは、ノルフロキサシン（商品名バクシダール他）とトスフロキサシントシル酸塩水和物（オゼックス他）となります。ただし、ノルフロキサシンの剤形は錠剤であり、小児用バクシダール錠50mgは乳児には使えないので、乳児に対して使えるのはトスフロキサシンだけとなります。

　ただし、この2剤以外のニューキノロン系抗菌薬でも、シプロフロキサシン（シプロキサン他）に関しては、炭疽などの重篤な疾患に限り「治療上の有益性を考慮して投与する」と添付文書に書かれており、他に治療法がない重症感染症に限って小児にも使用できるようです。

グレイ症候群や高ビリルビン血症を引き起こす抗菌薬

　ニューキノロン系以外の抗菌薬では、クロラムフェニコール系抗菌薬が、新生児と低出生体重児で禁忌です。クロラムフェニコールは主に肝臓でグルクロン酸抱合されますが、グルクロン酸転移酵素は新生児では未熟なため代謝が進まず、薬剤が高濃度で蓄積してしまいます。これにより、腹部膨張に始まる嘔吐、下痢、皮膚蒼白、虚脱、呼吸停止などがあらわれるグレイ症候群を引き起こすリスクがあるため、禁忌となっています。

　新生児と低出生体重児では、スルファメトキサゾール・トリメトプリム（ST合剤：バクタ他）も高ビリルビン血症のリスクがあるため禁忌です。スルファメトキサゾールは血清アルブミンとの結合率が高いため、血清アルブミンと結合するはずのビリルビンを遊離させてしまい、高ビリルビン血症につながります。

第2話

小児で禁忌の
抗ヒスタミン薬、麻薬は？

> **❗ ここがポイント**
>
> 幼児用PL配合顆粒にはプロメタジンが含まれている
> ので、2歳未満には禁忌であることに注意しよう。

　小児や乳児の禁忌薬で最も種類が多いのは抗菌薬ですが、次に
多いのが第1世代の抗ヒスタミン薬で、筆者が検索したところ6
種類ありました（328ページ**表2**）。

　プロメタジン塩酸塩やヒベンズ酸塩（商品名ヒベルナ他）は2
歳未満の乳幼児で、シプロヘプタジン塩酸塩水和物（ペリアクチ
ン他）は新生児と低出生体重児で、それぞれ呼吸抑制の報告があ
り禁忌です。プロメタジンは幼児用PL配合顆粒にも含まれてい
るので、商品名に幼児用と書かれていますが2歳未満には禁忌で
すので注意が必要です。

　クロルフェニラミンマレイン酸塩（ポララミン他）には抗コリ
ン作用があり、感受性が高い新生児と低出生体重児ではけいれん
などの重篤な症状を起こす恐れがあるため禁忌です。

コデインやトラマドールは、
海外で死亡例あり

　12歳未満の小児における麻薬関連（オピオイド受容休作動薬）
の禁忌薬は、麻薬性鎮咳薬だとコデインを含むもの、非麻薬性鎮
痛薬だとトラマドールを含むものです（328ページ**表3**）。コデ
インは、チトクローム P450（CYP）2D6によってモルヒネに代

表2 ● 小児などに禁忌の主な抗ヒスタミン薬（筆者作成）

分類		一般名	主な商品名	禁忌	理由
抗ヒスタミン薬		d-クロルフェニラミンマレイン酸塩	ポララミン散、錠、シロップ、注	低出生体重児、新生児	中枢神経系興奮等の抗コリン作用に対する感受性が高く、けいれんなどの重篤な反応があらわれる恐れがある
		クロルフェニラミンマレイン酸塩（dl-体）	クロダミンシロップ、注	低出生体重児、新生児	中枢神経系興奮等の抗コリン作用に対する感受性が高く、けいれんなどの重篤な反応があらわれる恐れがある
		シプロヘプタジン塩酸塩水和物	ペリアクチン錠、散、シロップ	低出生体重児、新生児	新生児・低出生体重児に対する安全性は確立されていないので投与しないこと（新生児へ投与し、無呼吸、チアノーゼ、呼吸困難を起こしたとの報告がある）
		ヒベンズ酸プロメタジン	ヒベルナ散	2歳未満の乳幼児	外国で、2歳未満の乳幼児への投与により致死的な呼吸抑制が起こったとの報告がある
		プロメタジンメチレンジサリチル酸塩	ピレチア細粒、錠	2歳未満の乳幼児	外国で、2歳未満の乳幼児への投与により致死的な呼吸抑制が起こったとの報告がある
		プロメタジン塩酸塩	ヒベルナ糖衣錠、注	2歳未満の乳幼児	外国で、2歳未満の乳幼児への投与により致死的な呼吸抑制が起こったとの報告がある
総合感冒薬		サリチルアミド・アセトアミノフェン・無水カフェイン・プロメタジンメチレンジサリチル酸塩	幼児用PL配合顆粒	2歳未満の乳幼児	2歳未満の乳幼児へのプロメタジン製剤の投与により致死的な呼吸抑制が起こったとの報告がある

表3 ● 小児などに禁忌の主な麻薬および関連薬（筆者作成）

	分類	一般名	主な商品名	禁忌	理由
麻薬関連（オピオイド受容体作動薬）	中枢性麻薬性鎮咳薬	ジヒドロコデインリン酸塩	ジヒドロコデインリン酸塩原末、散	12歳未満の小児	呼吸抑制の感受性が高い。海外において、死亡を含む重篤な呼吸抑制のリスクが高いとの報告がある
		ジヒドロコデインリン酸塩配合剤	フスコデ配合錠	12歳未満の小児	呼吸抑制の感受性が高い。海外において、12歳未満の小児で死亡を含む重篤な呼吸抑制のリスクが高いとの報告がある
	鎮咳薬	コデインリン酸塩水和物	コデインリン酸塩錠	12歳未満の小児	呼吸抑制の感受性が高い。海外において、12歳未満の小児で死亡を含む重篤な呼吸抑制のリスクが高いとの報告がある
	非麻薬性鎮痛薬	トラマドール塩酸塩	ワントラム錠	12歳未満の小児	海外において、12歳未満の小児で死亡を含む重篤な呼吸抑制のリスクが高いとの報告がある
		トラマドール塩酸塩・アセトアミノフェン配合剤	トラムセット配合錠	12歳未満の小児	海外において、12歳未満の小児で死亡を含む重篤な呼吸抑制のリスクが高いとの報告がある
	止瀉薬	ロペラミド塩酸塩	ロペミンカプセル、細粒	低出生体重児、新生児および6カ月未満の乳児※	外国で、過量投与により、呼吸抑制、全身性けいれん、昏睡などの重篤な副作用の報告がある

※ 6カ月以上2歳未満の乳幼児は原則禁忌

謝され鎮咳作用を示しますが、小児ではモルヒネによる呼吸抑制の感受性が高いため禁忌です。

　米食品医薬品局（FDA）に提出されたレビューでは、64例の呼吸抑制の報告があり、そのうち24例（21例が12歳未満）が死亡しています。FDAはこの報告を受けて、2017年に12歳未満の使用を禁止にしました。日本では死亡例は報告されていませんが、FDAの勧告を受けて、コデイン類を含む医薬品は2019年に12歳未満で禁忌となりました。トラマドールを含む薬剤についても、死亡例3例を含む9例の呼吸抑制発現がFDAで報告され、コデインと同じく、日本でも2019年に12歳未満では禁忌となりました。

　また、オピオイドμ受容体作動薬のロペラミド塩酸塩（ロペミン他）は通常、血液脳関門を通過しないため中枢性の作用は出現しません。しかし、血液脳関門の機能が不十分である乳児に過量投与することで、呼吸抑制、全身性けいれん、昏睡などの重篤な副作用が引き起こされたという報告もあります。これまでロペラミドは「2歳未満は原則禁忌」と書かれていましたが、添付文書の新記載要領に基づき、「特定の背景を有する患者に関する注意」の「小児」のところで、6カ月以上2歳未満の乳幼児については「治療上やむを得ないと判断される場合を除き、投与しないこと」と書かれています。

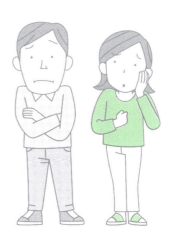

第3話

小児で禁忌の抗炎症薬は？

> **❗ ここがポイント**
>
> インドメタシン関連薬では、「特定の背景を有する患者に関する注意（小児等）」に注目。

　小児に禁忌の薬剤について、最後は抗炎症薬などをまとめました。

　まず、血管収縮性点鼻薬に関して、塩酸テトラヒドロゾリン・プレドニゾロン（商品名コールタイジン）やトラマゾリン塩酸塩は、2歳未満では全身症状（表3）が発現するおそれがあるため禁忌です（**表4**）。アトピー性皮膚炎に用いるタクロリムス水和物（プロトピック他）軟膏については、0.1%は小児で禁忌、小児用の0.03%も2歳未満で臨床試験を実施していないため禁忌です。

NSAIDs では
インドメタシン関連薬に注意

　小児科における解熱鎮痛薬の第一選択薬はアセトアミノフェン（カロナール他）、第二選択薬は非ステロイド抗炎症薬（NSAIDs）のイブプロフェン（ブルフェン他）です。

　小児に禁忌の NSAIDs は、基本的にはありませんが、インドメタシン関連薬には注意が必要です。小児で大量に経口投与した際に、感染症の不顕性化、肝炎などの重篤な副作用が報告されています。

　インドメタシンファルネシル（インフリー）やインドメタシンの坐薬（インテバン他）などでは、従来「原則禁忌」の項目に小児

表4 ● 小児などに禁忌の主な抗炎症薬（筆者作成）

分類		一般名	主な商品名	禁忌	理由
抗炎症薬	点鼻用血管収縮薬	塩酸テトラヒドロゾリン・プレドニゾロン	コールタイジン点鼻液	2歳未満の乳・小児	過量投与により、過度の鎮静、発汗、徐脈、昏睡等の全身症状があらわれやすい
		トラマゾリン塩酸塩	トラマゾリン点鼻液	乳児および2歳未満の幼児	過量投与により発汗、徐脈等の全身症状が発現するおそれがある
		ナファゾリン硝酸塩	プリビナ液	2歳未満の乳・幼児	本剤の作用が強くあらわれ、ショックを起こすことがある
	アトピー性皮膚炎治療薬	タクロリムス水和物	プロトピック軟膏0.1%	小児	血中濃度の上昇により副作用が発現する可能性がある
			プロトピック軟膏0.03%小児用	低出生体重児、新生児、乳児または2歳未満の幼児	2歳未満の幼児等を対象とした臨床試験は実施していない
	その他の皮膚用薬	ヒドロキシクロロキン硫酸塩	プラケニル錠	低出生体重児、新生児、乳児または6歳未満の幼児	4-アミノキノリン化合物の毒性作用に感受性が高い

について記載されていました。しかし最近、新記載要領に基づいて添付文書が改訂されたことで、現在は「特定の背景を有する患者に関する注意（小児等）」の中に「小児等を対象とした有効性及び安全性を指標とした臨床試験は実施していない」旨が記載され、他剤が無効または使用できない関節リウマチに対して投与する場合には慎重に投与することとされています。また、活性代謝物がインドメタシンであるアセメタシンの錠剤（ランツジール）でも、小児に関する注意が「原則禁忌」から「特定の背景を有する患者に関する注意」に移行しています。

同様に、メチルフェニデート塩酸塩（リタリン）も以前、6歳未満は「原則禁忌」でしたが、現在は「9.7. 小児等」の部分に「低出生体重児、新生児、乳児または6歳未満の幼児には治療上やむを得ないと判断される場合を除き、投与しないこと」と記載されています。

ここで紹介した小児に禁忌の薬剤に、その他の分野の禁忌薬も加えてまとめた表（332ページ表5）をこちらからダウンロードいただけます。

表5 ● 小児などで禁忌となっている主な薬剤（2024年2月時点、筆者作成）

分類		一般名	主な商品名	禁忌	理由
抗菌薬	ニューキノロン系	オフロキサシン	タリビッド錠	小児	小児等を対象とした臨床試験は実施していない。動物実験（幼若犬、幼若ラット）で関節異常が認められている
		シタフロキサシン水和物	グレースビット錠、細粒	小児	小児等を対象とした臨床試験は実施していない。動物実験（幼若犬）で関節部の軟骨障害が認められている
		ノルフロキサシン	小児用バクシダール錠	乳児	安全性は確立していない
		パズフロキサシンメシル酸塩	パシル点滴静注液	小児	小児等を対象とした臨床試験は実施していない。動物実験（幼若犬、成熟犬［16〜26カ月齢］、ラット［6週齢］）で関節異常が認められたとの報告がある
		プルリフロキサシン	スオード錠	小児	小児に対する安全性は確立していない（動物実験（若齢ラット、若齢犬）で関節異常が認められている）
		モキシフロキサシン塩酸塩	アベロックス錠	小児	小児等に対する安全性は確立していない（動物実験［幼若犬、幼若ラット］で関節部の軟骨障害が認められている）
		ラスクフロキサシン塩酸塩	ラスビック錠・点滴静注	小児	動物実験（若齢犬）で関節軟骨障害が認められている
		レボフロキサシン水和物	クラビット錠、細粒、点滴静注	小児	小児等を対象とした臨床試験は実施していない。動物実験（幼若犬、若い成犬［13カ月齢］、幼若ラット）で関節異常が認められている
		シプロフロキサシン	シプロキサン錠、注	小児[1]	動物実験（幼若犬、幼若ラット）で関節異常が認められている
		塩酸ロメフロキサシン	バレオンカプセル、錠	小児	動物実験（幼若犬、幼若ラット）で関節異常が認められている。小児等を対象とした有効性および安全性を指標とした臨床試験は実施していない
	キノロン系	メシル酸ガレノキサシン水和物	ジェニナック錠	小児	小児等を対象とした臨床試験は実施していない。動物実験（幼若犬［3カ月齢］、若齢犬［8〜9カ月齢］、ラット［6週齢］）において、関節軟骨障害が認められている
	クロラムフェニコール系	クロラムフェニコール	クロロマイセチン錠	低出生体重児、新生児	Gray syndrome（腹部膨張に始まる嘔吐、下痢、皮膚蒼白、虚脱、呼吸停止等）があらわれる
		クロラムフェニコールコハク酸エステルナトリウム	クロロマイセチンサクシネート静注用	低出生体重児、新生児	Gray syndrome（腹部膨張に始まる嘔吐、下痢、皮膚蒼白、虚脱、呼吸停止等）があらわれる
	セファロスポリン系	セフトリアキソンナトリウム水和物	ロセフィン静注用、点滴静注用	高ビリルビン血症の低出生体重児、新生児	in vitro の実験で、セフトリアキソンは他のセファロスポリン系薬剤と同様に血清アルブミンと結合しているビリルビンを遊離させることが報告されている。さらに低出生体重児、新生児は血液脳関門が未熟なため遊離ビリルビンが脳内へ移行し核黄疸を起こす恐れがある
		セフォチアム塩酸塩	パンスポリン筋注用	小児	小児に対する安全性は確立していない
		セフメノキシム塩酸塩	ベストコール筋注用	小児	小児に対する安全性は確立していない
	その他の化学療法薬	スルファメトキサゾール・トリメトプリム	バクタ配合錠・顆粒	低出生体重児、新生児	高ビリルビン血症を起こすことがある

分類		一般名	主な商品名	禁忌	理由
寄生虫用薬	マラリア治療薬	メフロキン塩酸塩	メファキン錠	低出生体重児、新生児、乳児	安全性は確立していない
抗ヒスタミン薬	抗ヒスタミン薬	d-クロルフェニラミンマレイン酸塩	ポララミン散、錠、シロップ、注	低出生体重児、新生児	中枢神経系興奮等の抗コリン作用に対する感受性が高く、痙攣等の重篤な反応があらわれる恐れがある
		クロルフェニラミンマレイン酸塩（dl-体）	クロダミンシロップ、注	低出生体重児、新生児	中枢神経系興奮等の抗コリン作用に対する感受性が高く、痙攣等の重篤な反応があらわれる恐れがある
		シプロヘプタジン塩酸塩水和物	ペリアクチン錠、散、シロップ	低出生体重児、新生児	新生児・低出生体重児に対する安全性は確立されていないので投与しないこと（新生児へ投与し、無呼吸、チアノーゼ、呼吸困難を起こしたとの報告がある）
		ヒベンズ酸プロメタジン	ヒベルナ散	2歳未満の乳幼児	外国で、2歳未満の乳幼児への投与により致死的な呼吸抑制が起こったとの報告がある
		プロメタジンメチレンジサリチル酸塩	ピレチア細粒、錠	2歳未満の乳幼児	外国で、2歳未満の乳幼児への投与により致死的な呼吸抑制が起こったとの報告がある
		プロメタジン塩酸塩	ヒベルナ糖衣錠、注	2歳未満の乳幼児	外国で、2歳未満の乳幼児への投与により致死的な呼吸抑制が起こったとの報告がある
	総合感冒薬	サリチルアミド・アセトアミノフェン・無水カフェイン・プロメタジンメチレンジサリチル酸塩	幼児用PL配合顆粒	2歳未満の乳幼児	2歳未満の乳幼児へのプロメタジン製剤の投与により致死的な呼吸抑制が起こったとの報告がある
麻薬関連（オピオイド受容体作動薬）	中枢性麻薬性鎮咳薬	ジヒドロコデインリン酸塩	ジヒドロコデインリン酸塩原末、散	12歳未満の小児	呼吸抑制の感受性が高い。海外において、死亡を含む重篤な呼吸抑制のリスクが高いとの報告がある
		ジヒドロコデインリン酸塩配合剤	フスコデ配合錠	12歳未満の小児	呼吸抑制の感受性が高い。海外において、12歳未満の小児で死亡を含む重篤な呼吸抑制のリスクが高いとの報告がある
	鎮咳薬	コデインリン酸塩水和物	コデインリン酸塩錠	12歳未満の小児	呼吸抑制の感受性が高い。海外において、12歳未満の小児で死亡を含む重篤な呼吸抑制のリスクが高いとの報告がある
	非麻薬性鎮痛薬	トラマドール塩酸塩	ワントラム錠	12歳未満の小児	海外において、12歳未満の小児で死亡を含む重篤な呼吸抑制のリスクが高いとの報告がある
		トラマドール塩酸塩・アセトアミノフェン配合剤	トラムセット配合錠	12歳未満の小児	海外において、12歳未満の小児で死亡を含む重篤な呼吸抑制のリスクが高いとの報告がある
	止瀉薬	ロペラミド塩酸塩	ロペミンカプセル、細粒	低出生体重児、新生児および6カ月未満の乳児[2)	外国で、過量投与により、呼吸抑制、全身性痙攣、昏睡等の重篤な副作用の報告がある
点鼻用血管収縮薬	点鼻用血管収縮薬	塩酸テトラヒドロゾリン・プレドニゾロン	コールタイジン点鼻液	2歳未満の乳・小児	過量投与により、過度の鎮静、発汗、徐脈、昏睡等の全身症状があらわれやすい
		トラマゾリン塩酸塩	トラマゾリン点鼻液	乳児および2歳未満の幼児	過量投与により発汗、徐脈等の全身症状が発現するおそれがある
		ナファゾリン硝酸塩	プリビナ液	2歳未満の乳・幼児	本剤の作用が強くあらわれ、ショックを起こすことがある

333

表5 ● 小児などで禁忌となっている主な薬剤（つづき）

	分類	一般名	主な商品名	禁忌	理由
皮膚用薬	アトピー性皮膚炎治療薬	タクロリムス水和物	プロトピック軟膏0.1％	小児	血中濃度の上昇により副作用が発現する可能性がある
			プロトピック軟膏0.03％小児用	低出生体重児、新生児、乳児または2歳未満の幼児	2歳未満の幼児等を対象とした臨床試験は実施していない
	その他の皮膚用薬	ヒドロキシクロロキン硫酸塩	プラケニル錠	低出生体重児、新生児、乳児または6歳未満の幼児	4-アミノキノリン化合物の毒性作用に感受性が高い
その他	炎症性腸疾患治療薬	サラゾスルファピリジン	サラゾピリン錠、坐剤	新生児、低出生体重児	高ビリルビン血症を起こすことがある
	血小板凝集抑制薬	アスピリン	バイアスピリン錠	低出生体重児、新生児または乳児	低出生体重児、新生児または乳児では、錠剤である本剤の嚥下が不能であることから、投与しないこと
	高尿酸血症治療薬	プロベネシド	ベネシッド錠	2歳未満の乳児	安全性が確立していない
	抗リウマチ薬	ペニシラミン	メタルカプターゼカプセル	成長期の小児で結合組織の代謝障害のある患者[3]	結合組織異常を起こす恐れがある
	呼吸促進薬	ドキサプラム塩酸塩水和物	ドプラム注射液	新生児、低出生体重児[4]	新生児、低出生体重児においては、未熟児無呼吸発作以外の疾患に対する有効性と安全性は確立していない
	痔治療薬	リドカイン配合剤	ヘルミチンS坐剤	乳幼児	アミノ安息香酸エチルの投与により、乳幼児にメトヘモグロビン血症が発現したとの報告がある
	トロンボキサンA2阻害薬	オザグレル塩酸塩水和物	ドメナン錠	小児	小児等に対する安全性は確立していない
	肥満症治療薬	マジンドール	サノレックス錠	小児	安全性は確立していない
	ベンゾジアゼピン受容体作動薬	ジアゼパム	ダイアップ坐剤	低出生体重児、新生児	使用経験が少なく、安全性が確立していないので投与しないこと（一般的に、脂肪組織が少ないため、予想より血中濃度が高くなる可能性があり、また、肝機能、腎機能が未熟であるので、半減期が延長されるとの報告がある）
	麻酔薬	プロポフォール	ディプリバン注	小児（集中治療における人工呼吸中の鎮静）	安全性は確立していない（使用経験がない）。因果関係は不明であるが、外国において集中治療中の鎮静に使用し、小児等で死亡例が報告されている
	抗アンドロゲン薬	ビカルタミド	カソデックス錠、OD錠	小児	本薬の薬理作用に基づき、男子小児の生殖器官の正常発育に影響を及ぼす恐れがある。また、本薬の毒性試験（ラット）において、雌性ラットで子宮の腫瘍性変化が認められている
	骨代謝改善薬	エチドロン酸二ナトリウム	ダイドロネル錠	小児	小児等を対象とした臨床試験は実施していない。小児における骨成長に影響を与える可能性があり、また、小児において10〜20mg/kg/日の長期投与により、くる病様症状があらわれたとの報告がある
		テリパラチド（遺伝子組換え）	フォルテオ皮下注	小児等および若年者で骨端線が閉じていない患者	小児等を対象とした臨床試験は実施していないが、これらの患者では、一般に骨肉腫発生のリスクが高いと考えられている

334

	分類	一般名	主な商品名	禁忌	理由
そ の 他	両性混合ホルモン薬	テストステロンエナント酸エステル・エストラジオール吉草酸エステル	プリモジアン・デポー筋注	小児	骨端の早期閉鎖、性的早熟を来すことがあるので、骨成長が終了していない可能性がある患者、思春期前の患者には投与しないこと
	前立腺肥大、男性型脱毛症治療薬	デュタステリド	アボルブカプセル、ザガーロカプセル	小児	小児等に対する適応はなく、小児等を対象とした有効性及び安全性を指標とした臨床試験は実施していない
	緑内障治療薬	ブリモニジン酒石酸塩	アイファガン点眼液	低出生体重児、新生児、乳児または2歳未満の幼児	外国での市販後において、ブリモニジン酒石酸塩点眼液を投与した乳児に無呼吸、徐脈、昏睡、低血圧、低体温、筋緊張低下、嗜眠、蒼白、呼吸抑制および傾眠があらわれたとの報告がある
		ブリモニジン酒石酸塩・チモロールマレイン酸塩	アイベータ配合点眼液	低出生体重児、新生児、乳児または2歳未満の幼児	外国での市販後において、ブリモニジン酒石酸塩点眼液を投与した乳児に無呼吸、徐脈、昏睡、低血圧、低体温、筋緊張低下、嗜眠、蒼白、呼吸抑制および傾眠があらわれたとの報告がある
		ブリモニジン酒石酸塩・ブリンゾラミド	アイラミド配合懸濁性点眼液	低出生体重児、新生児、乳児または2歳未満の幼児	外国での市販後において、ブリモニジン酒石酸塩点眼液を投与した乳児に無呼吸、徐脈、昏睡、低血圧、低体温、筋緊張低下、嗜眠、蒼白、呼吸抑制および傾眠があらわれたとの報告がある
		黄熱ワクチン	黄熱ワクチン1人用	9カ月齢未満の乳児	脳炎発症の危険性が高い

1）ただし、錠剤では炭疽に限り治療上の有益性を考慮して投与。注射薬では複雑性膀胱炎、腎盂腎炎、嚢胞性繊維症、炭疽の患児を除く
2）6カ月以上2歳未満の乳幼児は原則禁忌
3）関節リウマチの場合は「禁忌」、ウイルソン病（肝レンズ核変性症）、鉛・水銀・銅の中毒の場合は「原則禁忌」
4）早産・低出生体重児における原発性無呼吸（未熟児無呼吸発作）の患児を除く

7章

小児の
フォローアップ

2020年9月に施行された改正薬剤師法ならびに改正医薬品医療機器等法（薬機法）によって、薬剤交付後の服薬フォローアップや服薬情報提供書（トレーシングレポート）の作成が、薬局薬剤師の重要な業務として位置づけられた。本章ではこれらについて、実践例を交えて紹介する。

第1話

SNSを用いたフォローアップ

> **❗ ここがポイント**
>
> 患児・保護者との新たなコミュニケーションツール。
> 薬局アカウント開設でリピーター患者の獲得にもつ
> ながる。

「フォローアップ」と聞いてまず頭に浮かぶのが、テレフォンフォローアップです。昔からよく行われてきた手法ですが、電話をかけても患者さんが多忙だったりすると出てもらえません。

一方、LINE等のSNS（交流サイト）の場合、複数の患者さんに同時に発信できるとともに、患者さん側も時間に余裕がある時に対応できます。当薬局では保護者がよく利用するLINEを用いたフォローアップを実施しています。

LINEによるフォローアップを推進するため、当薬局では、①かかりつけ薬剤師の指名を受けた患者さん、②抗てんかん薬や抗凝固薬または強心薬などのハイリスク薬を処方されている患者さん、③在宅医療を支援している患者さん——などに、**図1**のような連絡カードを渡しています。カードにはLINEまたはメールで問い合わせができるようにQRコードを印刷しています。

このカードは、新型コロナウイルス感染症（COVID-19）流行時、駐車場に停めた車の中で投薬した際に十分な服薬指導が行えなかったことをきっかけに作成しました。帰宅後に困ったことや不明点があった際の連絡手段として活用してほしいとの思いがあり、現在40人ほどの患者さんが登録してくれています。

SNSを用いるメリットとして、処方箋をスマートフォンのカメラで撮影して送ってもらえる点があります。病院のファクスコーナーから届く処方箋は細かい点が読みづらいのですが、スマホで撮影・送信されてくる処方箋は鮮明です。一度登録してくれた患

図1 ● 患者に手渡している「連絡カード」

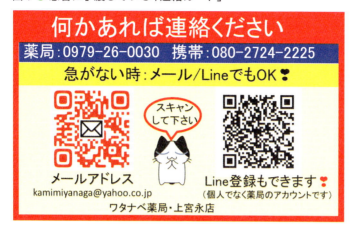

者さんがリピートしてくれることも多く、新たな処方箋の獲得にも一役買っています。

患児の入院時もLINEでフォロー

　340ページ図2は、抗てんかん薬のビムパット（一般名ラコサミド）を服用している17歳女児の保護者とのLINEのやり取りです。あるとき、お子さんがCOVID-19に感染し、大事を取って入院することになりました。入院先の病院薬剤部から当薬局に服用薬に関する問い合わせがあり、薬剤情報を提供した旨を保護者にLINEで伝えました。

　このとき、直近の受診でビムパット錠50mg×6錠/日から7錠/日へと増量されたので、病院には「ラコサミド錠50mg×7錠/日」と伝えました。しかし、入院時点では以前の投与量である6錠/日のままだったことが保護者からの回答で分かりました。LINEでのやり取りの結果、保護者が6錠/日でセットして入院先に持参することとなりました。

薬疹を疑う保護者から画像で相談も

　患者さんからの問い合わせで多いのが、「副作用では？」という

図2 ● 保護者とのSNSのやり取りの例

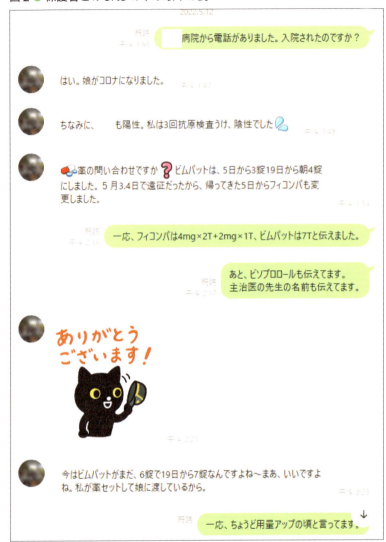

質問です。特に「薬疹ではないか」という質問は電話で症状を詳しく聞いてもよく分かりません。そのようなとき、皮疹を撮影してLINEで送ってもらうと、症状や重症度などが瞬時に理解できます。

写真1は、保護者から薬疹の可能性について相談されたお子さんの顔にできた発疹です。「足の傷からばい菌が入ったので、小児科から処方されたセフカペン（ピボキシル塩酸塩水和物、商品名フロモックス他）を服用していたら、『顔に発疹が出ているけど、お薬のせいでは？』と保育園の先生から指摘されました。セフカ

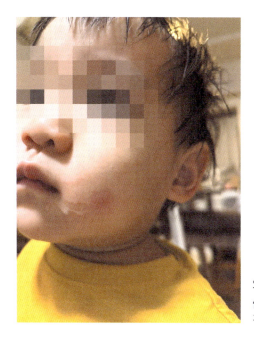

写真1 ●
保護者からLINEで送られてきた発疹の写真

ペンを中断してもいいですか」とLINEで相談されました。

　写真を撮って送ってもらいましたが、薬疹とは断言できないので、「まずは小児科を受診してください」と指示しました。保護者はその後、小児科を受診して発疹を診てもらいましたが、草負け（接触皮膚炎）と診断され、セフカペンは継続となりました。

＊ ＊ ＊

　このようにLINEによるフォローアップは非常に便利です。当薬局では、LINEのビジネス用アカウントを取得してスマートフォンにアプリを入れて運用しています。

　患者さんからの問い合わせには基本的に管理薬剤師が対応しています。対応できない時は同僚の薬剤師に転送します。現在、LINEのフォロワーは40人ほどで、週に2〜3回ほど、前述のような質問や問い合わせ、処方箋の調剤依頼が送られてきます。LINEだと昼夜関係なくメッセージが届くこともあります。

　副作用や容体急変のような緊急の要件の場合は時間外であっても対応しますが、緊急性の低いものは営業時間内でのやり取りで済んでいます。運用に際して、保護者にはすぐに対応できないことがある旨を伝えます。特に薬剤師だけで対応できない案件に関しては、各所への問い合わせが必要となり時間がかかるなど留意点をあらかじめ伝え、スムーズな運用を心掛けています。

341

第2話

トレーシングレポートを
活用したフォローアップ

> **! ここがポイント**
>
> 遠方の医療機関へは残薬調整報告から始めると取り組みやすい。顔なじみの近隣医療機関とはコミュニケーションツールとして活用。

　トレーシングレポートは、投薬や薬歴記入、薬の取りそろえなどの忙しい業務の合間に作成するのは大変です。恥ずかしながら、筆者も以前は全く書いていませんでした。

　ところが、知人の薬剤師から「うちの薬局では、どんな小さなことでも必要があれば、全ての薬剤師がトレーシングレポートを医師に送っていますよ」と聞き、自分たちでも取り組もうと考えを変えました。トレーシングレポートとひと言で言っても、遠方の医療機関の医師に送るのと、近隣の顔なじみの小児科クリニックの医師に送るのとでは、勝手が違います。事例を交えて解説しましょう。

遠方の医療機関は残薬調整から

　遠方の病院やクリニックの場合、まずは比較的取り組みやすい残薬調整から始めました。印象的だった2症例を紹介します。

症例1　アリピプラゾールが重複していた7歳男児

　1例目は、アリピプラゾール（商品名エビリファイ他）を服用中の7歳の男児です。以前からこの児のアリピプラゾールの処方箋

[処方箋]

【般】アリピプラゾール錠1mg　1回1錠（1日2錠）
　　　　　1日2回　朝夕食後　90日分

を応需しており、「飲み忘れないようにあらかじめ日付を入れてほしい」との保護者の希望で日付を書いて分包していました。

この日も処方箋応需時に、「日付をいつからにしますか」と保護者に尋ねたところ、返答に困っていたため理由を尋ねると、残薬がかなりあることが判明しました。詳しく聞くと、前年の暮れに積雪のため日ごろかかっている遠方の病院を受診できず、近隣の医療機関で同じ薬を急きょ処方してもらったため、日数がずれてしまったとのことでした。

そこで、344ページ図3のトレーシングレポートを作成して遠方の病院の薬剤部に送り、医師に渡してほしいと依頼しました。その結果、次回受診時には残薬量を考慮して処方してもらえたため、自宅にあった残薬を持参してもらい合わせて調剤しました。

　アリピプラゾール、メチルフェニデートを長期間服用していなかった23歳女性

2例目は、子どもの頃から処方箋を応需している23歳のBさんです。遠方のクリニックを受診後、上記処方箋を受け取ったのですが、いつも処方されていたアリピプラゾール錠6mgが記載されていなかったため母親に確認したところ、Bさんが医師に「アリピプラゾールは飲んでないので残っている」と言ったとのこと。アリピプラゾールの残薬があることを初めて知ったので、母親に

[処方箋]

（1）コンサータ錠27mg　1回2錠（1日2錠）
　　　【般】ドンペリドン錠10mg　1回1錠（1日1錠）
　　　　　　1日1回　朝食後　30日分
（2）【般】ブロチゾラム錠0.25mg　1回1錠（1日1錠）
　　　　　　1日1回　就寝前　30日分

図3 ● 病院薬剤部に送付したトレーシングレポートの例

服 薬 情 報 等 提 供 書

医療機関名　●●●●病院　●●科
担当医　　　●●　●●　　　　　殿

作成日：　令和5年●月●●日

患者氏名：　●●　●●	情報提供元保険薬局の所在地及び名称
生年月日　　平成●●年●月●日（　9　歳）	〒971-0027　大分県中津市上宮永ノ町9-5
処方箋発行日　令和5年●月●●日	電話：0979-26-××××（Fax:0979-26-××××）
	薬剤師氏名：　松本　康弘

処方箋に基づき、調剤を行い、薬剤を交付いたしました。
　　□ 薬剤の使用状況、症状等
　　□ 処方内容に関する提案事項
につき、ご報告いたしますので、ご高配賜りますようお願い申し上げます。

所見：
患児に処方されているアリピプラゾール錠(1mg)は保護者の希望で日付入りで分包してます。
先日、「日付をいつからにしますか？」と尋ねたら、答えに困っていました。
聞いてみると、残薬が残っているそうです。昨年、●●月●●日に降雪で受診できなくなり、保護者の勤務先の医師から急遽同じ薬を処方してもらったので、日数がずれたそうです。

薬剤師からの提案
●月●日の処方箋を受けて、用法が変わったので残薬と合わせて分包しなおしました。
結果、●月●日まで薬があることが判明しました。そこで、次回受診時に残薬を考慮して、処方いただければ幸いです。

ご不明な点等がございましたら、下記まで連絡いただければ幸いです。
⬇
松本康弘(ワタナベ薬局上宮永店)　Tel:0979-26-××××
E-mal:××××@××××.co.jp　Fax:0979-26-××××

他の残薬の確認も依頼しました。

　すると、ブロチゾラム（レンドルミン他）とドンペリドン（ナウゼリン他）は毎日服用し残薬はなかったものの、メチルフェニデート塩酸塩（コンサータ）の残薬がありました。早速、保護者の許可をもらってトレーシングレポート（**図4**）を書き、クリニックの希望に沿って郵送でなくファクスにて送信しました。

　トレーシングレポートの作成に当たり、まずは一番分かりやすい残薬調整から始めてみました。遠方のクリニックや病院とは処方箋だけのつながりなので、このようなトレーシングレポートは互いのコミュニケーションにも役立つと思います。1例目の病院の薬剤部からはその後「医師に渡しました」と連絡がありました。

図4 ● 遠方のクリニックに送付したトレーシングレポートの例

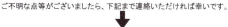

近隣医療機関との
コミュニケーションツールに

　一方、近隣の小児科クリニックの場合は、遠方の医療機関宛てのような仰々しいトレーシングレポートは作成しません。そもそも当薬局では、トレーシングレポートが一般的になる前から「連絡票」を使って近隣クリニックとやり取りしていました。「薬が飲めない」「単シロップを処方した方がよい」「錠剤の方がうまく飲める」など、急ぎではないものの次回処方時に参考にしてほしい情報を連絡票に書いて医師に渡していたのです。

　クリニックのスタッフに渡すとカルテに挟んでくれ、忙しい医

師とのコミュニケーションツールとして重宝しました。この連絡票、まさにトレーシングレポートではないかと思い、改めてひな型を作成し、現在も積極的に活用しています。以下に具体例を紹介します。

症例3　坐薬を嫌がる男児

　日ごろ近隣クリニックを受診している2歳の男児。これまで解熱薬としてアセトアミノフェン（カロナール他）坐薬が処方されていましたが、ある日、投薬時にお薬手帳を見ると、他の病院から解熱薬としてアセトアミノフェン細粒が処方されていました。

図5 ● 近隣クリニックに送付したトレーシングレポートの例

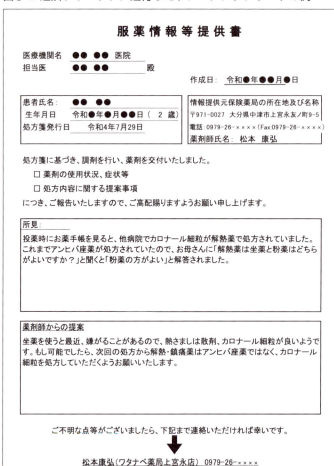

令和5年　●月　●日

●●●医院　御中

下記の患者さんから、単シロップの希望を受けました。
次回、検討して頂けるよう、お願いいたします。

番号	名　前	生　年　月　日
1	●●　●●　様	令和●年●月●●日
2	様	平成/令和　年　月　日

・散剤は飲めるそうですが、単シロップがあった方が抵抗
なく、喜んで飲んでくれるそうです。
・次回から、散剤が出るときは単シロップを出してもらえ
るようにお願いいたします。
（自宅に在庫があるときはよいですので、確認してもらえ
ると助かります）

ワタナベ薬局上宮永店
〒871-0027
大分県中津市上宮永友ノ町9-5
Tel：0979-26-××××
Fax：0979-26-××××

図6 ●
近隣クリニックとのやり取
りに活用している簡易的な
トレーシングレポートの例

解熱薬については、小さい頃は坐薬が多いですが、年齢が上が
ると坐薬を嫌がり散剤を希望する児が増えてきます。保護者に「解
熱薬は坐薬と粉薬、どちらがよいですか」と聞くと「粉薬の方が
よい」とのこと。最近は坐薬を使うと嫌がることがあるため、ア
セトアミノフェンは細粒を希望していました。そこで、「次回処
方から、坐薬ではなくアセトアミノフェン細粒を処方してもらう
よう、お隣のクリニックにも伝えますね」と保護者に伝え、トレー
シングレポートを書きました（図5）。

症例4　単シロップを希望する女児

散剤が飲めないという患児にもよく遭遇します。その場合、当
薬局では単シロップの処方を提案しています。ある2歳の女児も
散剤が少し苦手でしたが、以前に一度、単シロップを一緒に処方
してもらったところ、「散剤に単シロップを加えて溶かしたら抵
抗なく飲めた」と保護者から聞きました。そこで、散剤処方時に
は単シロップも併せて処方してほしい旨をトレーシングレポート
で伝えました。この時は、図6のような簡易的なトレーシングレ
ポートを使用しました。

令和5年 ●月●●日

●●●医院　御中

下記の患者さんから、錠剤希望を受けました。
次回、検討して頂けるよう、お願いいたします。

番号	名　前	生　年　月　日
1	●●　●● 様	平成●●年　△月　△日
2	様	平成/令和　年　月　日

・OD錠だけではなく普通錠も飲めるそうです。
・お母さんに確認したら、散剤は苦手で、錠剤も大きいのを割って飲んでいるそうです。マグミット330mgも飲めているので殆どの錠剤は大丈夫と思います。
・次回から錠剤にして頂けますようお願いいたします。

ワタナベ薬局上宮永店
〒871-0027
大分県中津市上宮永ノ町9-5
Tel：0979-26-××××
Fax：0979-26-××××

図7 ●
剤形変更を依頼するために作成したトレーシングレポートの例

症例5　**散剤から錠剤へ変更した男児**

　年齢が上がると散剤は飲めるようになるものの、体重が増えて量が多くなると嫌がる子どももいます。そのため、保育園や幼稚園の年長児、小学生では、錠剤に変えた方がより簡単に飲めることがあります。

　レボセチリジン塩酸塩（ザイザル他）シロップ0.05％の処方箋を持って保護者と来局した7歳の男児もその一人です。服薬指導時に確認したところ、本人はOD錠を希望していたため、疑義照会でレボセチリジンOD錠に変更してもらいました。その後さらに聞くと、本人と保護者が普通錠でも飲めると言ったため、「次回から散剤ではなく錠剤で出してもらうよう診療所に伝えますね」と伝えてトレーシングレポートを書きました（**図7**）。

＊＊＊

　小児の場合、特に、「飲めない」または「飲まなかった」という情報は医療機関に案外伝わっていないことがあります。このような細かな内容でもいいので、トレーシングレポートを介して医療機関と情報共有できればと思います。ひいてはそれが、児と保護者の利益になると確信しています。

COLUMN
コラム

小児在宅を始めてみて
～まだまだ、ひよっこです～

　在宅医療といえば、一般的には高齢者を思い浮かべますが、小児においても在宅でケアを受けている患者さんがいます。近年の新生児医療の進歩は目覚しく、以前は救命できなかった新生児を救えるようになりました。と同時に、痰の吸引や経管栄養、人工呼吸などの医療的ケアを必要とする子どもが増えています。

　こうしたお子さんは医療機関に行くのも一苦労です。患児の生活介護や医療ケアのほとんどを担う家族の負担は非常に大きく、在宅医療が切実に必要とされているのですが、現在でも小児の在宅医療を支援する体制は、多くの地域で整っていません。

　小児慢性特定疾病受給者を対象に行われた在宅での医療的ケアに関する実態調査において、小児在宅に介入している医療職種を調べたところ、介入が最も多かったのは「訪問看護」（47％）で、次いで「訪問リハビリテーション」（29％）、「医師による訪問診療」（15％）――という結果でした[1]。

　これに対し、訪問薬剤管理指導を利用している患児は全体の2％

写真A ● 小児在宅の訪問時の様子

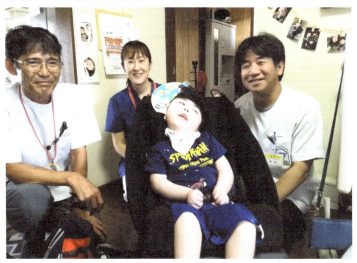

※保護者の許可をいただき掲載

図A ● 契約時に交わす「訪問薬剤管理同意及び申込書」

【 訪問薬剤管理同意及び申込書 】

ワタナベ薬局での訪問薬剤管理を実施するにあたり、下記事項をご確認いただき、
同意されましたら署名及び押印をお願い致します。

◎ 「訪問薬剤管理」とは患者さまのご自宅を訪問し、正しい服薬方法をアド
バイスしたり、お薬を適切に管理することを言います。
＊訪問は処方せんを受けとり、調剤した後に行います。訪問する前には電話で連絡
いたします。原則は当日に訪問を行いますが、間に合わない場合は翌日になること
もあります。その際も電話で確認いたします。
＊なお、薬剤に疑問、相談等々はワタナベ薬局上宮永店・松本（電話：0979-26-
××××、携帯：080-××××-××××）まで連絡ください。
＊訪問薬剤管理に係る費用は、医療保険で取り扱われます。
　交通費は原則かかりません。

記　入　日	（西暦）●●●●年●●月●●日		
ご本人（患者様）	ふりがな　氏　名	▲　▲　▲　▲	
	住　所	〒871　─　××××　■■■■　■■■■　■■■■	
	生年月日	（西暦）201×年　××月××日	年齢　■　歳

ご家族様（代理人）	ふりがな　氏　名	▲　▲　▼　▼	続柄：▼
	住　所	〒871　─　××××　■■■■　■■■■　■■■■	
	生年月日	（（西暦）××××年　××月××日	年齢　■　歳
	ご連絡先	TEL	0×××-××-××××
		携帯電話	0×-××××-××××
		FAX	

※訪問診療を行うにあたり知り得た個人情報等は厳守致しますが、ワタナベ薬局の
「個人情報保護指針」に基づき、他の医療機関や施設等連携が必要な情報について
は提供する場合があります。ご了承をお願いいたします。

ワタナベ薬局

と非常に少なく、ほとんど利用されていません。

　私自身は以前から、小児医療に携わる者として、ぜひ小児の在宅医療に関わりたいと思っていました。そのような中、2018年秋に、近隣にある病院の医師から薬剤部を通して、小児の訪問服薬指導の依頼がありました。

契約書を交わしていざ訪問

　実は、私はそれまで、小児はおろか高齢者の在宅医療さえ経験がありませんでした。早速、在宅医療の経験が豊富な知り合いの薬剤師の協力を得ながら在宅医療について勉強を始めました。

　まず、小児と高齢者の違いは保険です。保険請求は介護保険ではなく医療保険で行いますので、本来なら契約書は必要ありませ

んが、互いの意思を確認するために、私の場合は簡単な契約書を作成しました（**図A**）。在宅訪問の開始前に、病院で医師、看護師、メディカルソーシャルワーカー、病院の医事課スタッフなどと、話し合いを重ねました。

　依頼があったお子さんは2人です。どちらも高度な医療ケアが必要です。初日は、医師の訪問診療に同行させてもらいました。訪問したお子さんたちはベッド上や車椅子で生活しており、そばには人工呼吸器などの高度管理医療機器が設置されています。訪問時は、ご家族のしっかりした対応とお子さんたちの笑顔が印象的でした（349ページ**写真A**）。

　処方箋は、訪問した日の夕方に受け取りました。翌日、重い経腸栄養液を車のトランクに乗せ、患児の家に向かいました。前回、医師と一緒に自宅を訪れていたので、訪問はスムーズに進みました。患児宅で、処方薬が前回と同じであることをお薬手帳で確認し、薬がきちんとそろっているか保護者と一緒にチェックしました。今後のことを考え、保護者と携帯電話の電話番号を交換し、急ぎでない時はメールで連絡することにしました。

医療的ケア児の訪問先は3人に増えたものの……

　2018年秋から始めた小児在宅は途中で一人増え、計3人の医療的ケア児の在宅訪問を行ってきました。しかし、20年に1人が亡くなり、その1年後、もう1人は保護者の仕事の都合で引っ越し、訪問先はAくん（当時4歳）1人だけとなりました。ところが、Aくんの主治医である病院の医師が大学に転勤となり、後任の担当医も在宅診療を行うものと期待していましたが、「在宅診療は行わない」と言われてしまったのです。

　担当医がAくん宅を訪問しないとなると、薬剤師が在宅訪問しても在宅患者訪問薬剤管理指導料を算定できなくなると思い、正直ショックを受けました。しかし、ずっと行っていた在宅訪問を薬局の経営上の都合でやめたくなかったため、訪問は続けていました。この際、在宅患者訪問薬剤管理指導料は算定せず、普通の薬剤管理指導料のみ算定していました。

　ある時、浅草薬剤師会の坂口眞弓先生から「在宅診療しない医院にかかっている患者さんで薬の管理ができない方には、薬局が訪問して薬剤管理を行うことを医師に提案し、承認いただいた後に訪問している」と聞きました。医師が在宅訪問しなくても、薬

の管理などで在宅訪問の必要性があれば、在宅患者訪問薬剤管理指導料が算定できることを初めて知りました。さらに、キムラ薬局（大分市）の中島美紀先生に相談したところ「医師から『指示書』を出してもらった方がいいですよ」とアドバイスを受けました。早速、担当の医師に指示書を書いてもらい、在宅患者訪問薬剤管理指導を行えるようにしました。

図B ● ある日のAくんの処方箋

RP.1　エネーボ配合経腸液　500mL
　　　　1日2回　朝夕食後　20日分

RP.2　バルプロ酸シロップ（5%）　7mL
　　　　1日2回　朝夕食後　40日分

RP.3　レベチラセタムドライシロップ
　　　　1日2回　朝夕食後　35日分

RP.4　クロバザム細粒1%　10mg
　　　　1日2回　朝夕食後　30日分

RP.5　ロラタジンドライシロップ1%　5mg
　　　　1日1回　夕食後　30日分

RP.6　カルボシステインドライシロップ50%　600mg
　　　　アンブロキソールドライシロップ15%　18mg
　　　　ツロブテロールドライシロップ0.1%　0.8mg
　　　　1日2回　朝夕食後　35日分

RP.7　モビコール配合内用液LD1包
　　　　1日1回　夕食後　35日分

RP.8　ブデソニド吸入液0.25mg　35管
　　　　1日1回　1個吸入　30日分

RP.9　プロカテロール吸入液ユニット0.3mL　35個
　　　　発作時吸入　1回1個ずつ

RP.10　生理食塩液20mL　35管
　　　　発作時吸入　1回1個ずつ

RP.11　レボフロキサシン点眼液0.5%　5mL
　　　　両眼　1日3回　1回1滴　点眼

RP12　ジアゼパム坐薬10mg　10個
　　　　発作時　1回1個　肛門に挿入

RP13　ジメチルイソプロピルアズレン軟膏　20g
　　　　1日2回　患部に塗布

RP14　アセトアミノフェン坐薬200mg　10個
　　　　発熱時　1回1個　肛門に挿入

訪問時に得た情報を訪問薬剤管理指導報告書で報告

さて、在宅訪問開始当初、Aくんは4歳でしたが、現在は9歳になり支援学校に通うようになりました。病院へは月1回のペー

スで受診しています。受診後は処方箋をファクスで送ってもらい、調剤します。Aくんの処方箋は図Bの通りです。

　薬局の仕事を終えると、薬を持ってAくんの自宅に出向き服薬指導を行います。服薬指導は主に母親に行います。内容は普段の服薬指導と変わりません。以下、この時の保護者とのやり取りの概要を紹介します。

1. てんかん発作のこと

問題：抗てんかん薬3種類でてんかん発作をコントロールしている。てんかん発作の状況を聞くと、大きな発作は最近出てないが、四肢に力を入れて顔を上に見上げて目を見開くことがあるとのこと。一度、そのような発作（？）が発症すると、立て続けに短い時間に繰り返して起こすという。支援学校の先生からも「今日は数回小さな発作を起こしました」とよく言われるので、母親が心配している。

➡対応：発作の状況を服薬情報提供書に書くとともに、母親へは、実際の状況を言葉で説明するのは難しいので、動画を撮影し医師に見せて相談することを勧めた。

2. 生理食塩液の使用状況

問題：クロモグリク酸ナトリウム吸入液（インタール他）はプロカテロール塩酸塩水和物吸入液（メプチン他）と混合して吸入していたが、先発医薬品のインタール吸入液が出荷停止になったため、代わりに生理食塩液を使用してもらった。

➡対応：生理食塩液は前回渡した注射筒で2mL採取してもらいプロカテロール吸入液と混合して使用してもらったが、特に問題はなし。

3. 皮膚の保湿

問題：保湿について相談を前回受けた。ヘパリン類似物質製剤（ヒルドイド他）だけでなく白色ワセリンも塗布すると皮膚が赤くなることがあるが、塗らないと皮膚が乾燥して大変とのこと。

➡対応：今回訪問時、刺激性の少ない市販のベビーオイルを購入し使用してみたら赤くなることもなく、皮膚の乾燥は防げたとのことで、結果のみ服薬情報提供書で報告。

4. こもり熱のこと

問題：時々、こもり熱（通常の発熱のように体温調節中枢が関与して体温が上がるのではなく、外部環境の影響や体の放熱がうまくできず体温が上昇する発熱）が出るので、かけている毛布を剥いで体温を下げているが、それだけで下がらない時は服も脱がせるとのこと。

➡対応：こもり熱のことは服薬情報提供書で医師に報告する旨を伝えた。また、そろそろ暖かくなるので、次回、ソリターT配合顆粒3号（一般名ナトリウム・カリウム・マグネシウム配合剤顆粒）を処方してほしい旨を服薬情報提供書に記載すると伝えた。

　さらに、上記のことを踏まえて、医療機関宛てに服薬情報提供書を作成しました（**図C**）。

図C ● 医療機関に送付した訪問薬剤管理指導報告書

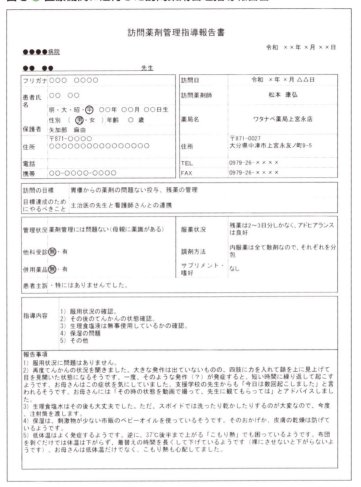

バルプロ酸シロップの飲ませ方に工夫

　現在、Aくん宅には1カ月に1回しか訪問できないため、細かい内容やフォローアップはLINEで行っています。処方箋をファクスで受け取った時、前回と用量が異なっていたり、いつも出ている薬剤が処方箋から省かれていたら、LINEで確認します。在宅訪問終了後は在宅訪問時に聞き忘れたときや、母親が不在で父親が対応したときにより詳細に聞きたい時にも利用しています。一方、保護者からは服薬のこと、薬剤の保管のことなど困ったときにLINEを介して問い合わせがあります。

　そのようなLINEでのやり取りの中で支援学校での薬剤の備蓄で相談を受けたときの逸話を紹介します。

　支援学校では災害時に学校にとどまることを余儀なくされた時

写真B ● 支援学校に提案したバルプロ酸の飲ませ方の工夫

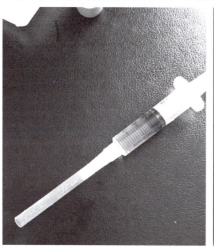
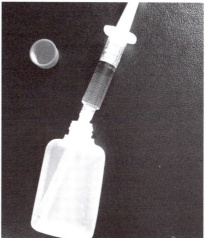

のために、内服薬を校内に備蓄しています。在宅訪問していると色々なことを質問されますが、中でも困ったのがバルプロ酸ナトリウムシロップ（商品名デパケン、セレニカR他）の飲ませ方です。家では薬杯で飲ませていたのですが、支援学校から「学校では薬杯で計って責任を持って飲ませられない」と言われました。

　最初は小さい瓶に1回分ずつ分けることを提案したものの、スペース等の関係で却下。そこで、注射筒を使った方法を考えました。薬液の容器の口が小さく注射筒が入らなかったので、先端にストローを付けて薬液を吸えるようにしました（**写真B**）。支援学校の教員に見せたところ、「これなら用量通り服薬できる」と回答をいただきました。

　「小児在宅＝大変」との意識があると思います。確かに時間はかかります。しかし、車椅子で医療機器をたくさん取り付けたお子さんと保護者を調剤の間ずっと薬局で待たせてしまうことを考えたら、在宅訪問の方がお互い助かります。私の薬局には無菌調剤室はありませんし、おまけに一人薬剤師です。小児在宅も「難しく」考えずに、今後も自分のできる範囲で引き受けられればと思い、日々そのような患者さんを待っています。

参考文献

1) https://hibari-clinic.com/site/wp-content/uploads/2016/07/d1cfe48fe31140f95b4200035c980833.pdf

8章

お役立ち患者指導箋

薬局で丁寧に説明しても、その内容を忘れてしまう保護者は少なくない。保護者が帰宅後に、服薬指導の内容を確認できるように、様々なテーマの患者指導箋を用意して、服薬指導の補助ツールとして活用したい（60％縮小でコピーすると、A6サイズ［105×148mm］の一般的なお薬手帳にそのまま貼ることができます）。

8章の患者指導箋は、ウェブサイトでPDFをダウンロードできます。https://nkbp.jp/kodomo2024 にアクセスし、患者指導箋をダウンロードする際に、以下のIDとパスワードを入れてください。

ID：kodomo　　パスワード：di2499

乳児の服薬

　0歳〜3歳くらいまでのお子さんは、薬を飲まなければならない理由をまだ理解できません。また本能的に、苦いものは食べ物ではなく排除するものと知っているので、飲み込むことを嫌がります。特に、自我が目覚めて嫌なものを拒否する年齢になると、薬を飲ませるのがとても難しくなります。うまく薬を飲んでもらうためには、様々な工夫が必要です。

　まずは乳児にお薬を飲んでもらうための基礎知識を紹介します。お薬のことで困っていること、分からないことがあれば、薬剤師にご相談ください。

基礎知識

❶ お薬を食事・ミルク・おっぱいの前に飲ませる

　お薬の袋に「食後」と書かれていると、必ず食後に飲まなければならないと考えがちです。お子さんが食後で問題なく薬を飲めるときは食後でOKですが、小さいお子さんの場合、食後はおなかがいっぱいで薬が飲めないときがあります。また乳児も、ミルク・おっぱいの後に薬を飲ませると、げっぷと一緒に薬を吐いてしまうこともあります。

　小児の薬の多くは食前に飲んでも大丈夫なので、ぜひ薬剤師にご相談ください。　　　　　　　　　　　　　（※まれに食後に服用すべき薬もあります）

❷ 朝昼夕の間隔は4時間以上あいていればOK

　乳幼児は寝ていたりして、指示通りの時間に薬を飲ませられないことが少なくありません。そんなときは無理に起こして飲ませる必要はなく、少し時間がずれても大丈夫です。例えば、1日3回（朝、昼、夕）のお薬は、前に飲んでから4時間以上あいていれば問題ありません。また1日2回（朝、夕）のお薬は、前に飲んでから6〜8時間あけて飲ませてください。迷ったときは薬剤師にご相談ください。

❸ 完璧でなくても大丈夫！

　お薬を飲ませるときに、こぼれたり、容器に付いたりします。もちろん、全部きれいに飲めればそれが一番良いのですが、それは難しいのが現実です。お薬は多少の誤差は気にせずに「できるだけ飲ませよう！」という考え方で大丈夫です。

粉薬の飲ませ方
＜乳児編＞

練り団子をつくる

① 小皿に粉薬をあけ、1滴ずつ水を加えて、ペースト状（団子状）に練ります。
② 手指をきれいに洗い、指先に練った薬を付けて、口の中（上あごや頬の内側）に塗りつけます。
③ 水を飲ませて、水と一緒に薬を飲み込ませてください。

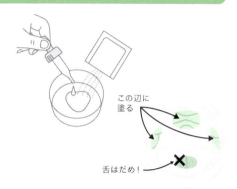

この辺に塗る

舌はだめ！

少量の水に溶かす

① 小さな容器に粉薬をあけ、少しずつ水を加えて、シロップ状（液体）に溶かします。
② 溶かした薬をスポイトや哺乳びんの乳首を使って飲ませてください。スポイトは乳児の口の手前に入れると舌で出すので、なるべく口の奥に入れてください。
③ 口の中に薬が残らないように、水を飲ませましょう。

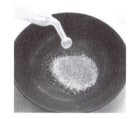

※ 哺乳びんの乳首を使う場合、穴が小さいと薬が飲みにくいことがあります。穴が少し大きい乳首を用意するとよいでしょう。

食べ物に混ぜる

① 粉薬に好みの食べ物を少量（スプーン1〜2杯くらい）加えて食べさせます。
② 口の中に食べ物や薬が残らないように、水を飲ませましょう。

ジュース、スポーツドリンク、ゼリー、ヨーグルト、ジャムなどと混ぜると苦くなる薬もあるので注意!!

● 量が多くて飲みにくいときは、10分くらいあけて2回に分けて飲ませましょう。
● 砂糖などを加えて甘くしても大丈夫です。ただし下痢のときは乳製品、オレンジジュース、砂糖などはあまり混ぜないようにしてください。

お薬の飲ませ方
＜小児編＞

粉薬の基本の飲ませ方

① 少量の水（または白湯）で口の中をうるおします。
② 口に粉薬を含ませて、水（または白湯）で流します。

注意すること

- 薬によっては、スポーツドリンク、ジュースなどで飲むと、かえって苦くなる場合があります。
- 粉薬をのどの奥に入れると、むせてしまうことがあります。

粉薬が飲みにくいとき

方法1：オブラートに包む

① オブラートを4つ折りにして、袋の部分に粉薬を入れ、ねじって薬を閉じ込めます。
② 茶碗などに水を入れて、薬を包んだオブラートを水につけ（スプーンを使っても可）、飲ませてください。

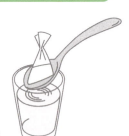

＊ 水でぬらすことで、オブラートが口に貼り付かずに飲ませることができます。
＊ 水につけた後は破れやすいため、すぐに飲ませてください。
＊ 濡れた手でオブラートを触ると破れてしまうため、乾いた手で取り扱ってください。

方法2：食べ物に混ぜる

① 粉薬に好みの食べ物を少量（スプーン1～2杯程度）加えて食べさせます。
② 食べた後、口の中に薬が残らないように水を飲ませてください。

錠剤が飲めないとき

方法1　半分に割る：線が付いている錠剤は、線のところで割って飲ませても大丈夫です。
方法2　つぶす、カプセルから出す：つぶすときは、錠剤を食品用ラップフィルムなどに包んで、ドライバーなどの背で軽く叩いてください。また、カプセルの中身を出して飲ませる方法もあります。

注意！

薬によっては、錠剤をつぶしたり、カプセルをはずして飲ませると、効果が大きく変わることがあります。必ず事前に薬剤師に相談してください。

お薬を水に溶かして飲む

　お薬の中には、水に溶けにくいものがあります。よくかき混ぜてください。溶けずにコップの底に沈殿した薬は、水と一緒にストローで吸わせるとよいでしょう。

[溶けやすさの見方]
◎：よく溶ける　　○：溶ける　　△：あまり溶けない　　×：溶けにくい

お薬の名前（一般名）	お薬の種類	溶けやすさ
セフスパン細粒50mg（セフィキシム水和物）	抗菌薬	◎
バナンドライシロップ5%（セフポドキシムプロキセチル）	抗菌薬	◎
セフゾン細粒小児用10%（セフジニル）	抗菌薬	◎
クラリスドライシロップ10%小児用（クラリスロマイシン）	抗菌薬	×（ダマになりやすい）
ホスミシンドライシロップ200/400（ホスホマイシンカルシウム水和物）	抗菌薬	×
アシクロビルDS80%「NK」（アシクロビル）	抗ウイルス薬	×
タミフルドライシロップ3%（オセルタミビルリン酸塩）	抗インフルエンザ薬	○
カロナール細粒20%/50%（アセトアミノフェン）	解熱鎮痛薬	◎
アタラックス-P散10%（ヒドロキシジンパモ酸塩）	痒み止めなど	◎
ムコサールドライシロップ1.5%（アンブロキソール塩酸塩）	痰の薬	◎
ベラチンドライシロップ小児用0.1%（ツロブテロール塩酸塩）	咳・喘息の薬	◎
ムコダインDS50%（L-カルボシステイン）	痰・鼻水の薬	×
ペリアクチン散1%（シプロヘプタジン塩酸塩水和物）	鼻水・痒み止めの薬	◎
ザジテンドライシロップ0.1%（ケトチフェンフマル酸塩）	咳・鼻水・痒みの薬	×（ダマになりやすい）
オノンドライシロップ10%（プランルカスト水和物）	咳・鼻水・喘息の薬	○
ロペミン小児用細粒0.05%（ロペラミド塩酸塩）	下痢止め	○
ミヤBM細粒（酪酸菌）	整腸薬	×
ビオフェルミンR散（耐性乳酸菌）	整腸薬	×
レベニン散（耐性乳酸菌）	整腸薬	×

小学生の服薬

　小学生（6〜12歳）のお子さんは、成長に伴って免疫力がついてきます。そのため、医療機関を受診する回数が減ります。お薬も、粉薬やシロップから、錠剤やカプセル剤へと少しずつ変わっていきます。また、お薬の量も増えて、だんだんと大人の量に近くなります。しかし、すべての薬を大人と同じように飲めるというわけではありません。

　小学生のお子さん向けの服薬の基礎知識をまとめてみました。

基礎知識

❶ 必ず食後に服用しなければならない薬は少ない

　お薬の袋に「食後」と書かれていると、必ず食後に飲まなければならないと考えがちですが、小児の薬では食後に服用しなければならない薬は極めてまれです（食後に服用しなければならないお薬については薬剤師から指示があります）。飲めるタイミングで飲ませてください。

❷ 学校で飲めないときは帰宅後でも大丈夫

　1日3回朝昼夕に服用するお薬は、昼の薬を学校で飲む必要があります。しかし、友達の前で恥ずかしい、遊んでいて飲み忘れるなど、飲めないお子さんは少なくありません。そんな時は学校から帰った後に飲ませてください。1日3回のお薬は、それぞれの間隔が4時間以上あいていれば大丈夫です。昼の薬を夕方に飲ませたときは、夕方の薬を寝る前にずらして飲ませてください。1日2回のお薬は、6〜8時間以上あければ大丈夫です。

　また、小学生になると自分で薬の管理をすることもあります。飲み忘れたときに2回分まとめて飲んだりしないように注意してください。

❸ 体は大きくなっても子どもは子どもです

　お薬の量が大人と変わらなくなってきます。だからといって、大人の薬を飲ませてはいけません。大人の薬の中には、小学生のお子さんは飲んではいけないものもあり、重大な副作用を引き起こす恐れもあります。医療機関で処方された薬だけでなく、市販薬も同様です。飲ませる前に、薬剤師に相談してください。

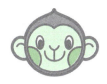

粉薬の飲ませ方①

水に溶かして飲ませる

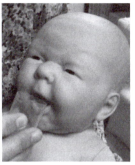

小さな器

水に溶かした薬を少しずつ飲ませることができるように、小さな器を使います。

嫌がって吐き出すことがあります。全部吐き出してしまったときには、新しく薬の包みをあけて飲ませても大丈夫です。

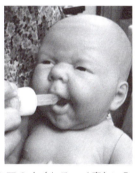

スポイト

スポイトの先を口の中（なるべく奥）に入れ、タイミングを見ながら少しずつ飲ませます。

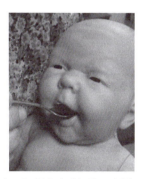

スプーン

スプーンですくって、口の中（なるべく奥）に入れて、少しずつ飲ませます。

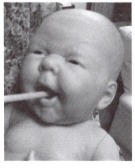

ストロー

ストローを吸えればそのまま、吸えなければストローに取って1滴ずつ飲ませます。

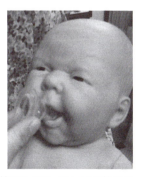

哺乳ビンの乳首

哺乳ビンの乳首に入れて、吸わせて飲ませます。

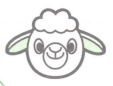

粉薬の飲ませ方②

練った薬を口の中に塗り付けて飲ませる

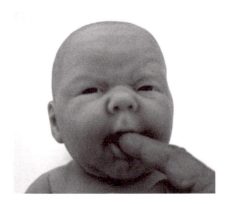

●練って口の中に塗り付ける

少量の水で粉薬を練り、頬の内側や上あごに塗ってください。舌の上は味を強く感じるので、避けてください。口の中に指を入れるのをためらわずに、さっと指を入れるのがコツです。おもちゃなどでお子さんの気を紛らわせるといいですね。

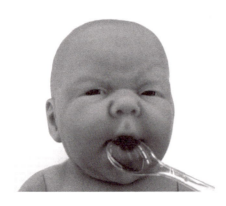

●スプーンで口の中に入れる

あまり苦くないお薬は、スプーンで飲ませても大丈夫です。少しとろみがあるガムシロップを加えて、スプーンですくって飲ませてもOKです。

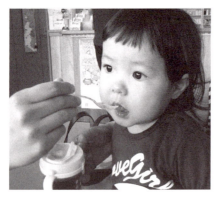

●最後に水などを飲ませて口の中を洗ってあげましょう

薬が口の中に残らないように、水や白湯、麦茶やミルクなどを飲ませてください。ただし、果汁を飲ませると、薬によっては苦味が出ることがありますので、注意してください。

粉薬の飲ませ方③

お薬団子の作り方

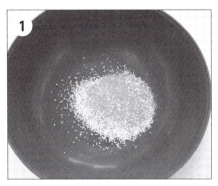

薬を小皿に置く

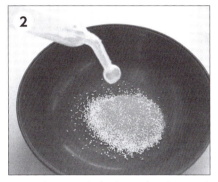

水をスポイトで1滴ずつ加える（スプーンも可）

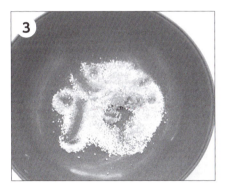

水が少ないとき
▶ 粉が残ります

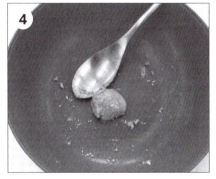

［ちょうど良いとき］
▶ 1つにまとまって泥団子のようになります

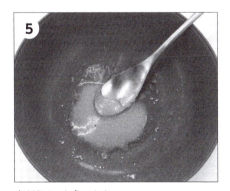

水がちょっと多いとき
▶ ベチャベチャします。でも、それが好きな子もいます

> **注意点**
> ● 水は様子を見ながら少しずつ加えてください。
> ● お皿に薬が少し残っても、気にしなくて大丈夫です。
> ● 飲み終わったら、水や白湯、ミルク、母乳を与えて、薬を流してください。

365

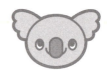

粉薬の飲ませ方④

スポイトの使い方

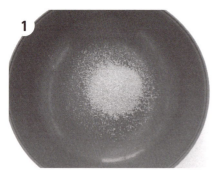

1 薬を小皿に置く

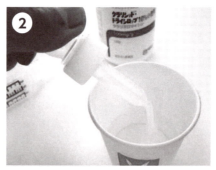

2 スポイトで水を取る（15mLくらい）

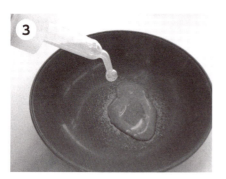

3 スポイトの水を小皿に入れる

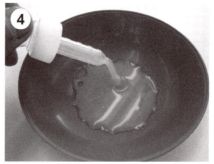

4 スポイトでかき混ぜる（薬を溶かす必要はありません）

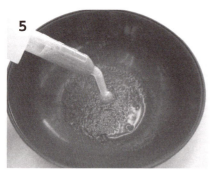

5 全量をスポイトで吸い取る

スポイトでの薬の飲ませ方

- お子さんを抱っこしてください。
- スポイトを頬の内側に沿わせながら口の奥に入れて、少しずつ飲ませます。
- 飲み終わったら、水や白湯、ミルク、母乳を与えて、薬を流してあげてください。

スポイトのお手入れ
- スポイトは洗って乾かしておけば、また使えます。
- 赤ちゃん用消毒液（ミルトンなど）に浸けても大丈夫です。

お薬 Q & A

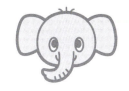

Q お薬を飲ませたら吐いてしまいました。もう一度飲ませた方がいいですか？

A 飲んですぐに全部吐いたときには、もう一度飲ませてください。ただし、吐いた直後はまた吐いてしまうかもしれませんので、30分〜1時間くらいたってからチャレンジしてください。薬を飲んで30分以上たってから吐いたときは、十分吸収されているので飲み直す必要はありません。判断できないときは薬剤師に相談してください。

Q 前にもらった薬が残っています。症状が同じなので飲ませてもいいですか？

A 医師から「この薬は保存しておいて、同じ症状のときに使ってもよい」と言われたお薬以外は、原則として、保護者の判断で手持ちの薬を飲ませてはいけません。同じような症状であっても別の病気かもしれません。特に抗菌薬などを安易に服用させると、医師の診断の妨げになることがあります。

Q お兄ちゃんのかぜ薬があります。量を少なくして弟に飲ませてもいいですか？

A 医師の許可なく本人以外に服用させてはいけません。同じような症状であっても別の病気かもしれませんし、年齢や体重によって服用する量が決まっています。

Q お薬を飲ませるのを忘れました。どうしたらいいですか？

A 思い出した時点ですぐ飲ませてください。次の服用タイミングが迫っているときは、飲み忘れた分は飲ませずに、次の分から飲ませてください。例えば、1日3回朝昼夕のお薬で、お昼の分を忘れて15時ごろに気づいたときには、すぐに昼の分を服用させ、夜の分を寝る前くらいにずらして飲ませれば大丈夫です。もし、夕方に昼の分の飲み忘れに気づいたときには、昼の分は飲ませずに、夜の分を飲ませてください。

Q どうしても抗生剤がうまく飲めません。どうしたらいいですか？

A 食前に飲ませてみてください。また、アイスクリームなどの食品や飲み物に混ぜると飲みやすくなります。それでもうまく飲めないときは、薬剤師に相談してください（どうしても飲めないときは医師と相談します）。

Q 保育園に通園しています。1日3回、朝昼夕に飲ませる薬ですが、昼の分はどうしたらいいですか？

A 昼の分を帰宅後すぐに飲ませ、夜の分を寝る前に飲ませてください。4時間以上あいていれば大丈夫です。帰宅時間がかなり遅い場合には、医師に相談してください。

クラリスの飲ませ方

　クラリス（一般名クラリスロマイシン）はイチゴ風味の甘いお薬ですが、もともとの成分が苦いので、口の中に長く入れておくと、だんだんと苦みを感じます。さっと飲み込ませるのがコツです。

　また酸みのある食べ物や飲み物と相性が悪く、混ぜるととても苦くなります。食べ物や飲み物に混ぜるときは以下を参考にしてください。

評価	食品名	薬剤師のコメント
とてもよい	チョコレート	全く口の中に苦味が残らない
	チョコアイス	チョコの苦味がクラリシッドの苦味を消してくれる
	アイスクリーム	味がラクトアイスより濃いので苦味が残らない
	コーヒー牛乳	普通のコーヒー牛乳と変わらない
	メープルシロップ	シロップの甘味で苦みが消える
	お薬ゼリー・チョコ味	苦味は消えるが、少し粉っぽさが残る すぐ水で流すといい
まあまあ	ラクトアイス	若干、苦味が後まで残る
	プリン	後から苦味が出てくる。早めに水で流すといい
	練乳	
とてもまずい	イオン飲料	混ぜるとすぐ苦くなり、口に入れた瞬間苦味が広がる
	ジュース	
	お薬ゼリー・イチゴ味	
	お薬ゼリー・ピーチ味	
	お薬ゼリー・ブドウ味	
	ヨーグルト	
	ヤクルト	

注：アイスクリームは乳脂肪8％以上、乳脂肪3％以下の場合はラクトアイスです。

極意1 食事やミルク・哺乳の前に飲ませてください（クラリシッドを飲ませてから、しばらくしてご飯やミルクをあげてください）。

極意2 クラリシッドを飲ませた後に、チョコレートやアイスクリームなどを食べさせてみてください（口に残ったクラリシッドを取り去ってくれます）。

極意3 全部を一度に飲ませず、少しずつ何口かに分けて飲ませてください。

ジスロマックの飲ませ方

　ジスロマック（アジスロマイシン水和物）は苦いお薬です。製剤改良が行われて飲みやすくなりましたが、それでも味わうと苦味があります。ただ、ジスロマックは「1日1回服用し、3日間でOK！」です。全部で3回飲むだけですむので、頑張って3回飲ませてください。食べ物や飲み物に混ぜるときは以下を参考にしてください。

評価	食品名	薬剤師のコメント
よい	アイスクリーム：バニラ味	1番おすすめ！
	アイスクリーム：チョコレート味	
	コーヒー牛乳	若干苦いという意見あり
まあまあ	ヨーグルト	後から少し苦い
	お薬ゼリー：チョコレート味	やや苦味がある
	プリン	
	シロップ：チョコレート味	後から少し苦い
	シロップ：メープル	
	練乳	
	イオン飲料	後から苦味が出る
	お薬ゼリー：イチゴ味	やや苦味がある
	ヤクルト	後から苦味が出る
まずい	リンゴジュース	苦いが、オレンジジュースよりはまし
	オレンジジュース	1番苦い！

極意1　食事やミルク・哺乳の前に飲ませてください（ジスロマックを飲ませてから、しばらくしてご飯やミルクをあげてください）。

極意2　練乳やシロップ（メープル、チョコレート）またはアイスに混ぜると飲みやすくなります。乳脂肪8％以上のアイスクリームの方が、乳脂肪3％以下のラクトアイスよりも薬の苦みが緩和されて飲ませやすいです。

極意3　ジスロマックは量も多いので、飲めないときは全部を一度に飲ませず、少しずつ何口かに分けて飲ませてください。

エリスロシンWの飲ませ方

　エリスロシンW（エリスロマイシンエチルコハク酸エステル）は、同タイプの薬であるクラリス（クラリスロマイシン）ほど苦くはないのですが、ちょっと薬の量が多いので、頑張って飲ませてください。

　エリスロシンWは食前に飲んだ方が良く効くため、必ず食事やミルクを飲ませる前に飲ませてください。食べ物や飲み物に混ぜるときは以下を参考にしてください。

評価	食品名	薬剤師のコメント
とてもよい	練乳	薬の味がしなくなる
	シロップ：メープル	
	シロップ：チョコレート味	
	アイスクリーム：チョコレート味	
	プリン	
	アイスクリーム：バニラ味	
	お薬ゼリー：チョコレート味	おいしい
	コーヒー牛乳	
まあまあ	ヨーグルト	後から少し苦い
	ヤクルト	ちょっと苦味を感じる
	お薬ゼリー：イチゴ味	苦味を感じる
まずい	リンゴジュース	ちょっと苦味が強くなる
	オレンジジュース	オレンジと苦味が混ざってまずい
	イオン飲料	すぐに苦味が分かる

極意1	食事やミルク・哺乳の前に飲ませてください（エリスロシンWを飲ませて、しばらくしてからご飯やミルクをあげてください）。
極意2	練乳やシロップ（メープル、チョコレート）またはアイスに混ぜると飲みやすくなります。乳脂肪8％以上のアイスクリームの方が、乳脂肪3％以下のラクトアイスよりも薬の苦みが緩和されて飲ませやすいです。
極意3	エリスロシンWは薬の量が多くなるので、飲めないときは一度に全部飲ませずに、少しずつ何口かに分けて飲ませてください。

メイアクトMSの飲ませ方

　メイアクトMS（セフジトレンピボキシル）は、口に入れた直後はそれほど苦くありません。しかし、後から徐々に苦味が広がってくるので、さっと飲ませましょう。

　この薬はアイスクリームやチョコレートとの相性がよく、チョコレート味のアイスクリームと混ぜると飲みやすいです。逆に、お薬ゼリーとは相性がよくありません。食べ物や飲み物に混ぜるときは以下を参考にしてください。

評価	食品名	薬剤師のコメント
よい	チョコレート	チョコレートの苦味で後味がマスクされた
	アイスクリーム：バニラ味	アイスクリームの甘味とミルクで苦味がマスクされた
	ヤクルト	後味がちょっと苦かったが、プリンやヨーグルトより良かった
ままあまあ	練乳	最初は甘いが、後から苦味を感じる
	単シロップ	
	ラクトアイス：バニラ味	
	プリン	
	ヨーグルト	
	リンゴジュース	
	オレンジジュース	
	イオン飲料	
	コーヒー牛乳	
まずい	お薬ゼリー：ぶどう	全て苦味を感じ、まずかった
	お薬ゼリー：いちご	
	お薬ゼリー：メロン	

極意1　食事やミルク・哺乳の前に飲ませてください（メイアクトMSを飲んでから、しばらくしてご飯やミルクをあげてください）。

極意2　アイスクリームに混ぜると飲みやすくなります。チョコレートとの相性もよいので、チョコレート味のアイスクリームを使うと、とても飲みやすいでしょう。

極意3　飲み物に混ぜるとダマになってなかなか溶けません。散剤を少しずつ入れて、強くかき混ぜてください。

バナンの飲ませ方

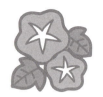

　バナン（セフポドキシムプロキセチル）は苦いお薬です。混ぜるとさらに苦くなるような食品はありませんが、食品によっては少し多めに混ぜた方が苦みを感じにくくなるものもあります。オレンジ味のお薬なので、オレンジジュースやリンゴジュースと相性がいいようです。食べ物や飲み物に混ぜるときは以下を参考にしてください。

評価	食品名	薬剤師のコメント
とてもよい	オレンジジュース	苦味がオレンジ味でマスクされる
	リンゴジュース	相性はいい
	イオン飲料	結構合う
	ヨーグルト	酸味が合う
	ヤクルト	
まあまあ	アイスクリーム	悪くはないが、「とてもよい」ほどではない
	シロップ	
	プリン	
	お薬ゼリー・イチゴ味	悪くはないが、少し多めに混ぜた方がいい
	お薬ゼリー・ピーチ味	
	コーヒー牛乳	混ぜてもいいが、ジュース系の方がいい
	白湯	普通の水でも悪くない

極意1 食事やミルク・哺乳の前に飲ませてください（バナンを飲んでから、しばらくしてご飯やミルクをあげてください）。

極意2 昔ながらに砂糖などを混ぜてあげてもいいと思います（シンプルに砂糖を好むお子さんもいます）。

極意3 飲めないときは一度に全部飲ませずに、少しずつ何口かに分けて飲ませてください。

タミフルの飲ませ方

　タミフル（オセルタミビルリン酸塩）は「インフルエンザのウイルスを殺す」のではなく、「増えるのを抑える」お薬です。そのためウイルスが増える前に早く飲んだ方がよく効きます。ただ、少し苦くて薬の量が多いので、飲ませにくいお薬です。飲めない場合は食べ物や飲み物に混ぜると飲みやすくなります。食べ物や飲み物に混ぜるときは以下を参考にしてください。

評価	食品名	薬剤師のコメント
とてもよい	練乳	とてもおいしい
	イオン飲料	薬を混ぜてもイオン飲料の味が変わらずおいしく飲める
	アイスクリーム：イチゴ味	少しの酸味と甘さがマッチして飲みやすい
	アイスクリーム：チョコレート味	チョコレートの甘味で苦味がかき消されるような感じ
	リンゴジュース	ちょっとの酸味がいい
	ココア	ココアのまろやかな甘味が包んでくれる感じ
	ヤクルト	ちょっとの酸味とよくマッチ
	コーヒー牛乳	コーヒー牛乳がフルーツ牛乳っぽくなる
	アイスクリーム：バニラ味	まあまあだけれど、イチゴ味やチョコレート味ほどではない
まあまあ	ヨーグルト	甘いヨーグルトはよいが、酸味のあるヨーグルトは評価が低い
	ホットケーキシロップ	練乳のような万人向けではない
	オレンジジュース	「まずい」「おいしい」と意見が分かれた
とてもまずい	チョコシロップ	いまひとつという感じ
	お薬ゼリー：ピーチ	まずいと言うのが4人中3人
	お薬ゼリー：チョコ	まずいと言うのが4人中3人
	プリン	全員一致でまずい！

極意1　食品に混ぜてもよいですが、薬を飲んでから甘い食品を食べさせる方法もおすすめです（混ぜると若干、味が変わるので、嫌がるお子さんもいます）。

極意1　以前にタミフルが異常行動を引き起こすとの報道がありましたが、インフルエンザにかかると、タミフルの服用に関係なく異常な行動を引き起こすことが知られています。このためインフルエンザにかかったら、発症後1〜2日間は子どものそばに必ず大人がいるようにしてください。

極意1　インフルエンザにかかったときは、市販薬を飲ませる前に必ず薬剤師に相談してください。飲んではいけない成分が含まれていることがあります。

小青竜湯の飲ませ方

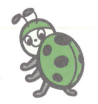

　小青竜湯（しょうせいりゅうとう）は漢方薬で、独特のにおいと味があります。また水に溶けにくいので、ジュースなどに溶かしてもツブツブが残ってしまいます。そのため、ドロッとした食品に混ぜると飲みやすくなります。食べ物や飲み物に混ぜるときは以下を参考にしてください。

評価	食品名	薬剤師のコメント
よい	ヨーグルト	最も相性がいい
	アイスクリーム	この組み合わせもいい
	練乳	ドロッとしているので、溶けなくても飲めた
まあまあ	メープルシロップ	ドロッとしているので、溶けなくても飲めた
	プリン	まずくはない
	お薬ゼリー：ピーチ味	チョコレート味より少し高得点
	お薬ゼリー：チョコレート味	ドロッとしているので、溶けなくても飲めた
まずい	オレンジジュース	溶けないので、とても飲みにくい
	コーヒー牛乳	
	イオン飲料	
	白湯	

　漢方薬の多くは、冷たい水やジュースなどにはまったく溶けません。そこで、漢方薬を溶かして飲む方法をまとめました。ただし、どの方法でも完全には溶けません。かき混ぜながら飲ませてください。

極意1　熱湯に溶いて、冷ましてから好きなものと混ぜる。

極意2　スプーンの背を使って、漢方薬のつぶを細かくしてから溶かす（これは結構大変かもしれません）。

極意3　小皿に少量の水と一緒に入れて、電子レンジで加熱する。

坐薬の使い方

　坐薬を使う目安は、熱が 38.5℃以上になったときです。ただし熱が高くても、機嫌がよく元気なときや寝ているときは、使う必要はありません。お子さんの症状や様子を見て使ってください。

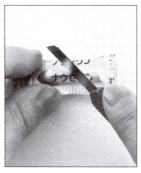
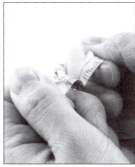

体重によって 1 個では多い場合には、例えば 1/2 個など、坐薬の量を調整するよう医師から指示があります。そのときはハサミやカッターで坐薬を切って、先のとがった方を使ってください。カッターをお湯で温めておくと切りやすくなります。

① 小さいお子さんの場合は、仰向けに寝かせて足を上げ、肛門に坐薬のとがった方を入れてください。

② 入れた後、坐薬が出てしまうことがあります。30 秒～1 分くらい肛門を軽く押さえてください。ティッシュペーパーを使って押さえてもいいです。

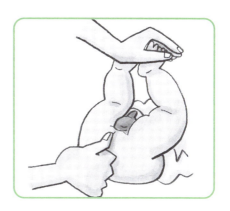

● **冷たさや刺激があるとき**
冷蔵庫から出して、しばらく置いて室温にするか、手のひらで温めてください。

● **入りにくいとき**
坐薬の表面に水またはオリーブオイル、ベビーオイルをつけると滑りやすくなり、肛門に入れやすくなります。

● **便と一緒に坐薬が出てしまったとき**
挿入後すぐに便と一緒に坐薬が出てしまった場合は、もう一度同じ坐薬を入れてください。挿入後 30 分以上たっていれば、ほとんど吸収されていますので、そのまま様子を見てください。

軟膏の塗り方

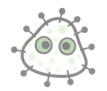

① まずは、手をよく洗ってください。

② 患部を清潔にします。軟膏チューブから絞り出して指にのせた薬を、「ちょんちょん」と小さく何カ所かにのせてください。

③ 指の腹を滑らせるようにして、お薬を塗り広げてください。薄くのばすように塗るのがコツです。

④ 触ってベッタリと残るような感じなら塗り過ぎです。光って見えるくらいがちょうどいいでしょう。塗った部分にティッシュペーパーを置いて、逆さまにしてもティッシュペーパーがくっついたまま取れないくらいがちょうどいい量といわれています。

塗る量の目安

5gの軟膏チューブ1本で、大人の手のひらの面積のだいたい20倍を塗ることができます。例えば、顔全体に塗るときには、手のひら2つ分くらいですので、0.5gが目安です。お薬を、大人の人さし指の先から1つ目の関節の線までくらい出した量を1フィンガーチップユニット（FTU）と呼び、1FTUは約0.5gになります。

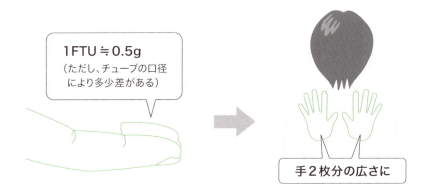

1FTU ≒ 0.5g
（ただし、チューブの口径により多少差がある）

手2枚分の広さに

> **注意** 軟膏には様々な種類があり、症状や場所によって使い分ける必要があります。間違った軟膏を使うと、効果が得られず症状を悪化させることがあるので、自宅に残っている軟膏を自己判断で使用せず、医師または薬剤師に相談してください。

この軟膏、なめても大丈夫？
目に入っても大丈夫？

　薬局で扱っている軟膏やクリームの多くは、子どもが誤飲しても大きな問題はありません。従って、軟膏を塗ったところをなめても、特に問題はありません。ただし、目に入ると刺激性がある薬剤もあるので、注意が必要です。

薬剤名（一般名）	薬の効果	誤飲した場合	目に入った場合
アルメタ軟膏（アルクロメタゾンプロピオン酸エステル）	炎症を抑える薬	通常、幼小児の誤飲程度ではほとんど症状は現れない	刺激性あり（ベンジルアルコールが入っているため） **目に入ったら**：流水で洗う
フエナゾールクリーム（ウフェナマート）	炎症を抑える薬	通常、幼小児の誤飲程度ではほとんど症状は現れない	刺激性あり **目に入ったら**：水で洗い流す
ウレパールクリーム（尿素）	保湿剤	大量に摂取しない限り、問題ない	痛い（尿素は目の粘膜に刺激性がある） **目に入ったら**：水またはぬるま湯で目を洗う（決して目をこすらない）
カチリ（フェノール・亜鉛華リニメント）	防腐・消毒・鎮痒・皮膚保護	塗った所をなめたくらいでは問題ない。ただし、大量に誤飲した場合は亜鉛やフェノールを含むため問題あり **誤飲したら**：症状がなければ経過観察。症状があれば直ちに医療機関を受診する	痛い（フェノールを含むので刺激性がある） **目に入ったら**：流水で洗う（目の周りに塗るときは、薄く塗って、乾くのを待つ。手で触れて目に入らないように注意する）
デキサメタゾンクリーム（デキサメタゾン）	炎症を抑える薬	通常、幼小児の誤飲程度ではほとんど症状は現れない	少量であれば問題なし（刺激性もない）。大量の場合、灼熱感、疼痛、充血、結膜炎を起こす恐れあり **目に入ったら**：流水で洗う
ゲンタシン軟膏（ゲンタマイシン硫酸塩）	抗菌薬	通常、幼小児の誤飲程度ではほとんど症状が表れない（大量の場合は基剤のワセリンで下痢になる可能性あり）	刺激性はほとんどない
ゾビラックス軟膏（アシクロビル）	抗ウイルス薬	通常、幼小児の誤飲程度ではほとんど症状は現れない	目に入ると痛みあり（灼熱感、疼痛、充血、結膜炎） **目に入ったら**：流水で洗う
ニゾラールクリーム（ケトコナゾール）	抗真菌薬	通常、幼小児の誤飲程度ではほとんど症状は現れない	目に入っても刺激性は少ない **目に入ったら**：流水で洗う

目薬のさし方

❶

手を流水とせっけんでよく洗う

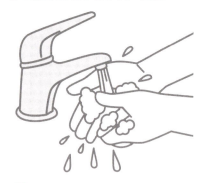

❷

方法①：仰向けでさす

お子さんの頭を保護者のひざの上に乗せて、仰向けに寝かせ、下まぶたを軽く下げて（アッカンベーをするように）点眼する。

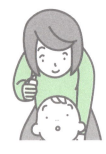

方法②：寝ているときにさす

嫌がるときはお子さんが寝ているときにそっとさす。

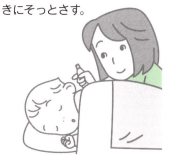

方法③：目をつぶらせてさす

点眼時に目を閉じてしまうお子さんは、目の周りを清潔なガーゼやティッシュペーパーで拭いてから目をつぶらせて、目頭に目薬を落とし、目をパチパチしてもらうと、目薬が目に入ります。

お子さんが泣いている最中は、涙で目薬が流れてしまうため、点眼を避けてください。

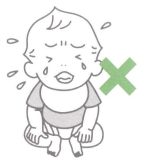

その他の注意点

- 汚れた手で点眼容器を扱わないでください。
- 容器の先で目を傷付けないようにしましょう。
- 点眼容器のキャップを開けたまま放置しないでください。
- 点眼容器をむき出しでカバンなどに入れないでください。
- 目薬は直射日光を避け、涼しい所に保管してください。
- 開封して1カ月以上経過した目薬は使用せずに破棄してください。

（日本眼科医会「点眼剤の適正使用ハンドブック -Q&A-」より引用、一部改変）

イチジク浣腸の使い方 綿棒浣腸の方法

便が数日間出ない場合などに、医師から浣腸をするように指示を受けることがあります。浣腸には、薬局などで購入したイチジク浣腸を使用する方法と、綿棒を使った方法などがあります。詳しくは薬剤師にご相談ください。

Ⅰ　イチジク浣腸の方法

● **1歳未満の場合**
おむつを替えるときの姿勢で浣腸します

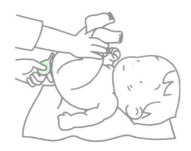

● **1歳をすぎている場合**
横向きで浣腸します

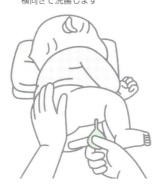

① おしりの下にビニールシートやタオルなどを敷いておきましょう

② イチジク浣腸をお湯（40℃程度）に入れ、体温近くまで温めましょう（温度を上げすぎないように注意してください）

③ イチジク浣腸のキャップを外し、先端部分にオリーブオイルなどをつけます（ベビーオイルでもOK）

④ 細長い部分が隠れるまで十分に肛門に差し入れます。1歳未満のお子さんは、おむつを替えるときの姿勢で挿入します。1歳をすぎたら、体の左側を下にして横向きに寝かせて挿入します

⑤ 液をゆっくり注入します。浣腸を抜いたら、おむつやティッシュペーパーで肛門をしばらく押さえ、できるだけ排便を我慢させてください

Ⅱ　綿棒浣腸の方法

① 綿棒の先にオリーブオイルなどをつける

② 肛門に浅く（綿棒の白い部分が隠れるくらい）差し込み、肛門の内側を刺激してください。粘膜が傷つかないように、やさしく刺激してください。

嘔吐したら

● 吐いている間は飲ませない

脱水を心配して水分を取らせたくなりますが、吐いているときは何も飲ませないのが原則です。

● まずは水分から

吐き気が落ち着いてきたら、水分を少しずつ飲ませてください。
下記のようなイオン飲料がお勧めです。

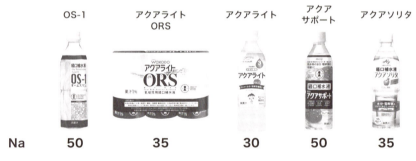

	OS-1	アクアライトORS	アクアライト	アクアサポート	アクアソリタ
Na	50	35	30	50	35

濃度(mEq/L)

ナトリウム（Na）を多く含む飲料の方が水分の吸収効率が高いのですが、味が濃く子どもには飲みにくいことがありますので、吸収効率が高くて味が濃過ぎないアクアライトORSをお勧めしています。

● 水分が取れるようになったら薬、そのあとに食べ物を

水分が取れたら、お薬を飲ませます。食事は急がず、症状が落ち着いてから、消化によいものを少しずつ与えます。

● 脱水症状に注意！

・何度も吐き続けるとき
・元気がなく、顔色が悪いとき
・唇が乾いて、おしっこが少ないとき

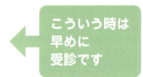

こういう時は早めに受診です

脱水症状

大人は体重の約6割が水分ですが、赤ちゃんは約8割が水分です。水分が大量に不足すると脱水症状を起こし危険です。特に、嘔吐や下痢が続いて体から大量の水分が失われたときは、脱水症状に特に注意してください。

脱水症状のサイン

おしっこの回数が減る

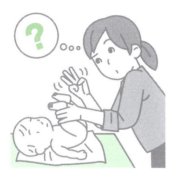

唇がカサカサしている

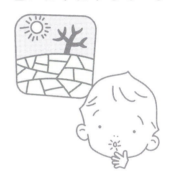

目がくぼんでいる

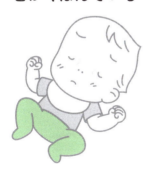

ぐったりしている

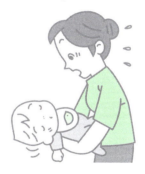

脱水症状のサインに気づいたら大至急、受診してください

- きちんと水分を与えても脱水症状が進むことがあります。半日くらいおしっこが出ない、泣いても涙が出ない、体が小さくなった、元気がないなど、いつもと違う様子に気づいたら、医療機関を受診してください。

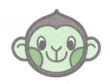

下痢のときに出されるお薬

　下痢は腸内の異物を出そうとする反応なので、無理に止めずに腸の働きを改善しつつ治していくのが基本です。ただし、下痢が長く続いたり、激しい下痢で脱水が心配なときには下痢止めを使います。

● 整腸剤

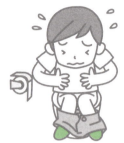

　乳酸菌や酪酸菌といった腸の調子を整える菌がたくさん入っています。下痢止めと異なり、ずっと飲んでも便秘になることはありません。基本的に、処方された日数分を服用してください。

> **ミヤBM**：酪酸菌が主成分で、ほんのり甘い味がします。分包紙の状態でも長期間保存できます。
>
> **ビオフェルミン**：乳酸菌の一種で、ほんの少し甘い味がします。ミヤBMと異なり、分包紙の状態では1週間くらいしか保存できません。
>
> **レベニン**：乳酸菌の一種です。上記2つと異なり、抗生剤と一緒に飲んでも大丈夫です。

● 下痢止め

　下痢が長く続いたり、症状が激しいときは下痢止めを使います。整腸剤と異なり、腸の働きを抑えるため、下痢が治った後も続けて服用していると便秘になることがあります。

> **ロペミン（ロペラミド塩酸塩）**：腸の働きを抑えて下痢を改善します。薬が効いて排便が24時間止まったら、服用を中止してください（また下痢が始まったときには再度、服用してください）。この薬は細菌性の下痢のときに服用すると逆に症状が悪化することがあります。医師の指示なく、自宅に残っている薬を飲ませないようにしてください。

● おしりかぶれの薬

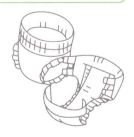

　下痢のときは、おしりがかぶれやすいので、よく洗って乾燥させてください。おしりかぶれの症状によっては、炎症を抑える薬や、菌を殺す薬が出ることもあります。

おしりのケア

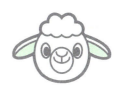

下痢をすると、おむつの中が蒸れるだけでなく、便によって皮膚が刺激され、かぶれやすくなります。長時間おむつをぬれたままにしないように気をつけましょう。

● おしりは洗いましょう

下痢で汚れたおしりを、おしりふきでゴシゴシふくと、皮膚を刺激してかぶれやすくなります。座浴やシャワーでこまめにおしりを洗ってあげましょう。肛門の周りやももの内側のくびれなどは特に念入りに洗ってください。

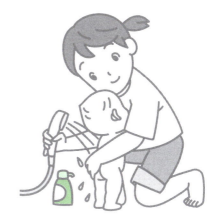

● こまめにおむつを替えましょう

おむつはこまめにチェックし、汚れていたらすぐに取り替えてください。おしりに便がついている時間を短くすることがポイントです。

● おしりをよく乾かす

洗った後に湿気が残っていると炎症を起こしやすくなります。おしりを洗ったら、柔らかいタオルやガーゼで水分を吸い取り、ドライヤーでぬるめの温風を当ててしっかり乾かします。

● おむつかぶれがなかなか治らないときは

おむつかぶれだと思ってしっかり洗っても、なかなか治らないときは、カンジダという菌による炎症かもしれません。医師に相談してください。

嘔吐下痢症の予防

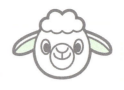

　嘔吐下痢症は、ロタウイルスやノロウイルスによるウイルス性の胃腸炎で、冬から春に流行します。少ないウイルスでも感染するので、幼稚園・保育園で発生するとあっという間に感染が広がります。

家庭における注意点

- 最も有効な予防法は「手洗い」です。帰宅時、食事前には、流水とせっけんでしっかり手洗いを行ってください。調理や配膳前にも流水とせっけんで手を洗いましょう。
- 貝類はノロウイルス感染の原因となることがあるので、感染しやすい高齢者や乳幼児は避ける方が無難です。食べるときはよく加熱してください。

消　毒

- ノロウイルスやロタウイルスは塩素系消毒剤や熱湯（85℃以上）で死滅しますが、アルコールや逆性せっけんでは死滅しません。嘔吐物を洗い流した場所の消毒には次亜塩素酸系消毒剤（[商品名：ピューラックス、ミルトンなど]濃度0.02％以上）や家庭用漂白剤（[商品名：ハイター、ブリーチなど]は約200倍程度に薄めて）を使用してください。なお、ひどい汚れの場合はそれぞれ5倍の濃度で消毒してください。
- わずかな量のウイルスが体の中に入っただけで容易に感染するため、手袋、マスク、できれば保護眼鏡をかけて処理をしてください。嘔吐物や便のついた衣類などをそのまま洗濯機に入れないようにしましょう（洗濯機が汚染されます）。上記の次亜塩素酸系消毒剤や家庭用漂白剤に浸けた後で洗ってください。
- 塩素系消毒薬は色落ちします。衣類などで色落ちさせたくないときは熱湯（85℃以上）に1分間以上浸けてください。また、カーペットなどは、嘔吐物を除去後、スチームアイロンを直接かけてください。
- 貝類の内臓を残して調理した際は、まな板や包丁（金属類は不可）はすぐに熱湯または塩素系消毒薬で消毒しましょう。

次亜塩素酸系消毒剤で手指や体を消毒しないでください

（国立感染症研究所感染症情報センターのウェブサイトより引用、一部改変）

インフルエンザ

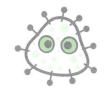

予防対策

　日常生活では体調を整えて抵抗力をつけ、できるだけウイルスに接触しないよう心掛けることが大切です。また、インフルエンザウイルスは湿度に非常に弱いので、加湿器などを使って適度な湿度に保つことが有効です。

- 栄養と休養を取る：体調を整えて抵抗力をつけることで感染しにくくなります。
- 人混みを避ける：病原体であるウイルスにできるだけ接触しないよう心掛けましょう。
- 適度な温度・湿度を保つ：ウイルスは低温、低湿を好みます。乾燥した空気中ではウイルスは長時間漂います。加湿器などで適度な湿度を保ちましょう。
- 手洗いとうがいをする：手洗いは接触による感染を、うがいはのどの乾燥を防ぎます。
- ワクチン接種を受ける：早めにワクチン接種を受けましょう。

インフルエンザの症状

　下記の症状があるときはインフルエンザが疑われます。早めに医療機関を受診しましょう。

- □ 急激な発症
- □ 38℃以上の発熱/悪寒
- □ 関節/筋肉痛　　□ 倦怠感/疲労感　　□ 頭痛

※咳/鼻水/くしゃみ、のどの痛みなどの"カゼ症状"も、同時かやや遅れて現れます

体調が悪いときの離乳食

1 水分補給を十分に

　体調が悪いときに最も心配なのが脱水症状です。熱や下痢、嘔吐などがあると、赤ちゃんは何も食べたがりません。そんなときに無理に食べさせる必要はありませんが、水分は十分に補給しましょう。湯冷まし、麦茶、リンゴ果汁、野菜スープ、赤ちゃん用イオン飲料などを、スプーンなどで少しずつ何回にも分けて飲ませましょう。

2 離乳食の形態は1段階戻す

　体調が悪いときは、便秘していなければ離乳食の形態は1段階戻して、やわらかく、量も少なめにするのが原則です。症状によっては、医師から離乳食の中断を指示されることもあると思います。治って離乳食を再開する場合は、離乳食の形態を1段階戻し、少量から増やしていきましょう。

3 消化のよい食べ物を選ぶ

　体調が悪いときには、胃腸の機能も低下しているので、消化のよい食べ物を与えます。繊維と油分が少ない食べ物を選びましょう。水分を多く含んだ米がゆ、うどんをくたくたに煮たものなどを与えて問題がなければ、かぶやかぼちゃなどの野菜の裏ごしを加えます。

　症状が改善し、食欲も出てきたら、たんぱく質源である鶏ささみ、豆腐、白身魚、卵などをしっかり加熱して、少しずつ与えます。蒸す・煮るなど、油を使わずに調理しましょう。

4 ビタミン、ミネラル源の補給も

　熱と汗により、水分だけでなくビタミン類やカリウム、ナトリウムなどのミネラル類も失われます。果汁やビタミン入りの飲料、野菜スープ、味噌汁などでビタミンやミネラルを補いましょう。

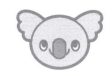

下痢のときの食事

　下痢が続くと大量の水分とミネラルが奪われます。下痢だけで嘔吐がない場合、ベビー用イオン飲料、野菜スープ、みそ汁、薄めた果汁などを少しずつ、回数を多く飲ませます。冷たいものは胃腸を刺激するので、人肌の温度にします。

　食べ物はおなかにやさしい消化吸収が良いものを選びます。食物繊維と油を避けて、おかゆやうどんなど、でんぷん質を中心にします。また、白身魚や卵などの良質なたんぱく質も、弱った胃腸を回復させます。なお、野菜や果物は裏ごしして食物繊維を取り除きますが、リンゴやニンジンはすりおろした方が胃腸の回復を早めるようです。

　食欲が戻ってきたら、離乳食はできるだけ早く再開しましょう。不要な食事制限は腸の回復を遅らせるといわれています。

下痢のときに食べていいもの・悪いもの

○ **消化の良いもの**：重湯やスープ、おかゆ、うどん、茶わん蒸し、煮魚（白身魚）、さつまいも、じゃがいも、豆腐、おろしリンゴ、裏ごしした野菜

× **繊維の多いもの、脂っこいもの**：海藻、きのこ、ごぼう、タケノコ、レンコンなどの野菜、脂肪の多い肉や魚、牛乳、ソーセージやハム、ウインナー、揚げもの、オートミール、固ゆで卵白、かまぼこやちくわなど

ポイント
- でんぷん質を中心に。食物繊維と脂っこいものはNG
- 離乳食は早く再開する
- 下痢で失われた水分・ミネラルはたっぷり補給

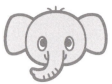

肌の保湿はこまめに

　冬は空気が乾燥し、肌がかさつきやすくなります。子どもの肌は大人より薄く敏感です。肌が乾燥すると、かゆみや湿疹の原因になります。正しいケアは、アトピー性皮膚炎などのアレルギー疾患の予防のためにも非常に重要です。

1　スキンケアのポイント

① 肌の汚れを落として清潔に保つのが基本です。せっけんを使って体を洗うのは1日1回に控えましょう（せっけんを使いすぎると、かえって肌が荒れるので注意です）

② せっけんを使うときは、手のひらでよく泡立てて、肌の表面をなぞるように洗う（汚れの落ちがよく、肌にやさしい）

③ お風呂上りは、タオルで軽く押さえるようにして水分を取る（ゴシゴシ拭かない）

④ 保湿剤は手のひらで薄くのばすように塗る

2　保湿剤の選び方

　保湿剤は低刺激で添加物の少ない子ども向けのもの、または敏感肌用の大人向けのものを選びましょう（「アレルギーテスト済み」といった表示も確認しましょう）。

保湿剤には下記のような成分があります。

① 皮膚の表面に油膜を作る（ワセリン、スクワレン、ミネラルオイルなど）

② 水分と結合して保湿する（アミノ酸、ヒアルロン酸など）

③ 保湿に加え、雑菌の侵入を防ぐバリア機能を高める（セラミドなど）

- 皮膚には油分と水分の両方を補うことが大切なので、両方が配合された乳液タイプがよいとされています。ただし、肌に合わない場合もあるため、最初は少量を使って様子を見てください。
- 入浴の際、保湿成分が含まれた入浴剤を使う方法もあります。

呼吸器感染症

人間は息をしているので、常に感染の危険性にさらされています。感染する場所によって、咽頭（いんとう）炎、喉頭（こうとう）炎、気管支（きかんし）炎、細気管支（さいきかんし）炎、肺（はい）炎などと呼ばれます。

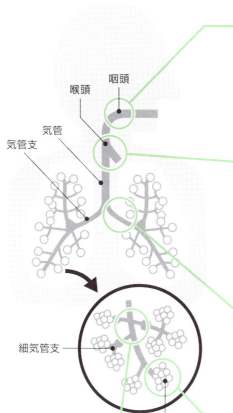

咽頭（いんとう）炎

症状はのどの痛み、発熱、軽い咳などです。アデノウイルス、ライノウイルス、EBウイルスなどのウイルスによるものがほとんどですが、一部は溶連菌などの細菌によるものもあります。

喉頭（こうとう）炎

ケンケンした咳が出るクループ症候群はのどの炎症です。原因の大半はウイルスです。息をするときにゼーゼーします。通常、かぜ様症状に続いて起こり、症状が軽ければ数日で治ります。

気管支炎

ウイルス感染により急性に発症することが多いです。痰（たん）がたまるので、ゼロゼロという音が出ます。しばしば痰と一緒に咳が出ます。多くは1〜2週間で治ります。

細気管支炎

主にRSウイルスの感染により起こります。2歳くらいまでがかかりやすく、最初にくしゃみ、鼻水などが出て、その後、発熱に続いて、次第に咳、ゼロゼロした呼吸、多呼吸がみられるようになります。軽い場合は数日でよくなりますが、喘息のような症状が見られることもあります。重症の場合は呼吸困難となるため、入院治療が必要になることもあります。

肺炎

細菌、ウイルス、マイコプラズマなどによる肺の病気です。細菌による肺炎では鼻水、くしゃみ、咳から始まり、38℃以上の高熱が出て、呼吸困難を来すことがあります。ウイルスによる場合は、熱は高くないことが多く、呼吸がゼイゼイすることがあります。マイコプラズマは頭痛、だるさ、発熱といった全身症状から始まり、次第に咳が出てきます。夜間に、痰（たん）を伴う咳が出ることがあります。

ジェネリック医薬品について

医薬品は特許で守られ、特許期間中は開発メーカーが独占的に販売できます。特許期間を過ぎると、他の医薬品メーカーが製造・販売できるようになり、この医薬品を「ジェネリック医薬品」(後発医薬品)と呼びます。

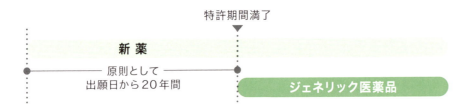

メリット 最も大きなメリットは、価格が安くなることです。例えば、シングレアチュアブル錠5mg(モンテルカストナトリウム)を1日1回、2週間分をジェネリック医薬品にすると、自己負担率が3割の場合、230円ほど安くなります(2024年度薬価参照)。

シングレア チュアブル錠5mg (薬価84.8円)	モンテルカスト チュアブル錠5mg 「JG」 (薬価30.7円)	自己負担率*	差額
(84.8×14	− 30.7×14)	× 3割	= 230円

＊自己負担率は地域により異なります。

デメリット お薬の成分は一緒ですが、お薬の作り方などが新薬とジェネリック医薬品で異なることがあります。多くの場合、薬の効果はどちらも同じですが、一部のお薬は効き方が若干違うこともあります。

なお、2024年10月から一部のお薬で、患者さんのご希望やご都合で先発医薬品を選んだ場合、ジェネリック医薬品と先発医薬品の薬価差額の1/4相当額が、患者さんの自己負担となります。ジェネリック医薬品について、気になることがありましたら、薬剤師にご相談ください。

市販薬の使い方

　市販薬を使うときには、必ず外箱やラベルなどで「用法・用量」を確認してください。薬によって、使用できる年齢や、飲む量、回数が違います。また、「使用上の注意」には、「してはいけないこと」（守らないと現在の症状が悪化したり、副作用・事故が起こりやすくなります）、「相談すること」が書かれています。市販薬について分からないことがあれば、使用する前に、薬剤師にご相談ください。

● 基 本

　市販薬は、軽いかぜや胃腸の不調などの症状に対し、様子を見る程度に使いましょう。特に小さなお子さんで、元気がない、高熱が続く、咳がひどい・続く、嘔吐や下痢がひどいときには、医療機関を受診してください。また、市販薬を服用しても2～3日で症状が改善しないときは、速やかに医師の診察を受けてください。

● 処方薬と市販薬の違い

　処方薬は、医師が診察し、患者さんの症状に合わせて出されるお薬です。一方、市販薬は多数の方が使用できるように複数の成分が入っている製品が多く、安全性を重視して使える薬が限られています。

● 飲み合わせ

　処方薬だけでなく市販薬にも、飲み合わせの悪いお薬があります。

　そのため、医療機関を受診したときには、日ごろ使っている市販薬を飲んでもよいのか、医師または薬剤師に相談してください。その際には、使っている市販薬を箱ごと（またはビンごと）持参するようにしてください。

　また、市販薬を購入する際にも、医療機関で出されているお薬との飲み合わせについて、薬剤師にご相談ください。

● 副作用

　処方薬と同様に、市販薬でも副作用が出ることがあります。副作用かなと思ったら、市販薬の使用をやめて、医師か薬剤師に相談してください。その際には、使った市販薬を箱ごと（またはビンごと）持参するようにしてください。

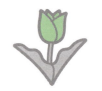

市販薬の注意点

　市販薬を使うときには以下のことに注意してください。このほかにも、分からないことがあれば薬剤師にご相談ください。

	注意すべき成分
解熱鎮痛薬	アスピリン、アスピリンアルミニウム、サザピリン、サリチル酸ナトリウムが含まれるものは小児に使用してはいけません。また、サリチルアミド、エテンザミドは水痘（みずぼうそう）・インフルエンザの疑いのある患者さんには使ってはいけません。
かぜ薬	アスピリン、アスピリンアルミニウム、サザピリン、サリチル酸ナトリウムが含まれるものは小児に使用してはいけません。安易に総合感冒薬を使わないようにしましょう（症状に合った成分のものを選ぶことが大切です）。
咳止め	大人用の咳止めに入っているコデイン類は、12歳未満には禁忌ですので、大人用の咳止めをお子さんに使わないようにしましょう。
整腸薬、下痢止め	タンニン酸アルブミンは牛乳アレルギーがある場合は使ってはいけません。また、タンニン酸アルブミンやベルベリンは細菌性の下痢のときには使ってはいけません。
酔い止め	テオフィリンを服用中の場合は、同じ成分または類似の成分が入っているものがあるので注意が必要です。薬剤師に相談してください。 アミノ安息香酸エチルは6歳未満の乳幼児は使用してはいけません。 プロメタジオンは15歳未満の小児には使ってはいけません。
筋肉痛の外用薬	ケトプロフェン、ピロキシカム、フェルビナクが含まれる製剤は15歳未満の小児には使えません。インドメタシンは液剤やクリーム剤では11歳未満、貼付剤（テープ、パップなど）は15歳未満は使用できません。
うがい薬	ヨード過敏症に注意してください。また、まれに甲状腺の機能を抑制する恐れがあるため、頻回使用は避けてください。
睡眠改善薬	ドリエル、ナイトール、グッスリーなどに含まれている塩酸ジフェンヒドラミンは15歳未満の小児には使用できません。

病気を予防しましょう

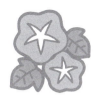

病気にならないためには、病原体を体に入れないことが大切です。

その1　まずは、手洗い

せっけんをしっかり泡立てましょう。泡立てることで、手全体や手のしわなどにせっけんがいきわたります。正しい手洗いには30秒かかります。砂時計やタイマーを置いて30秒測ってみましょう。また、2回手洗いをすると、ウイルスの除去効果が高いというデータもあります。特にノロウイルスの流行時などのトイレの後は2回手洗いをお勧めします。

その2　マスクの着用

ウイルスを含んだ飛沫の飛散を防ぎ、インフルエンザなどの感染拡大を防ぐ有効な手段です。人混みへの外出時や学校、または医療機関での使用をお勧めします。

その3　「早寝」「早起き」「朝ごはん」〜規則正しい生活を

病気にならないためには「早寝」「早起き」「朝ごはん」が大切です。

睡眠をしっかり取ることで免疫力が増します。生活スタイルが変わって、夜型になる家庭が増えています。お子さんが十分な睡眠を取るために、まずはお父さん・お母さんが「早寝」「早起き」を実践しましょう。

「朝ごはん」は1日のエネルギーの源です。朝ごはんを食べると、体の中で熱がつくられて、体温も上がります。

朝ごはん5か条

1. 主食をしっかりと食べましょう。
2. たんぱく質を欠かさずに。
3. 野菜や果物も加えましょう。
4. 体が温まる一品があるといいですね。
5. 手早く作れる献立を（忙しい朝には、電子レンジやフライパン1つで手早くできる献立がおすすめです）。

赤ちゃんの元気度チェック

❶ 食欲：母乳やミルクを飲まない、離乳食を口にしない

　赤ちゃんは気温や体調のちょっとした変化で食欲不振になります。水分が取れていれば、まず大丈夫です。

　機嫌が良くて他の症状がなければ、様子を見てください。

❷ 泣き方：いつもと違った激しい泣き方で、泣きやまない

　抱っこしてあやしたり、家の外に出たりしてみましょう。それでも泣きやまず、機嫌が悪い場合は病気の可能性もあります。ぐったりしてきた、顔色が悪い（顔に赤みがない）、水分を取らないときは、すぐに医療機関を受診してください。

❸ ねんね：夜中に何度も起きる

　夜中や明け方にグズグズして何度も起きるときは、病気の始まりのことがあります。翌日は注意してください。

❹ ご機嫌：いつもと違って横になってばかりいる

　寝起きにぼーっとしていたり、ごろごろと横になっていて心配になることがあります。でも、あやすと笑い、おもちゃで遊ぶようなら大丈夫です。

　ただし、起こしても目をはっきり覚まさない、呼んでも反応がないといったときには、すぐに医療機関を受診しましょう。

❺ うんち：便の色や形がいつもと違う、便秘が続く

　赤ちゃんは下痢や便秘になりやすいのですが、ほかに症状がなく、元気で食欲があれば大丈夫です。しかし、発熱や嘔吐を伴うとき、黒い便や血便が出たときは医療機関を受診してください。

急な症状の変化で 医療機関を受診するとき

❶ できるだけかかりつけ医の診療時間内に受診しましょう。

❷ 休日・夜間に診察してもらえる医療機関を日ごろから調べておきましょう。緊急性があり、救急車をお願いしたいときは119番に電話してください。

❸ 小中学生では、まだ自分の症状を正確に伝えることは難しいので、保護者が一緒に受診するようにしてください。

❹ 医療機関に持って行くと便利なもの

- 保険証、乳幼児医療証、診察券
- 飲んでいる薬やその名前が分かるもの（お薬手帳が便利です）
- 熱の状況を書いた体温表や病気の経過を書いたメモ、便や尿の状態がおかしいと思うときはオムツをビニール袋に入れるなどして持っていく
- 着替え、タオル、ティッシュペーパー

かかりつけの医療機関・薬局の 電話番号を書いておくと便利です

医療機関名　　　　　　　　　電話番号

＿＿＿＿＿＿＿＿＿＿＿　　＿＿＿＿＿＿＿＿＿＿＿

医療機関名　　　　　　　　　電話番号

＿＿＿＿＿＿＿＿＿＿＿　　＿＿＿＿＿＿＿＿＿＿＿

薬局名　　　　　　　　　　　電話番号

＿＿＿＿＿＿＿＿＿＿＿　　＿＿＿＿＿＿＿＿＿＿＿

誤飲・誤食したとき

- 異物が口中に見えるときには、人さし指をほほの内側に沿って口の中に入れ、異物をかき出してください。のどの奥に入っていかないように注意します。
- 医療機関を受診したり、中毒110番に相談したりする際には、何をどれだけ口にしたのかという情報が重要です。何を飲んだのか・食べたのかを確認し、残っている量などから摂取した量を推定してください。医療機関を受診するときには、成分が分かるような説明書、箱、ビンなどを持参してください。受診までに家庭で行う応急処置は下記の通りです。

○：応急処置 ×：してはいけないこと		水を 飲ませる	牛乳を 飲ませる	吐かせる
たばこ	葉・吸い殻	×	×	○
	たばこを浸した溶液	○	○	○
強酸・強アルカリ： 洗浄液、漂白剤		○	○	×
医薬品		○	○	○
石油製品： 灯油、マニキュア、除光液		×	×	×
芳香剤、消臭剤		○	○	○
防虫剤（ナフタリン等）		○	×	○
香水・ヘアトニック		○	○	○
ボタン電池		×	×	×

- 応急処置が分からないときは下記へ電話

  (財)日本中毒情報センター（中毒110番）
  - つくば：029-852-9999（365日 24時間対応）
  - 大阪：072-727-2499（365日 24時間対応）
  - たばこ誤飲事故専用電話：072-726-9922
    （365日 24時間対応、自動音声応答による一般向け情報提供）

被災時に必要な知識

- 乳幼児がいる方：余震に備えて、乳幼児の頭をタオルなどで保護してください。
- クローゼットやロッカーなどの転倒、テレビやパソコンなどの落下に注意しましょう。
- 火を消して、火事などの二次災害に注意しましょう。
- X字の亀裂が入っている建物は崩壊する恐れがあるため、速やかに外に出ましょう。
- 地震が起こったら、ドアや窓を開けて避難経路を確保しましょう。家にいるときはお風呂に水をため、電気が使えるときにはごはんを炊いておくとよいでしょう。
- ストッキングを履いていたら、できるだけ脱ぎましょう（火が付いてやけどするのを防ぐため）。
- ヒールのある靴を履いていたら、ヒールを折って歩きやすくしましょう。
- ケガなどで出血したときは、生理用ナプキンを止血帯として使いましょう。
- 安否確認（災害用伝言ダイヤル）は「171」。安否確認のために通常回線の電話は使わないようにしましょう。
- 携帯電話と充電器、ラジオ、お金、ペンライト、応急セット、ハンカチやティッシュペーパーは常備しておきましょう。
- 最低3日間は暮らせるように、食料（お菓子）、ペットボトルの水を常備しておきましょう。
- 電気・水道が止まるとトイレは使えません。ビニール袋を常備しておきましょう。
- 避難した女性の方：性犯罪に遭わないために、1人で公衆トイレなどに行かないようにしましょう。

体調が悪いときには経口補水液を

被災して体調が悪いときや下痢のときに飲ませたいのは、「経口補水液」です。普通の水の25倍、スポーツドリンクの10倍も体に吸収されやすいそうです。

「経口補水液」の作り方
1リットルの水に砂糖40グラム、塩3グラムを混ぜるだけ！

災害時のミルクの対応

ミルクを作るときの注意

① 清潔な水と洗剤で洗った哺乳びんで、できれば消毒した哺乳びんを使います。きちんと洗わずに消毒液に浸けただけでは、かえって不衛生です。

② 人工乳首は洗浄が難しいため、十分な洗浄ができるようになるまでは、小さなコップを使うのが望ましいでしょう。

③ 粉ミルクとお湯を正確な割合で調乳します。

④ 2時間以内に飲まなかったミルクは廃棄します。

※乳児用液体ミルクは、調乳が不要で滅菌済みなので、すぐに使用でき常温で保存可能です。災害時に急に使うのではなく平時に試してみることをお勧めします。

コップでの授乳の方法

調乳したミルクや母乳は、哺乳びんでなくても、スプーンや小さなコップで飲ませることができます。コップが洗えないときには使い捨ての紙コップを使いましょう。生後すぐの赤ちゃんでも安全に行えます。赤ちゃんが完全に目覚めているときに飲ませましょう。

① 赤ちゃんを膝に乗せて、やや縦抱きになるような姿勢を取ります。

② コップを赤ちゃんの唇にふれるようにします。コップの中のミルクが、赤ちゃんの唇にふれるくらいにコップを傾けます。

③ コップを赤ちゃんの唇につけたまま保持し、赤ちゃん自身が飲むようにします（赤ちゃんの口の中にミルクを注がない）。

④ 赤ちゃんは満ち足りると口を閉じ、それ以上飲もうとしなくなります。十分な量を飲んでいるのかは1回ごとではなく、24時間以上の時間に飲んだ量で判断してください。

（母乳育児支援連絡協議会「災害時の乳幼児栄養に関する指針」より引用、一部改変）

索引

● 一般索引 …………………………………………… 400

● 薬剤名索引 ………………………………………… 404

一般索引

アルファベット順

ADHD	238,239,243,246,251
Augsberger-II式	30
A群連鎖球菌	177,178,182
COVID-19	167,182
CYP	21,181,201,249,327
DLST	295,316
eGFR	24
PFAPA症候群	224
PMDA	228,272
von Harnack換算表	30

あ

アスピリン喘息	310
アタマジラミ	253
アドヒアランス	47,50,62,103,223,246,267,285
アトピー性皮膚炎	15,133,137,144,151,156,189,204,330,334,388
アナフィラキシー	148,229,321
アレルギー	12,15,28,138,150,178,182,186,189,203,227,312,315,321,388
異常行動	290,299,305,373
痛み	158,286
咽頭炎	158,160,225
咽頭結膜熱	16
インフルエンザ	16,122,158,165,176,182,299,373,385
嘔吐	45,76,380,381,384,386
お薬団子	70,365
お薬手帳	40,43,91,346,357
オブラート	94,360
おむつかぶれ	383

か

かぜ症候群	15,189
花粉症	189,190,195
川崎病	165,166,170
カンジダ	121,383
患者指導箋	357
感染症	15,40,44,173,182,204,267,389
肝臓	19

肝代謝	20
感冒	173
気管支炎	62,285,389
気管支喘息	15,51,117,125,140,200,209,289
気道感染症	173
禁忌	12,176,200,227,241,251,306,324,327,330,392
クループ症候群	210,389
グレイ症候群	22,177,326
けいれん	160,182,190,191,195,230,306,327
血尿	315
下痢	173,174,214,220,221,265,268,381,382,383,384, 386,387,391,392,394
誤飲	42,377,396
口腔ケア	12,14
高ビリルビン血症	326,332
興奮	190,249,277,279,299,304

さ

細菌	173,176,177,182,183,184,215,382,389,392
在宅医療	338,349
サプリメント	220,260
残薬	342
自家製剤加算	167,170
紫斑	297
脂溶性薬剤	20
小児薬物療法認定薬剤師	56
食物アレルギー	12,14,148,150,227
新型コロナウイルス感染症	16,338
腎機能	10,24
新生児	19,32,64,67,137,176,198,306,324,326,327,331,349
振戦	285
水痘	16,17,165
水溶性薬剤	20
スキンケア	137,151,388
頭痛	159,160,317
スティーブンス・ ジョンソン症候群	322
スペーサー	117,119
製剤量	25,28,34,171
成分量	25,29,35
相互作用	179,181,262,317

た

代謝	19,21,181,201,237,249,272,284,294,310,321
対症療法	158,189,210
耐性菌	173,183
脱水	380,381,382,386
チック	241,250,251
チトクローム P450	21,181,201,249,327
中耳炎	26,175,176,177
注意欠如・多動症	238,239,243,246,251
中枢移行性	190,195,303
中枢作用	21,303
中毒性表皮壊死症	322
腸炎	16,174,176,220,269,384
低カルニチン血症	177,183,272
低血糖	177,271
鉄欠乏性貧血	317
てんかん	182,191,195,197,231,235,237,279,282,303,306,353
動悸	246,288
疼痛	160
糖尿病	153
ドライシロップ	12,96,97,128,193,194,234,285
トレーシングレポート	342,345,352

な

熱さまし	158
熱傷	315
熱性けいれん	160,161,191,230,235,303,306
ネブライザー	117
眠気	189,197,199,245,246,247,264,277,303
ノロウイルス	16,45,384,393

は

肺炎	176,177,178,389
吐き気	128,206,242,380
発汗抑制	282
発達障害	238,247,250
パッチテスト	295,297,298
発熱	87,122,123,124,158,160,163,173,192,225,230,301, 306,317
皮膚疾患	152,189
百日咳	15,187
ビリルビン	325,332
貧血	317

頻脈	246,285,287
フォローアップ	338,341,342,354
副鼻腔炎	152,176,177,178,201,227
賦形	167,171,172
ブリストルスケール	268
プレパレーション	50
粉砕	107,111,112,115,167,168,169,171,212,224,226,257
ヘルパンギーナ	16,160,173
片頭痛	159,254,255
便秘	130,214,222,382,394
膀胱炎	315,316
保湿	132,136,137,139,145,152,353,388
発疹	16,264,295,297,322,340

ま

麻疹	16,17
綿棒浣腸	130,379
問診票	12,13

や

薬剤アレルギー	264,322
薬剤耐性	173
薬疹	159,264,293,297,298,322,339
薬物代謝	19,21
薬物動態	10,19,120,163
薬物分布	20
溶連菌	16,160,182,252,389
予防接種	17,42,187,209
与薬依頼票	49

ら

力価	25,27,29,35,212,
リポハイパートロフィー	155
流行性耳下腺炎	16
ロタウイルス	16,45,384

薬剤名索引

アルファベット順

DPI	117
d-クロルフェニラミン	35,196,303,306, 328,333
H₂受容体拮抗薬	180,181,225
ICS	14,117,207
LABA	14,117,141
L-カルボシステイン	34,95,108,202, 293,361
LTRA	203
NSAIDs	159,310,330
pMDI	117
PL配合顆粒	314,327,333
SABA	14,117
SSRI	249
βラクタマーゼ阻害薬	177
β2刺激薬	139,210,285,321

あ

アジスロマイシン	35,79,97,107,177, 187,232,369
アスピリン	165,171,310,334,392
アスベリン	35,73,103,167,200,276
アズマネックス	14,208
アセトアミノフェン	22,35,96,107,126, 158,230,297,314,328,330,346, 361
アセメタシン	331
アテキュラ	14
アトモキセチン	239,245
アドエア	14,118,229,287
アドレナリンキット	148
アトロピン	287
アニュイティ	14
アベロックス	325,332
アミノレバン	14,229

アモキシシリン	34,74,107,177,182
アリピプラゾール	251,342
アルギニン	260
アルピニー	129
アレギサール	35,73
アレグラ	28,196,198,303
アレジオン	198,303
アレビアチン	232,236
アレロック	28,29,198
アローゼン	276
アンヒバ	126,129,159,162,297,304
アンブロキソール	34,96,108,187,193, 202,210,361
アンペック	129

い

イーケプラ	25,104,232,236,279
イソプロテレノール	287
イチジク浣腸	129,379
イナビル	14,122,229,300
イノラス	14,229
イブプロフェン	159,165,297,330
インクレミン	276,317
インスリン	153,321
インダカテロール	287
インチュニブ	239,245
インドメタシン	330,392
インフリー	330
インフリキシマブ	322

う

ウインタミン	276

え

栄養剤	14,229,276
エクセグラン	232,233,234,236,282
エチドロン酸	334

エトスクシミド ……………… 232,236,280
エトドラク ……………………………… 314
エネーボ ………………………………… 229
エバスチン ……………… 196,198,303
エバステル ……………………… 198,303
エピナスチン …………… 196,198,303
エピペン ………………………………… 148
エビリファイ …………………………… 342
エポセリン ……………………………… 129
エリスロシン ………… 19,34,72,83,97,104,
178,370
エリスロマイシン ………… 19,22,34,72,83,97,
178,370

お

オーキシス …………………… 229,287
オーグメンチン ………………………… 178
オキサトミド …………………… 196,198
オザグレル ……………………………… 334
オステラック …………………………… 314
オゼックス ………… 35,104,176,179,221,326
オセルタミビル …………… 77,82,96,108,299,
361,373
オノン …… 35,73,96,107,111,291,312,361
オピオイド ……………………… 327,333
オラペネム …………………… 35,221,273
オルベスコ ………………… 118,121,208
オロパタジン …………………… 28,196,198
オンブレス …………………… 229,287

か

加圧噴霧式定量吸入器 ………………… 117
外用薬 ……………… 42,132,135,151,376
かぜ薬 …………… 12,14,192,309,367,392
カソデックス …………………………… 334
葛根湯 ……………………… 101,314

ガバペンチン ………………… 232,236,280
カフェイン ……………… 22,328,333
カプセル …………… 92,106,108,360,362
カルニチン ……………… 177,183,272
カルバペネム系 ………………… 221,271
カルバマゼピン ……… 22,181,231,233,236
ガレノキサシン …………………… 325,332
カロナール ………… 35,96,104,129,159,162,
167,169,230,314,346,361
浣腸 ………………… 126,129,379
漢方薬 ……………… 84,100,256,314,374

き

キサンチン製剤 ……………………… 192
キプレス ……………………… 28,289
吸入薬 ………………… 50,117,121
キュバール ……………… 118,120
去痰薬 ……… 14,35,96,158,200,210

く

グアンファシン ……………… 239,245
クラバモックス ………………………… 178
クラビット ……………………… 325,332
クラブラン酸 ……………………… 177,179
クラリシッド ………… 98,110,178,182,368
クラリス ……… 38,73,77,79,97,107,110,178,
182,361,368
クラリスロマイシン ……… 22,79,98,104,107,
110,178,182,188,361,368
クラリチン …………… 28,104,197,198,303
グレースビット ………………… 325,332
クレマスチン ………… 35,108,193,306
クロナゼパム ………………… 232,234,236
クロバザム ………… 232,234,236,352
クロマイ ……………………………… 22
クロラムフェニコール ……… 22,177,325,332

クロルフェニラミン ……………… 35,192,196,198,
　　303,306,309,328,333
クロルプロマジン …………………………… 276
クロロマイセチン …………………… 22,325,332

け

下剤 ……………………………………… 14,222
ケトチフェン …… 35,96,107,191,196,198,361
ケトプロフェン …………………………… 312,392
解熱鎮痛薬 ………… 35,96,158,160,165,167,
　　298,322,330,361,392
ケフラール ………………… 34,73,104,185
ケフレックス ……………… 34,178,182,185

こ

抗アレルギー薬 …………… 28,34,73,193,315
抗インフルエンザ薬 ………… 96,122,229,264,
　　299,300,361
抗ウイルス薬 ……………………… 96,361,377
抗菌薬 ………… 19,24,34,40,73,83,87,96,
　　103,173,221,265,268,271,
　　275,324,332,361,368,377
抗体医薬 ……………………………… 151,321
抗てんかん薬 ………… 181,230,279,338,353
抗ヒスタミン薬 ……… 189,264,291,303,316,
　　321,327,328,333
コールタイジン ……………………………… 330
コデイン ………………… 22,200,327,333,392
粉薬 …………… 42,77,86,89,94,97,106,162,
　　359,360,362,363
コンサータ ……………… 239,241,243,251,343

さ

ザイザル ……………………… 28,192,348
催眠鎮静薬 ………………………………… 14
ザジテン ………… 35,73,95,104,107,197,361
ザナミビル ………………………………… 122

サノレックス ………………………………… 334
サムスカ …………………………………… 113
坐薬・坐剤 ……… 126,158,191,230,236,277,
　　297,308,313,330,334,346,375
サラゾスルファピリジン ………………… 276,334
サラゾピリン ……………………… 276,334
サリチル酸 ………… 171,312,328,333,392
サルタノール ……………………………… 287
サルファ剤 ………………………………… 177
サルブタモール …………………………… 287
サルメテロール …………………… 287,118
サワシリン ………… 34,73,107,177,182,185
酸化マグネシウム …………………… 181,222

し

次亜塩素酸 …………………………… 45,384
ジアゼパム ………… 22,126,128,161,192,230,
　　232,236,277,308,334,352
ジェニナック ……………………… 325,332
シクレソニド …………………… 118,121,208
シクロスポリン ……………………… 22,181
ジクロフェナク ……………… 22,129,297,298
止瀉薬 ……………… 12,14,229,328,333
ジスロマック ……… 35,42,73,79,97,104,107,
　　178,182,187,232,369,
シタフロキサシン ……………………… 325,332
ジヒドロコデイン ……………… 201,328,333
シプロキサン ……………………… 325,326,332
シプロフロキサシン ………… 177,325,332
シプロヘプタジン ………… 35,96,108,198,303,
　　306,328,333,361
シムビコート ……………………………… 14
シメチジン ……………………… 180,224
小青竜湯 ……………… 84,101,257,374
ジルテック ……………………… 28,197,198
シロップ …………… 34,77,81,86,104,159,187,
　　192,210,232,276,286,317,354

す

睡眠薬 ································· 247
スオード ························ 325,332
ステロイド ········ 14,22,51,117,132,151,189,
　　205,225,291,313
ストメリン ·························· 287
ストラテラ ················ 239,245,252
スミスリンシャンプー ··············· 253
スルファメトキサゾール・トリメトプリム
　　···························· 325,332

せ

制酸薬 ························ 14,180,229
整腸薬 ········· 12,14,34,72,96,110,214,227,
　　266,361,392
セスデン ·························· 276
ゼスラン ····················· 35,73,198
セチリジン ················ 28,104,192,348
セファクロル ····················· 34,185
セファレキシン ················· 34,178,182
セファロスポリン系 ···· 173,183,221,325,332
セフェム系 ··········· 24,34,82,173,179,184,
　　268,271
セフォチアム ··················· 325,332
セフカペンピボキシル ············· 35,97,183,273
セフジトレンピボキシル ········· 26,35,80,97,1
　　76,180,183,265,271,371
セフジニル ··············· 35,87,96,108,180,183,
　　273,275,361
セフゾン ··············· 27,35,73,87,96,108,180,
　　183,273,275,361
セフチゾキシム ························· 129
セフテラムピボキシル ·········· 35,180,183,273
セフトリアキソン ················· 325,332
セフポドキシムプロキセチル ········· 35,82,96,
　　108,180,268,273,361,372

そ

セフメノキシム ················· 325,332
セレニカ ················ 233,236,276,355
セレネース ·················· 108,251
セレベント ················ 14,229,287
選択的セロトニン再取り込み阻害薬 ········· 249

そ

ゾニサミド ············· 232,233,236,280,282
ソル・コーテフ ······················ 313
ソル・メドロール ················· 229,313

た

ダイアップ ········ 126,129,161,192,230,236,
　　277,278,308,334
耐性乳酸菌 ······ 35,95,96,217,221,227,361
ダイドロネル ························· 334
タガメット ······················ 180,224
タクロリムス ·········· 134,151,181,330,334,
タベジール ················· 108,193,306
タミフル ········ 38,77,82,96,104,108,122,
　　182,299,300,361,373
タリオン ······················ 198,303
タリビッド ····················· 325,332
短時間作用性β_2刺激薬 ·················· 14
単シロップ ············· 77,86,167,210,212,257,
　　345,347,371
タンニン酸アルブミン ············· 12,14,229,392

ち

チペピジン ················ 35,158,200,276
チメピジウム ························· 276
長時間作用性抗コリン薬 ··················· 14
長時間作用性β_2刺激薬 ····················· 14,141
貼付薬 ················ 132,139,141,311
鎮咳去痰薬 ···················· 12,14,203
鎮咳薬 ·············· 167,200,210,327,333
鎮痛薬 ·············· 298,313,327,333

つ

ツロブテロール ………… 96,104,139,187,285, 287,293,352,361

て

ディプリバン ……………………………… 334
テオフィリン …………… 22,108,181,192,392
デカドロン ………………………………… 210
デキサメタゾン …………………… 210,377
デキストロメトルファン …………… 22,200
テグレトール ……………………… 231,236
デザレックス ……………………… 196,303
デスロラタジン …………………… 196,303
鉄剤 ………………………………………… 317
テトラサイクリン系 ……………… 176,221,
テトラヒドロゾリン …………………… 330
デパケン ………………… 232,276,355
テビペネム ………………… 35,221,273
デュピクセント …………………………… 151
デュピルマブ（遺伝子組換え） ………… 151
テリパラチド（遺伝子組換え） ………… 334
テリルジー ……………………………… 14
点眼薬 ………………………… 146,197,313
点鼻薬 ………………………………… 291,330

と

ドキサプラム …………………………… 334
トスフロキサシン ……… 35,176,221,232,293, 324,326
トピナ ………………… 232,236,255,282
トピラマート ……… 232,234,236,255,280
ドプラム …………………………………… 334
トミロン ………………… 35,180,183,273,
ドメナン …………………………………… 334
ドライシロップ …… 27,34,72,77,80,95,104, 178,193,202,232,236,361

ドライパウダー定量吸入器 ………… 117,118
トラニラスト …………………………… 315
トラマゾリン …………………………… 330
トラマドール …………………… 327,333
トラムセット …………………… 328,333
トローチ ………………………………… 12,14
ドンペリドン …………………………… 126
頓用薬 …………………………………… 37

な

ナウゼリン ……………………………… 126
ナファゾリン …………………… 331,333
生ワクチン ……………………………… 209

に

ニトラゼパム …………………… 232,234
ニフェジピン ……………………………… 22
ニポラジン …………………………… 35,108
ニューキノロン系 …… 173,176,181,185,221, 324,332
乳酸菌 ……… 14,168,169,217,221,228, 266,382
尿素製剤 ………………………………… 136

の

ノルフロキサシン ……………… 176,325,332

は

ハイリスク薬 …………………………… 338
ハイペン ………………………………… 314
バクシダール …………………… 176,325,332
バクタ …………………………… 325,332
バシル …………………………… 325,332
パズフロキサシン ……………… 325,332
パセトシン …………………………… 177,182
バナン …… 35,38,73,82,96,104,108,180,2 68,273,304,361,372

パラベン ……………………………………… 313
バルビツール酸系 ……………………………… 280
バルプロ酸 …… 232,236,276,352,354,355
パルミコート ………………………………… 117,119
パレオン ……………………………………… 325,332
ハロペリドール …………………………… 108,251
パンスポリン ……………………………… 332,325

ひ

ビオフェルミン ………… 35,95,214,217,293,
　　　361,382
ビカルタミド …………………………………… 334
非ステロイド抗炎症薬 ………… 159,310,330
ヒドロキシクロロキン ……………………… 331,334
ビバンセ ……………………………………… 239,243
ビフィズス菌 ………… 35,137,217,221,228
ヒベルナ ……………………………………… 327,333
ピボキシル基 ………………………………… 271
ビムパット …………………… 234,236,279,339
ビラスチン ……………………………… 195,198,303
ビラノア ………………………………… 196,198,303,
ビリルビン ……………………………… 325,332
ヒルドイド ……………………………… 134,151,353
ピレチア ……………………………………… 328,333
ピロリン酸第二鉄 ……………………… 276,317

ふ

ファロペネム …………………………… 35,108,185
ファロム ………………………………… 35,108,185
フィコンパ ……………………………… 234,279
フェキソフェナジン …… 28,104,195,198,303
フェニトイン …………………… 22,232,236,280
フェノバール ……………………………… 232,236
フェノバルビタール ………… 129,232,236,280
フォルテオ …………………………………… 334
副腎皮質ホルモン製剤 ……………………… 132
フスコデ ………………………………… 293,328,333

ブデソニド ……………………………… 117,208,352
ブデホル ……………………………………… 14
プラケニル ……………………………… 331,334
プランルカスト …… 35,96,104,107,111,286,
　　　291,312,361
プリビナ ……………………………………… 331,333
プリミドン …………………… 232,234,236,280
プルゼニド ……………………………………… 276
フルタイド ……………………… 14,118,120,229
フルチカゾン ……………………………… 118,120
ブルフェン ……………………… 159,167,298,330
プルリフロキサシン ……………………… 325,332
プレドニゾロン …………… 206,209,330,333
プレドニン ……………………………………… 313
プロカテロール ………… 27,108,193,285,312,
　　　352,353
プロチゾラム …………………………………… 343
プロトピック ………… 134,151,330,334
プロトンポンプ阻害薬 ………………………… 181
プロベネシド ………………………………… 334
プロポフォール ……………………………… 334
プロメタジン ……………………………… 327,333
フロモックス …………… 35,73,97,183,273,340

へ

ベクロメタゾン ……………………………… 118,121
ベストコール ……………………………… 325,332
ペニシラミン ………………………………… 334
ペニシリン系 ……… 19,24,34,174,177,183,2
　　　21,269,322
ベネシッド …………………………………… 334
ベネトリン …………………………………… 287
ヘパリン類似物質 ………………………… 134,136,151
ベポタスチン ……………………………… 196,198,303
ペミラストン ……………………………… 35,104
ペランパネル …………………… 234,235,279,280

409

ペリアクチン ………… 35,73,96,189,198,303,
　　304,327,333,361
ヘルミチン ………………………………… 334
ベンザリン ……………………………… 232,234
ペンタゾシン ……………………………… 314
ベンゾジアゼピン系 ……………………… 278,280

ほ

抱水クロラール ………………………… 129
ホクナリン ……………………… 139,285,293
ホスホマイシン ……… 35,72,95,108,221,361
ホスミシン …… 35,72,95,104,108,221,361
ポララミン …… 35,104,197,303,306,327,
　　333
ボルタレン …………………………… 129,297
ホルモテロール ………………………… 118,287

ま

マイスタン …………………………… 104,232
マクロライド系 ……… 34,77,79,83,103,173,
　　178,181,186,202,269
マジンドール ……………………………… 334
麻酔薬 ………………………………… 314,334
麻薬 ………………………… 200,327,328,333

み

ミノサイクリン ………………………… 185,276
ミノマイシン …………………… 73,185,276
ミヤ BM ……………… 34,71,95,108,110,217,
　　265,304,382
ミルマグ ………………………………… 14,229

む

ムコサール ……… 96,104,202,231,298,361
ムコゾーム ………………………………… 227
ムコソルバン ……………… 34,108,193,202

ムコダイン …… 34,73,95,104,108,110,158,
　　202,293,304,312,361

め

メイアクト ………… 26,35,73,80,97,104,176,
　　180,183,185,265,271,273,371
メキタジン …………………… 35,108,196,198,
目薬 …………………………………… 146,378
メジコン …………………………………… 200
メタルカプターゼ ………………………… 334
メチルフェニデート ………… 239,251,331,343
メファキン ………………………………… 333
メプチン …………… 14,27,73,104,108,193,229,
　　285,312,353
メフロキン ………………………………… 333
メラトニン ……………………………… 247,255
メラトベル ……………………………… 104,248
免疫抑制薬 …………………… 181,207,209

も

モビコール ……………………………… 222,352
モーラス …………………………………… 312
モキシフロキサシン …………………… 325,332
モルヒネ ………… 22,129,201,314,327,329
モンテルカスト …… 28,104,107,289,293,390

よ

葉酸 ………………………………………… 45
溶性ピロリン酸第二鉄 ………………… 276,317

ら

酪酸菌 …… 34,71,95,108,110,217,218,221,
　　265,361,382
ラクトミン ……………………… 217,219,293
ラコール ………………………………… 14,229
ラコサミド ………………… 234,236,279,339
ラスクフロキサシン …………………… 325,332

ラスビック ………………………… 325,332	ロラタジン ………………… 28,197,303,352
ラックビー …………… 35,217,221,227	
ラニナミビル ………………………… 122	**わ**
ラピアクタ …………………………… 300	ワーファリン ………………………… 113
ランツジール ………………………… 331	ワイドシリン ………………… 35,73,104
	ワクチン ………… 165,187,209,335,385
り	ワコビタール ………………… 129,236
リザベン …………………………… 315	ワセリン … 132,136,151,353,377,388
リスデキサンフェタミン ………… 239,241,243	ワルファリン ………………… 22,113
リスパダール ………………………… 250	ワントラム ………………… 328,333
リスペリドン ………………………… 250	
リゾチーム ………………… 12,14,227	
リタリン …………………………… 331	
リドカイン …………………………… 33	
リボトリール ………………… 232,234,236	
リレンザ ………………… 14,122,229	

る

ルピアール ………………… 129,236	
ルムジェブ …………………………… 153	

れ

レベチラセタム ……… 26,232,235,279,352	
レベニン ………………… 95,217,361,382	
レボセチリジン ……… 28,104,192,194,196, 198,348	
レミケード …………………………… 322	
レルベア …………………………… 14	
レンドルミン ………………………… 344	

ろ

ロイコトリエン受容体拮抗薬 ………… 203,291	
ロキソニン ………………… 297,310,312	
ロキソプロフェン ………………… 297,312	
ロセフィン ………………… 325,332	
ロペミン ……………… 96,328,333,361,382	
ロペラミド ……………… 96,328,333,361,382	

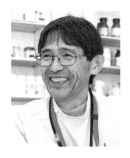

著者略歴

松本 康弘 （まつもと やすひろ）

1956年生まれ。82年熊本大学薬学部大学院修了。吉富製薬（現、田辺三菱製薬）の研究所勤務を経て、2001年より株式会社ワタナベ（本社：大分県宇佐市）勤務。小児の服薬指導の難しさや面白さに魅せられ、患者指導箋の作成などを積極的に行うようになり、14年1月からウェブサイト「日経DI」のコラム「極める！小児の服薬指導」※を執筆している。薬学博士。小児薬物療法認定薬剤師。薬理学エデュケーター（日本薬理学会）。

※ https://nkbp.jp/DImatsumoto
（記事をお読みいただくには会員登録［無料］が必要です）

極める！ 小児の服薬指導 改訂版

2018年2月26日　初版第1刷発行
2024年9月9日　改訂版第1刷発行

著　者　松本 康弘
編　集　日経ドラッグインフォメーション
発行者　田島　健
発　行　株式会社 日経BP
発　売　株式会社 日経BPマーケティング
　　　　〒105-8308　東京都港区虎ノ門4-3-12

デザイン・制作　株式会社ランタ・デザイン
イラスト　　　　絵仕事 界屋
　　　　　　　　上垣 厚子
写　真　　　　　山本 巌
印刷・製本　　　TOPPANクロレ株式会社

©Yasuhiro Matsumoto 2024　Printed in Japan
ISBN 978-4-296-20578-3

● 本書の無断複写・複製（コピー等）は著作権法上の例外を除き、禁じられています。購入者以外の第三者による電子データ化及び電子書籍化は、私的使用を含め一切認められません。

本書籍に関するお問い合わせ、ご連絡は下記にて承ります。
http://nkbp.jp/booksQA